わかりやすい外科学

[編集]

馬場秀夫
熊本大学教授

赤木由人
久留米大学教授

猪股雅史
大分大学教授

文光堂

■編集

馬場秀夫	熊本大学医学部附属病院　副病院長
赤木由人	久留米大学医学部外科学　教授
猪股雅史	大分大学医学部消化器・小児外科学講座　教授

■執筆（執筆順）

安達洋祐	久留米大学医学部医学教育研究センター　副センター長		石川浩一	津久見市医師会立津久見中央病院　副院長
			衛藤　剛	大分大学医学部消化器・小児外科学講座　講師
白石憲男	大分大学医学部附属地域医療学センター　副センター長		上田裕一	奈良県立病院機構 奈良県総合医療センター　総長
			明石英俊	久留米大学医学部外科学　教授
圓福真一朗	杵築市立山香病院外科胃腸科　部長		大塚裕之	久留米大学医学部外科学
二宮繁生	有田胃腸病院 副院長		光岡正浩	久留米大学医学部外科学　准教授
平塚孝宏	大分大学医学部消化器・小児外科学講座		樫原正樹	久留米大学医学部外科学
田島正晃	新別府病院消化器外科　部長		馬場祥史	熊本大学大学院生命科学研究部消化器外科学　講師
麓　祥一	社会医療法人恵愛会 大分中村病院外科　部長		吉田直矢	熊本大学大学院生命科学研究部消化器外科学　講師
石本崇胤	熊本大学大学院生命科学研究部消化器外科学　講師		原田和人	熊本大学大学院生命科学研究部消化器外科学
泉　大輔	熊本大学大学院生命科学研究部消化器外科学		木下浩一	熊本大学大学院生命科学研究部消化器外科学
小澄敬祐	熊本大学大学院生命科学研究部消化器外科学		中村健一	熊本大学大学院生命科学研究部消化器外科学
陶山浩一	熊本大学医学部附属病院がんセンター　外来化学療法センター長		藏重淳二	九州大学大学院消化器・総合外科 外科分子治療学
			岩槻政晃	熊本大学大学院生命科学研究部消化器外科学
白下英史	大分大学医学部消化器・小児外科学講座　講師		澤山　浩	熊本大学大学院生命科学研究部消化器外科学
赤木智徳	大分大学医学部消化器・小児外科学講座		岩上志朗	国立病院機構熊本医療センター外科　医長
髙山洋臣	大分大学医学部消化器・小児外科学講座		赤木由人	久留米大学医学部外科学　教授
坂本快郎	熊本大学大学院生命科学研究部消化器外科学　講師		合志健一	久留米大学医学部外科学
宮本裕士	熊本大学医学部附属病院消化器外科		四方田隆任	久留米大学医学部外科学
辛島龍一	熊本大学医学部附属病院救急・総合診療部		弓削浩太郎	久留米大学医学部外科学
池田公英	熊本大学医学部附属病院呼吸器外科		岩下幸雄	大分大学医学部消化器・小児外科学講座　講師
德永竜馬	熊本大学医学部附属病院消化器外科		遠藤裕一	大分大学医学部消化器・小児外科学講座
有馬浩太	熊本大学大学院生命科学研究部消化器外科学		渡邉公紀	大分県立病院外科
宮田辰徳	熊本大学大学院生命科学研究部消化器外科学		多田和裕	大分大学医学部消化器・小児外科学講座
東　孝暁	熊本大学医学部附属病院消化器外科		平下禎二郎	大分大学医学部地域医療学センター
久下　亨	久留米大学医学部外科学講座　講師		嵯峨邦裕	大分大学医学部消化器・小児外科学講座
渡邊雅之	公益財団法人がん研究会有明病院消化器センター食道外科　部長		矢田一宏	大分県立病院外科　副部長
			當寺ヶ盛学	大分大学医学部消化器・小児外科学講座
今村　裕	公益財団法人がん研究会有明病院消化器センター食道外科		藤島　紀	大分大学医学部消化器・小児外科学講座
			原　貴生	大分大学医学部消化器・小児外科学講座
近本　亮	熊本大学医学部附属病院医療安全管理部　准教授		森　健一	大分大学医学部腎泌尿器外科学講座　講師
井田　智	公益財団法人がん研究会有明病院消化器センター胃外科		安藤忠助	大分大学医学部腎泌尿器外科学講座　診療講師
			野村威雄	大分大学医学部腎泌尿器外科学講座　講師
日吉幸晴	公益財団法人がん研究会有明病院消化器センター大腸外科		山崎六志	大分大学医学部腎泌尿器外科学講座
			澁谷忠正	大分大学医学部腎泌尿器外科学講座
蒲原英伸	熊本大学医学部附属病院集中治療部　部長		牛嶋公生	久留米大学医学部産婦人科学講座　教授
内田博喜	大分大学医学部消化器・小児外科学講座		駒井　幹	久留米大学医学部産婦人科学講座　講師
上田貴威	大分大学医学部地域医療学センター外科分野　講師		河野光一郎	久留米大学医学部産婦人科学講座　講師
錦　耕平	社会医療法人恵愛会 大分中村病院外科　副部長		志波直人	久留米大学医学部整形外科学教室　教授
太田正之	大分大学医学部消化器・小児外科学講座　准教授		平岡弘二	久留米大学医学部整形外科学教室　准教授
中嶋健太郎	大分大学医学部消化器・小児外科学講座		吉田史郎	久留米大学医学部整形外科学教室
柴田智隆	大分大学医学部附属病院高度救命救急センター		後藤昌史	久留米大学医学部整形外科学教室
山下洋市	熊本大学医学部附属病院消化器癌集学的治療学寄附講座　特任准教授		久米慎一郎	久留米大学医学部整形外科学教室　講師
			佐藤公昭	久留米大学医学部整形外科学教室　准教授
橋本大輔	熊本大学大学院生命科学研究部消化器外科学　診療講師		森岡基浩	久留米大学医学部脳神経外科　教授
			内野眞也	野口病院　統括外科部長
中川茂樹	熊本大学大学院生命科学研究部消化器外科学		唐　宇飛	久留米大学医学部外科学　准教授
美馬浩介	熊本大学大学院生命科学研究部消化器外科学		清水史明	大分大学医学部附属病院形成外科　診療準教授

序

　医学・医療は日進月歩であり，さまざまな疾患についてゲノムレベルでの解明が進み，また診断・治療法に関しても医療機器の開発や新薬開発により診療現場では，多様な治療が行われる時代になりました．

　外科の領域においても，従来の開腹・開胸手術から腹腔鏡・胸腔鏡を用いた低侵襲な内視鏡手術が多用される時代となり，またロボット支援手術も疾患によっては導入されるようになってきました．今後も，医療機器の更なる開発・進歩に伴い手術手技や新薬開発による治療内容が変わりうることが期待されています．

　このような時代背景において，6年間の医学部学生時代に習得すべき知識は年々膨大となり，臨床的に必要不可欠な知識や技術を整理し，要領よく習得しない限り，全ての領域を過不足なく理解して覚えることは困難です．

　本書は，読みやすく理解しやすく，したがって入学直後の1年生から使え，かつ，CBTや国家試験の準備の勉強のためにも役立つ教科書というコンセプトのもと編集した医学部学生必携の教科書となっています．

　内容的には「医学教育モデル・コア・カリキュラム」に準拠しており，結果としてこれまでの多くの教科書と違った目次や見出しになっており，新しい時代の学生が学びやすい教科書となっています．

　個々の内容をわかりやすくするため，原則として，総論は各1頁，各論は見開き2頁で統一し，各論は，指定小見出しとして「定義」「分類」「病態」「症候」「診断」「治療」という書式で統一しました．さらに，図表や写真を多用し，用語解説やサイドノートをふんだんに盛り込み，読みやすく理解しやすい内容になるよう極力工夫して編集致しました．

　授業の予習・復習の際やCBT・国家試験の準備のために本書を十分活用していただければ，外科領域の膨大な情報を簡潔かつ明瞭に整理して，効果的に記憶することが可能になると考えます．

　学生の皆さんには，講義・臨床実習・試験に際して本書を常に参考にしていただき，効率よく学習していただくことを願ってやみません．

平成29年4月

編者を代表して
熊本大学医学部
馬場秀夫

目次

総論

A 医療の基本 ... 2

1. 医の原則 ... 2
2. 医療安全 ... 3
3. チーム医療 ... 4
4. 問題解決 ... 5

B 医学・医療と社会 ... 6

1. 疫学と予防医学 ... 6
2. 生活習慣病 ... 7
3. 死と法 ... 8
4. 診療情報 ... 9
5. 臨床研究 ... 10
6. 外科の歴史 ... 11

C 医学一般 ... 12

1. 生物と微生物 ... 12
2. 生体防御と免疫 ... 13
3. 生体と放射線 ... 15
4. 生体と薬物 ... 17
5. 循環障害 ... 18
6. 炎症 ... 19

D 全身性変化 ... 20

1. 腫瘍 ... 20
   - (1) がんの特徴 ... 20
   - (2) がんの疫学 ... 21
   - (3) がんの診断 ... 22
   - (4) がんの治療 ... 23
2. 感染症 ... 24
3. アレルギー ... 25
4. ショック ... 27
5. 加齢と老化 ... 28
6. 人の死 ... 29

E 診療の基本知識 ... 30

1. 薬物治療 ... 30
   - (1) 中枢神経 ... 30
   - (2) 自律神経 ... 31
   - (3) 循環器 ... 33
   - (4) 呼吸器 ... 34
   - (5) 消化器 ... 35
   - (6) 抗菌薬 ... 36
   - (7) 抗炎症薬 ... 38
   - (8) 抗血栓薬 ... 40
   - (9) 抗腫瘍薬 ... 41
2. 臨床検査 ... 42
   - (1) 検査特性 ... 42
   - (2) 体液検査 ... 43
   - (3) 循環器検査 ... 44
   - (4) 呼吸機能検査 ... 45
   - (5) 細菌検査 ... 46
   - (6) 組織検査 ... 47

- 3. 周術期管理 …………………………… 48
  - （1）手術リスク ……………………… 48
  - （2）術後合併症 ……………………… 49
  - （3）説明・同意 ……………………… 50
  - （4）創傷治癒 ………………………… 51
  - （5）チューブ ………………………… 52
  - （6）集中治療室 ……………………… 53
- 4. 外科的支援 …………………………… 55
  - （1）麻酔 ……………………………… 55
  - （2）栄養 ……………………………… 56
  - （3）輸血 ……………………………… 58
  - （4）臓器移植 ………………………… 59
  - （5）腹部救急 ………………………… 60
  - （6）事故と災害 ……………………… 61

F　診療の基本技能 …………………………… 62

- 1. 医療面接 ……………………………… 62
- 2. 診療記録 ……………………………… 63
- 3. 臨床判断 ……………………………… 64
- 4. 身体診察 ……………………………… 66
- 5. 臨床手技 ……………………………… 67
  - （1）一般手技 ………………………… 67
  - （2）外科手技 ………………………… 69
  - （3）検査手技 ………………………… 70
  - （4）救命処置 ………………………… 71

各 論

A　心臓外科 …………………………………… 74

- 1. 心臓の構造と機能 …………………… 74
- 2. 心不全 ………………………………… 76
- 3. 心筋症 ………………………………… 78
- 4. 先天性心疾患 ………………………… 80
- 5. 虚血性心疾患 ………………………… 82
- 6. 弁膜症 ………………………………… 84
- 7. 不整脈・心タンポナーデ …………… 86
  - ■不整脈 ……………………………… 86
  - ■心タンポナーデ …………………… 86

B　血管外科 …………………………………… 88

- 1. 大動脈瘤 ……………………………… 88
- 2. 大動脈解離 …………………………… 90
- 3. 閉塞性動脈疾患 ……………………… 92
- 4. 深部静脈血栓症・急性肺血栓塞栓症 … 94
  - ■深部静脈血栓症 …………………… 94
  - ■急性肺血栓塞栓症 ………………… 94
- 5. 下肢静脈瘤・リンパ浮腫 …………… 96
  - ■下肢静脈瘤 ………………………… 96
  - ■リンパ浮腫 ………………………… 96

C　呼吸器外科 ………………………………… 98

- 1. 呼吸器の構造と機能 ………………… 98
- 2. 呼吸不全 ……………………………… 100
- 3. 急性呼吸窮迫症候群 ………………… 102
- 4. 原発性肺癌 …………………………… 104
- 5. 転移性肺腫瘍 ………………………… 106
- 6. 縦隔腫瘍・悪性胸膜中皮腫 ………… 108
  - ■縦隔腫瘍 …………………………… 108
  - ■悪性胸膜中皮腫 …………………… 109
- 7. 気胸 …………………………………… 110

D　食道外科 112

1. 食道の構造と機能 112
2. 食道癌 114
3. 噴門無弛緩症 116
4. 胃食道逆流症（GERD）・食道裂孔ヘルニア 118
   - ■ 胃食道逆流症（GERD） 118
   - ■ 食道裂孔ヘルニア 118
5. Mallory-Weiss症候群・Boerhaave症候群 120
   - ■ Mallory-Weiss（マロリー・ワイス）症候群　120
   - ■ Boerhaave（ブールハーフェ）症候群 120

E　胃外科 122

1. 胃の構造と機能 122
2. 胃癌 124
3. 悪性リンパ腫 126
4. 消化性潰瘍 128
5. 胃切除後症候群 130

F　大腸外科 132

1. 大腸と肛門の構造と機能 132
2. 急性虫垂炎 134
3. Crohn病（クローン病）・潰瘍性大腸炎 136
   - ■ Crohn病（クローン病） 136
   - ■ 潰瘍性大腸炎 136
4. 大腸癌 138
5. 大腸憩室 140
6. 消化管ポリポーシス・カルチノイド 142
7. 肛門周囲膿瘍・痔瘻 144
8. 痔核 146

G　肝臓外科 148

1. 肝臓の構造と機能 148
2. 肝硬変・門脈圧亢進症・食道静脈瘤 150
3. 特発性血小板減少性紫斑病 ... 152
4. 原発性肝癌 154
5. 転移性肝腫瘍 156

H　胆道外科 158

1. 胆道の構造と機能 158
2. 胆石症・胆嚢炎・胆管炎 160
   - ■ 胆石症 160
   - ■ 胆嚢炎・胆管炎 160
3. 胆嚢癌・胆管癌 162
   - ■ 胆嚢癌 162
   - ■ 胆管癌 162
4. 胆嚢ポリープ・胆嚢腺筋症 ... 164
   - ■ 胆嚢ポリープ 164
   - ■ 胆嚢腺筋症 164
5. 膵・胆管合流異常／先天性胆道拡張症 166

I　膵臓外科 168

1. 膵臓の構造と機能 168
2. 急性膵炎・慢性膵炎 170
   - ■ 急性膵炎 170
   - ■ 慢性膵炎 170
3. 膵癌 172
4. 膵嚢胞性疾患・膵神経内分泌腫瘍 174

- ■ 膵嚢胞性疾患 ……………………………… 174
- ■ 膵神経内分泌腫瘍 ………………………… 175

J　小児外科 …………………………………………………………………………… 176

1. 肥厚性幽門狭窄症・腸重積症 ………… 176
   - ■ 肥厚性幽門狭窄症 ………………………… 176
   - ■ 腸重積症 …………………………………… 176
2. 鎖肛・Hirschsprung 病 ………………… 178
   - ■ 鎖肛 ………………………………………… 178
   - ■ Hirschsprung 病 ………………………… 178
3. 神経芽腫・腎芽腫（Wilms 腫瘍）・肝芽腫 …… 180
4. 鼠径部ヘルニア …………………………… 182

K　泌尿器外科 ………………………………………………………………………… 184

1. 泌尿器の構造と機能 …………………… 184
2. 腎不全 …………………………………… 186
3. 尿路結石 ………………………………… 188
4. 腎癌・膀胱癌 …………………………… 190
   - ■ 腎癌 ………………………………………… 190
   - ■ 膀胱癌 ……………………………………… 191
5. 前立腺癌・前立腺肥大症 ……………… 192
   - ■ 前立腺癌 …………………………………… 192
   - ■ 前立腺肥大症 ……………………………… 192

L　生殖器外科 ………………………………………………………………………… 194

1. 生殖器の構造と機能 …………………… 194
2. 子宮筋腫・子宮内膜症 ………………… 196
   - ■ 子宮筋腫 …………………………………… 196
   - ■ 子宮内膜症 ………………………………… 197
3. 子宮頸癌・子宮体癌 …………………… 198
4. 卵巣腫瘍 ………………………………… 200
5. 骨盤炎症性疾患 ………………………… 202

M　運動器外科 ………………………………………………………………………… 204

1. 運動器の構造と機能 …………………… 204
2. 骨折 ……………………………………… 206
3. 絞扼性末梢神経障害 …………………… 208
4. 脱臼・靱帯損傷 ………………………… 210
5. 骨粗鬆症・変形性関節症 ……………… 212
   - ■ 骨粗鬆症 …………………………………… 212
   - ■ 変形性関節症 ……………………………… 212
6. 腰椎椎間板ヘルニア・腰部脊柱管狭窄症 …… 214
   - ■ 腰椎椎間板ヘルニア ……………………… 214
   - ■ 腰部脊柱管狭窄症 ………………………… 214

N　脳神経外科 ………………………………………………………………………… 216

1. 脳神経の構造と機能 …………………… 216
2. 脳血管障害 ……………………………… 218
3. 頭部外傷 ………………………………… 220
4. 脳腫瘍 …………………………………… 222

O　内分泌外科 ……………………………………………………………………………… 224

1. 内分泌系の構造と機能 ………………………… 224
2. バセドウ病・慢性甲状腺炎（橋本病）………… 226
    - ■バセドウ病 ……………………………………… 226
    - ■慢性甲状腺炎（橋本病）……………………… 227
3. 甲状腺腫瘍・副甲状腺疾患 …………………… 228
    - ■甲状腺腫瘍 ……………………………………… 228
    - ■副甲状腺疾患 …………………………………… 229
4. 副腎腫瘍・副腎不全 …………………………… 230
    - ■副腎腫瘍 ………………………………………… 230
    - ■副腎不全 ………………………………………… 230

P　乳腺外科 …………………………………………………………………………………… 232

1. 乳腺の構造と機能 ……………………………… 232
2. 乳癌 ……………………………………………… 234
3. 良性疾患 ………………………………………… 238
    - （1）乳腺症・乳腺炎・女性化乳房 …………… 238
        - ■乳腺症 ………………………………………… 238
        - ■乳腺炎 ………………………………………… 238
        - ■女性化乳房 …………………………………… 239
    - （2）線維腺腫・葉状腫瘍・乳管内乳頭腫 …… 240
        - ■線維腺腫 ……………………………………… 240
        - ■葉状腫瘍 ……………………………………… 240
        - ■乳管内乳頭腫 ………………………………… 240

Q　皮膚外科 …………………………………………………………………………………… 242

1. 皮膚の構造と機能 ……………………………… 242
2. 熱傷・褥瘡 ……………………………………… 244
    - ■熱傷 ……………………………………………… 244
    - ■褥瘡 ……………………………………………… 244

索　引 …………………………………………………………………………………………… 246

総論

1. 医の原則　principle of medicine

I．医の原則

「医の原則」について，ヒポクラテスは「医療の目的は患者を救うことにあり，危害や不正は許されない(first, do no harm)」と述べた．『ハリソン内科学』によると，医療の原則は「幸福優先primacy of patient welfare，自律性patient autonomy，社会正義social justice」，医師の資質は「誠実さintegrity，敬意respect，思いやりcompassion」である．

II．医の倫理

生命倫理bioethicsは，科学技術の進歩によって生じた生命に関する倫理的問題を扱う．生命倫理の4原則は「自律性autonomy，善行beneficence，無危害non-maleficence，正義justice」であり，欧米の善行は，日本では「己の欲せざるところ人に施すことなかれ」(されたくないことをしない)である．

医療倫理medical ethicsや臨床倫理clinical ethicsも，生命倫理の4原則を基本にしている[1]．自律は人格の尊重であり，「他人の指示・説得・強制を受けず自由意思に基づく自己決定」といえる．正義は社会秩序からみた正しさであり，「やましいところはないか」と問いかけることである．

III．患者の権利

リスボン宣言(1981年)で明確にされた患者の権利には，よい医療を受ける権利，自由に選べる権利，自分で決める権利，情報を得る権利などがある．患者には，安全な医療を納得して受ける権利があり，知る権利と自己決定権が保証されている．

IV．医師の義務

医師が一方的に介入するパターナリズムの時代は終わり，患者の意思や意向を優先する「患者中心の医療」に変わった．医師には患者の権利と尊厳を守る義務があり，価値観・人生観・死生観を尊重し，患者に寄り添って診療やケアを行う義務がある[2]．

医師は患者のニーズに沿った医療を提供しなければならず，時にジレンマに陥ることがある．1人で判断するのは危険であり，「医学的適応・QOL・患者の意向・社会的状況」について，多職種で多角的に議論するのがよい(4分割法による臨床倫理的アプローチ)[3]．

V．患者の同意

医療は不確実であり，診療には患者の同意が欠かせない．手術や処置に限らず，処方や検査にも同意が必要であり，選択肢が複数のときは利点と欠点を話して選択を委ねる．患者が決められないのは，医師の説明が足りないからである．

インフォームド・コンセントは，医師の説明ではなく，患者の同意である．がんで手術を受ける患者には，病名や進行度，目的や意義，内容と予想される経過，合併症と後遺症，手術以外の治療法，無治療での経過を説明し，理解と納得のうえで同意を得る．

（白石憲男）

文献
1) 盛永審一郎, 他編. 医学生のための生命倫理. 2012；丸善出版.
2) 今井道夫. 生命倫理学入門 第2版. 2005；産業図書.
3) 赤林朗, 他監訳. 臨床倫理学 第5版. 2006；新興医学出版社.

2. 医療安全　medical safety

I. 安全性の確保

1999年（平成11年）は「医療安全元年」である．1月に横浜市立大学病院で患者取り違え手術，2月に都立広尾病院で消毒薬誤注入があり，大々的な報道で国民が医療不信に陥った[1]．11月にアメリカで『To Err is Human』（人は誰でも間違える）が出版され，毎年4.4～9.8万人の入院患者が医療事故で死亡していると報告された．

病院は「安全第一」「安心の医療」などの標語を示し，患者はネームバンドをつけるようになった．患者の安全性を確保するには医療スタッフの意識づけと現場の環境づくりが重要であり，厚生労働省の「安全な医療を提供するための10の要点」は，安全文化，患者の参加，経験の共有，健康管理，患者と薬の再確認などをあげている．

II. 医療事故の対処

ミスや事故に気づいたときは，応援を要請して救命に全力を尽くす（逃げない）．所見・投薬・処置を記録し，証拠物品を保存する（隠さない）．家族に連絡して事実を説明する（ごまかさない）．たとえ採血や静脈確保に失敗したときでも，その場で素直に「すみません」と謝る．医療事故調査制度では，死亡事故が発生したとき，病院は遺族に説明して医療事故調査・支援センターに報告し，院内調査を行って結果を遺族とセンターに報告する（図1）．調査の目的は個人の責任追及ではなく，事実確認・原因究明・再発防止である．

III. 医療事故の予防

1人ひとりが注意しても事故の予防には限界があり，医療にも「まちがえない仕組み」(fool proof)「まちがっても大丈夫」(fail safe)というシステムが導入された．病院には医療安全管理部門が設置され，職員研修で安全教育を行っている．

外科医で弁護士の古川俊治氏は「患者の診療参加が医療事故の予防に重要」と言う[2]．医療訴訟の原因は不勉強・不注意・不誠実であり，医師は勉強義務・注意義務・親切義務を守る必要がある．学生や研修医であっても，おかしいと思ったことは遠慮せずその場で言う．

IV. 医療従事者の安全

医療安全には，患者の安全だけでなく，医療従事者の安全も含まれる．血液汚染や針刺し損傷を予防するには，面倒くさがらずに手袋を着用し，リキャップ禁止を守り，ワクチン接種を受ける．何よりも日頃から心身の健康維持に留意する．

（白石憲男）

文献
1) 出河雅彦. ルポ 医療事故. 2009；朝日新書.
2) 古川俊治. 患者さん参加型医療のすすめ. 医療事故はみんなで防ぐ. 2005；かんき出版.

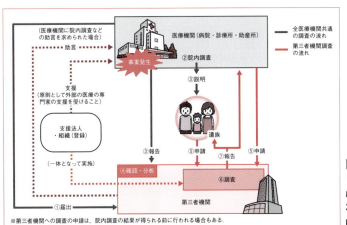

図1　医療事故調査制度
（厚生労働省のホームページ（http://www.mhlw.go.jp/stf/shingi/2r985200000339xk-att/2r98520000033a1k.pdf）より抜粋）

3. チーム医療
team-based medicine

I. チーム医療とは

　診療は，医師同士はもちろん，医療に関わる多職種の専門家がチームを組んで連携・協力して行う．チーム医療は情報共有と責務遂行が重要であり，ミーティングやカンファレンスで自由に意見交換し，チーム内の役割を各自が確認する．

　チーム医療をサッカーの試合に例えてみる．相手（病気）に応じて戦術（方針）が決まり，各ポジション（職種）の役割があり，互いを信頼してパスをつなぎ（連携），ボールをゴールに運ぶ（患者を治療する）．勝利（治癒）は特定の個人の功績ではなく，全員の成果である．

II. コミュニケーション

　チーム医療を円滑に行うには，患者・家族・同僚・スタッフとのコミュニケーションが欠かせない．コミュニケーションは単なる伝達ではなく，双方向性の交流であり，意思の疎通，情報の共有，気持ちのやりとり，心の通い合い，互いの理解である．

　社会人としてのルールを守り，「挨拶・自己紹介・身だしなみ・時間厳守」に留意する．心身の健康を維持し，自分には「笑顔・対話・ふれあい」，相手には「傾聴・共感・支持」を心がけ，チームには「報告・連絡・相談」（ホウレンソウ）を励行する．

III. 医師と患者の関係

　医師と患者の関係は状況によって異なり，医師によっても意見が異なるが，医師は患者を人格がある人間として尊重し，病気に苦悩する弱者として庇護する姿勢が大切である．

　患者の立場からは模擬患者の先駆けである佐伯晴子氏の言葉が重要であり[1]，医師の立場からはプロフェッショナリズムに精通した白浜雅司氏の提言が役立つ[2]（表1, 表2）．

表1　良い患者・医師関係を確立するために

①挨拶と自己紹介，名前の確認をする
②開かれた質問でインタビューを始める
③患者の訴えを積極的に傾聴する
④患者が話しやすく工夫する
⑤患者の期待や考えに配慮して対応する
⑥患者がわかるように説明する
⑦時間を上手に使う（重要なことを先に）

表2　良い患者・医師関係を維持するために

①時間厳守
②人間としての患者に興味をもつ
③常に「平静の心」を保つ
④謙虚さと誠実さを失わない
⑤どんなときもあきらめない
⑥うまくいかないときも適切に対応する
　（自分の言動を反省，別の医師を紹介）

IV. 患者中心の医療

　医療では患者が主役であり，患者中心である．患者には自分のことを知る権利と自分で決める権利があり，それを保証するのがインフォームド・コンセントである．医師は患者がわかるように病気の状態を説明し（病名の告知ではない），承諾・選択・決定を支援する（informed consent/choice/decision）．

（安達洋祐）

文献

1) 佐伯晴子. あなたの患者になりたい. 患者の視点で語る医療コミュニケーション. 2003；医学書院.
2) 和田攻編. 日常診療における患者指導ガイド：より良いコミュニケーションとQOLの向上のために. 1996；文光堂, 84-87.

4. 問題解決　problem solving

I. 問題解決とは

　知識と技術で病気を治し病人を癒すのが医師である．臨床問題に直面したとき，医師は自分の知識の中から必要な情報を思い出し（想起），状況を読み取り（解釈），回答し対処する（問題解決）．患者は個々に複雑な苦悩や問題を抱えており，医師には問題解決能力が必要である．

II. 医学研究

　医学や医療の問題を解決するのに行われるのが医学研究であり，問題解決には世界中で行われてきた医学研究の成果を利用するのがよい．もちろん，「なぜか」「本当か」と考え，自ら研究を行うのが理想であるが（research mind），診療の現場では，過去に蓄積された知識の宝庫にアクセスして活用するのがよく，効率的で現実的である．

III. 文献検索

　医学研究の成果は論文paperになり，医学雑誌journalに掲載されて残される．学問的価値がある論文や資料を文献literatureとよび，「文献を探す」「文献によると」などと表現する．書物としての文献は図書館に保存されているが，電子媒体としての文献はネット上に管理されており，利用するのに非常に便利である．

　Googleで単語を入力して検索すれば，膨大な情報を覗くことができる．医学論文を正しく入手するには，アメリカ国立医学図書館の「PubMed」にアクセスし，世界中の医学雑誌に掲載されている論文を収集しないといけない．情報は量より質が重要であり，有名雑誌（≒タイトルが短い雑誌）の新しい論文は利用価値が高い．

IV. エビデンスに基づいた医療

　「evidence-based medicine，EBM」は，カナダの内科医Guyattが紹介した[1]．日本では最初，evidenceを「科学的根拠」「医学的根拠」と訳したが，今はそのまま「エビデンス」が使われている．権威や理論で主導される医療を批判する意味もあり，「not theory-based but evidence-based medicine」（理論ではなく証拠に基づく医療）という概念であり，「『論より証拠』の医療」である．

　EBMで利用するエビデンスは，人間を対象とした研究にある．細胞や動物を使った基礎研究も医学の進歩には不可欠であるが，医療の実践や臨床問題の解決に役立つのは臨床研究や疫学研究である．動物実験で画期的な薬が開発されても，人の病気に効果があり，重篤な有害事象がないことが重要である．エビデンスとしての信頼性は，研究デザインによるランクづけがある（→総論B5「臨床研究」表1参照）．

　エビデンスは常に追加・修正・変更されており，賢明な医師は自分の専門領域の雑誌に定期的に目を通し，世界標準から遅れないように努力している．雑誌は欧米で発行され，論文は英語で書かれているため，高級なイメージがあるが，海外の医師には気軽な「週刊誌の記事」である．怖がらずに図書館でNEJM（The New England Journal of Medicine）やBMJ（British Medical Journal）を手に取ってみよう．

（安達洋祐）

文献

1) Evidence-Based Medicine Working Group. Evidence-based medicine. A new approach to teaching the practice of medicine. JAMA 1992 ; 268 : 2420-2425.

1. 疫学と予防医学
epidemiology and preventive medicine

Ⅰ．人口動態統計

厚生労働省が行う人口動態統計は，出生票・死亡票・死産票・婚姻票・離婚票に基づく調査であり，市区町村長→保健所長→都道府県知事→厚生労働大臣に提出する．総務省の国勢調査は人口静態統計．

Ⅱ．最近の人口動態統計

人口構成は高齢者（≧65歳）が27％，生産年齢（15～64歳）が60％，子ども（＜15歳）が13％．出生は100万人，死亡は130万人．人口は2011年から減少．女性1人当たりの出産数（合計特殊出生率）は1.42．初婚年齢は男31歳，女29歳．生涯未婚率は男17％，女7％．

死亡原因を死亡者数が多い順に10位まであげると，①がん37万人（30％），②心臓病20万人（15％），③肺炎12万人（10％），④脳卒中11万人（10％），⑤老衰8万人（6％），⑥事故4万人，⑦腎不全2.5万人，⑧自殺2.4万人，⑨大動脈瘤/解離1.7万人，⑩慢性肺疾患（COPD：chronic obstructive pulmonary disease）1.6万人．

がん死亡は肺7.3万人，胃4.9万人，大腸4.7万人，膵臓3.1万人，肝臓3.0万人．心臓死は冠疾患7.4万人（40％），心不全7.2万人（40％），不整脈3.0万人（15％）．脳卒中死亡は脳梗塞6.6万人（60％），脳出血3.3万人（30％），くも膜下出血1.3万人（10％）．肺炎の死亡は誤嚥性肺炎と市中肺炎．事故死は窒息1.0万人，転倒転落0.8万人，溺水0.8万人，交通事故0.6万人．

平均年齢は45歳（世界は29歳），平均寿命は84歳（世界は70歳），男性81歳，女性87歳．健康寿命は75歳，男性72歳，女性78歳．医療従事者は看護師100万人，医師30万人，薬剤師30万人，歯科医師10万人．外来患者数は高血圧900万人，糖尿病270万人，高脂血症190万人，心臓病160万人．入院患者数は統合失調症170万人，脳卒中170万人，がん150万人．

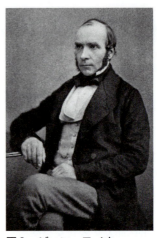

図1 ジョン・スノウ

Ⅲ．疫学の概念

疫学は人間集団の健康状況を研究する学問であり，病気の発生や原因を解明する学問である．元祖はジョン・スノウ（John Snow, 1813-1858）であり，1854年にロンドンでコレラが流行したとき，発生分布を調べて井戸水の汚染が原因であることを見つけ，井戸を閉鎖して蔓延を防いだ（図1）．公衆衛生 public health も集団の健康に関与するが，疾病予防や健康増進に重点がある．

Ⅳ．予防医学

予防医学は病気の原因を解明して予防に役立てる学問である．病気の発生に関与する危険因子を同定し，病気の予防に関する啓蒙活動や指導を行う．感染症が脅威だった時代も生活習慣病が主流になった時代も，病気になって治すより，病気にならないようにしたほうがよい（予防に勝る治療なし）．

（白石憲男）

2. 生活習慣病
lifestyle-related disease

I. 生活習慣病とは

　生活習慣病は個人の生活態度に起因する病気である．昭和の時代，中高年者に発症して死亡しやすい病気を「成人病」，がん・脳卒中・心臓病を「三大成人病」とよび，がん検診や人間ドックによる二次予防（早期発見・早期治療）が勧められたが，平成の時代になり，生活習慣を改善することで予防できる病気という概念で「生活習慣病」という言葉を日野原重明氏が提唱し，国民に定着した．生活習慣life styleには，喫煙・飲酒・食生活・運動が含まれる．

II. 生活習慣とがん

　がんは死因のトップであり，年間死亡者の30％を占める．がん死亡は多い順に，①肺癌，②胃癌，③大腸癌，④膵臓癌，⑤肝臓癌，⑥胆道癌，⑦乳癌，⑧前立腺癌，⑨食道癌，⑩リンパ腫，⑪白血病，⑫膀胱癌，⑬口腔咽頭癌，⑭子宮癌，⑮卵巣癌である．

　がんの原因は喫煙が30％，食生活が30％，運動不足が5％であり，生活習慣が65％を占める（図1）．臓器別には，肺癌は喫煙・野菜不足，胃癌は高塩分食品・果物不足・喫煙，大腸癌は赤身肉・加工肉・動物性脂肪・野菜不足・運動不足，肝臓癌は飲酒，乳癌も飲酒，食道癌は喫煙・飲酒，口腔咽頭癌も喫煙・飲酒である．

　がん予防12か条には，タバコを吸わない，お酒はほどほど，バランスのとれた食生活，塩辛い食品は控えめ，野菜や果物が不足しないように，適度に運動，などがある．

III. 生活習慣と心臓病

　心臓病は死因の2位であり，年間死亡者の15％を占める．疾患別の割合は，虚血性心疾患（冠動脈疾患）が40％，心不全（弁膜症や心筋症）が40％，不整脈が15％である．

　メタボリック症候群は，内臓肥満に伴う代謝異常（高血圧・高血糖・高脂血症）であり，動脈硬化を生じて心臓病attackと脳卒中strokeを起こし，死亡の原因になる．

　心臓病の予防には禁煙が重要であり，塩分・糖分・脂肪の摂りすぎに注意し，バランスのよい食事や適度な運動を心がけ，ストレスや暴飲暴食を避けることが勧められている．

IV. 生活習慣と脳卒中

　脳卒中は死因の4位であり，年間死亡者の10％である．疾患別の割合は，脳梗塞（大脳動脈のアテローム血栓や心原性塞栓）が60％，脳内出血（中大脳動脈穿通枝の高血圧性破綻）が30％，くも膜下出血（脳底部の動脈瘤破裂）が10％である．

　脳卒中の予防には食生活の改善が重要であり，塩分（ナトリウム）と動物性脂肪の摂りすぎに注意し，高血圧・糖尿病・心房細動があれば治療するように勧められている．

（白石憲男）

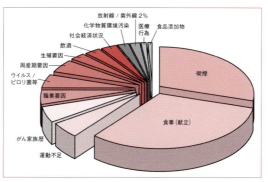

図1　がんの原因
（harvard report on cancer preventionを参考に作成）

3. 死と法　death and law

I．人の死

死は，生きてきた人が生命活動を停止して蘇生しない状態である．死の概念は宗教や個人で異なり，日本に死の定義はない．判定は心拍停止・呼吸停止・瞳孔散大である（死の三徴候）．

II．異状死

人が異常（病気）であるかどうかを決めるのも難しいが，死体が異状であるかどうかを決めるのも難しい．医師法は「医師は死体を検案して異状があると認めたときは，24時間以内に所轄警察署に届け出なければならない」と定め，日本法医学会は異状死体を「確実に診断された内因性疾患で死亡したことが明らかな死体を除くすべての死体」と定義し，診療に関連した予期せぬ死亡も含めているが，日本外科学会は異状死を「診療行為の合併症で合理的説明ができない死亡」に限定して，手術や処置の合併症として予想できた死亡は異状死に含めていない．

III．死亡診断書

死亡診断書は特定の個人が死亡したことを証明する文書であり，医師か歯科医師が記載する．死亡の原因が診療していた傷病と関係あれば死亡診断書，なければ死体検案書になる．死亡診断書は死因統計の基礎になり，国民の医療・福祉・保健政策の根拠資料になる．

死亡時刻が不明のときは「推定」や「不詳」と書く．死亡原因は，病死（老衰を含む）・外因死・不詳の死に分けられ，外因死は不慮の外因死（交通事故や窒息など）と不詳の外因死（自殺や他殺）がある．

死亡原因は多い順に，①がん，②心臓病，③肺炎，④脳卒中，⑤老衰，⑥事故，⑦腎不全，⑧自殺，⑨大動脈瘤／解離，⑩肺疾患であり，死亡場所の割合は病院が78%，自宅が13%である．

IV．病理解剖

病理解剖は病気で死亡した人の解剖であり，病院で病理医が行う．遺族の承諾を得て医師が依頼し，目的は臨床診断・治療効果・死亡原因の評価や修正である．偶発症（大腸ポリープ）や潜在癌（甲状腺癌や前立腺癌）も見つかる．

V．司法解剖

司法解剖は犯罪性がある死体の解剖であり，大学で法医学者が行う．検視や検案で犯罪性があるときや犯罪性が疑われるときに行い，目的は死因の究明による刑事事件の処理であり，真相解明や犯人特定に役立つ．

VI．行政解剖

行政解剖は犯罪性がない異状死体の解剖であり，医務院で監察医が行う．目的は死因の特定による治安の維持や公衆衛生の向上であり，東京・大阪・名古屋・横浜・神戸の5都市で行われる．

VII．承諾解剖

承諾解剖は監察医制度がない地域の行政解剖（犯罪性がない異状死体の解剖）であり，警察の委託医か大学の法医学者が行う．広義には，遺族の承諾による病理解剖や系統解剖も含まれる．

〔白石憲男〕

4. 診療情報
medical information

I. 情報管理の原則

　現在は情報社会であり，情報はすべて電子化され，ファイルになりコンピュータ管理されている．情報管理（情報セキュリティ）の3原則は，機密性（パスワード認証でアクセスを制限），完全性（署名で責任ある正確な情報），可用性（必要なときに必要な情報を利用可能）である．

II. 診療記録

　診療情報は診療を通じて医療従事者が知った患者の個人情報であり，診療記録（カルテ）として病院に管理されている．診療記録は診療録・処方箋・手術記録・看護記録・検査所見・データ・画像などからなり，医師は診療したら遅滞なく記録（医師法），国や都道府県は適宜チェック（医療法），本人の請求があれば開示（個人情報保護法）の義務がある．
　標準的な診療録は「問題指向型診療録（problem-oriented medical records：POMR）に基づき，初めに患者の問題点をリストアップし（problem list），その後の経過は「SOAP」に分けて書く（表1）．カルテの情報は患者のものであり，医師や病院のものではない．

III. カルテ記載の目的・意義

　カルテを記載する目的・意義は，チーム医療に必要な患者情報を共有する，説明義務を果たしながら適正な医療を行っている証拠を示す，保険請求に必要な診断名や診療行為を残す，医療事故や医療訴訟を防ぐ教材にする，医療従事者の教育や臨床研究に役立てる，などである．

IV. カルテ記載の原則

　カルテは遅滞なくわかりやすく書く．外国語や略号を避け，正しい医学用語を使って日本語で書く．読める字で書き，電子カルテは漢字変換を確認する．
　カルテには日時を併記し，署名して責任を明確にする．書いてないことは行ってないことになるが，意図的な未記載や記載事項の削除は犯罪行為である．
　主訴を明示する．現病歴は症状の内容や経過，既往歴は併存疾患や服薬，家族歴は患者と同じ病気，生活歴（社会歴）は職業や生活習慣を書く．
　身体所見は客観的に書く．あり／なしや陽性／陰性を決め，触れなければ「触れない」と書く．曖昧な表現（〜が示唆される，〜も否定できない）を避ける．
　経過は全身状態（バイタルサインを含む）・局所所見・臨床指標を書き，グラフに示す．指示や処置は具体的に書き，変更したらその都度書き直す．
　患者や家族への説明は具体的に書き，理解や納得が得られたか，疑問や不満が残ってないか，なども書く．書いたものを患者や家族に見せて確認を得る．
　退院時要約は患者が退院する前に書く．入院証明書や保険書類などの公的文書は正確に簡潔に書く．入院が長くなった患者は定期的に（週1回）サマリーを書く．

（安達洋祐）

表1　SOAPによるPOMR

S（subjective）	主観的情報．患者が話す自覚症状や診療に対する意向
O（objective）	客観的情報．医師が行った診察所見や検査所見
A（assessment）	患者情報（S＆O）の解釈や評価と医師自身の考察や判断
P（plan）	評価や判断（A）に基づく治療方針と具体的な計画や予定
＊T（treatment）に治療内容，E（effect）に結果や効果を書くこともある	

5. 臨床研究　clinical study

Ⅰ．臨床研究とは

　臨床研究（疫学研究も含む）は人を対象にした医学研究であり，目的は病気の新しい診断法・治療法・予防法の開発と病気の原因や病態の解明である．実験室で行われる基礎研究と病院で行われる臨床研究は，緊密な連携や協力が大切である（from bench to bedside）．

Ⅱ．有害事象と副作用

　有害事象（adverse event）は，薬物を投与された患者に生じるすべての好ましくない出来事や予期せぬ健康被害であり，副作用 side effect は，有害事象のうち，薬物との因果関係が疑われるものや否定できないもので，有害反応 adverse reaction ともよばれる．

Ⅲ．臨床研究の倫理

　臨床研究を行うには，本人の同意と個人情報の保護が必要であり，「人を対象とする医学系研究に関する倫理指針」には，研究者の責務，研究計画書，倫理審査委員会，個人情報の保護，インフォームド・コンセント，重篤な有害事象への対応，利益相反などが定められている．

Ⅳ．研究デザイン

　研究デザインは疾患の特性や研究の目的によって異なる（表1）．研究結果を利用する医師として

表1　臨床研究デザイン

観察研究 observational study
　記述的研究 descriptive study
　　症例報告 case report
　　症例調査 case series
　分析的研究 analytical study
　　症例対照研究 case-control study
　　コホート研究 cohort study
介入研究 intervention study
　ランダム化比較試験 randomized controlled study（臨床試験）
二次研究 secondary study
　系統的レビュー systematic review
　メタ解析 meta-analysis

は，症例研究より比較研究，後向き研究より前向き研究，観察研究より介入研究（臨床試験），一次研究より二次研究（メタ解析）のほうが信頼性は高く，患者の診療に役立つ．

Ⅴ．診療ガイドライン

　診療ガイドラインは患者と医師の意思決定を支援するために作成された指針であり，「エビデンスに基づく医療」（evidence-based medicine：EBM）に欠かせない資料である．疾患の特徴・診療の流れ・診療アルゴリズムの後に，臨床問題（clinical question：CQ）が列挙され，世界中の臨床研究を収集・分析・統合してエビデンスレベル（A/B/C/D）と推奨レベル（1/2）を示している．20世紀は「私の処方」「教室の方針」など，専門家の個人的な意見で治療方針が決まったが，21世紀は学会や研究会が各疾患の診療指針を作成して開示しており，国民もエビデンス（証拠や根拠）を知ることができる．

〈安達洋祐〉

6. 外科の歴史
history of surgery

I．パレ（図1）

フランスの外科医（Ambroise Paré, 1510-1590）．近代外科学の開祖．1536年，床屋外科医として兵士の外傷を治療し，高温の油を傷口に注いで凝固させる残酷な焼灼療法をやめ，卵黄や松脂で作った軟膏を塗る穏和な湿潤療法を行った．四肢切断に血管結紮法を導入し，1562年に王室公認の外科医となった（外科医の元祖）．「我包帯し神癒し給う」（I treated him, and God cured him）は自然治癒力への敬意と謙虚な姿勢．

II．ビルロート（図2）

ドイツの外科医（Theodor Billroth, 1829-1894）．消化器外科の元祖．1881年，胃切除に成功（世界初の内臓手術）．43歳の女性の幽門部胃癌に幽門側胃切除を行い，残胃と十二指腸を吻合（Billroth I）．手術は1時間半で，助手は胃鏡を開発したミクリッツ．臨床・研究・教育に献身し，「手術は見込みがあるときだけ許され，患者の承諾が必要である」「外科医に必要なのは知識・経験・冷静さ」と述べ，ブラームスと交友．

III．ハルステッド（図3）

アメリカの外科医（William Halsted, 1852-1922）．腫瘍外科の元祖．ビルロートに学び，オスラーとジョンズホプキンス大学の創設に関わり，外科レジデント制度を始めた．1882年に母親の急性胆嚢炎に胆嚢摘出術を行い，1885年にゴム会社に手術用手袋を作らせて手術室ナースのキャロライン（後に妻）に贈った．1894年に局所再発を減少させるため「根治的乳房切除 radical mastectomy」（胸筋合併乳房全摘）を提唱．

IV．華岡青洲（図4）

和歌山の外科医（1760-1835）．日本の外科医の元祖．華佗の伝説「麻沸散」を聞き，動物実験を重ねて漢方薬「通仙散」を開発し，人体実験（母と妻）で効果を確認し，手術器具を作り，1804年に乳癌切除に成功（世界初の全身麻酔手術）．医学校「春林軒」で「内外合一」（内科と外科を一緒に学べ），「活物窮理」（自然の実態を見抜け）を説き，「何望軽裘肥馬門」（高価な服・車・家は不要）と詠み，地域医療に生涯を捧げた．

（安達洋祐）

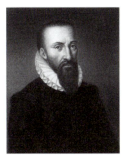

図1　パレ

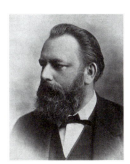

図2　ビルロート

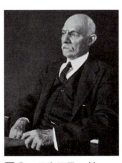

図3　ハルステッド

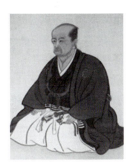

図4　華岡青洲

1. 生物と微生物
organism and microorganism

I. ウイルス virus

ウイルスは形態的に最小の生物であり，自己では増殖せず生きている細胞に侵入し増殖する．遺伝子としてDNAまたはRNAを保有する．宿主細胞の代謝機能を利用し自己を複製する．

大きさは直径約20～300 nm．ウイルスの中にはエンベロープ（脂質二重構造）をもつものもあり，エンベロープは免疫反応の回避や宿主細胞のレセプターへの結合に利用される．

II. 細菌 bacteria

自己増殖できる最も小さな単細胞生物である．大きさは0.2～1.5 μm．細菌は細胞膜と細胞壁に包まれており，その中には酵素，基質，DNA，RNA，リボソームなどが存在する．形態により球菌と桿菌に分けられ，さらにグラム染色によりグラム陽性，グラム陰性に分けられる．

III. 毒素 toxin

細菌の毒素には内毒素と外毒素がある．内毒素は菌体の細胞壁構成成分の1つで菌体が破壊されない限り放出されない．また外毒素は細菌が菌体外に放出する毒素である．

① **内毒素 endotoxin**：リポ多糖体（lipopolysaccharide：LPS）ともよばれる．内毒素は強力な炎症惹起物質であり，血行動態の変化，免疫系細胞の活性化，各種サイトカインの放出に関与する．さらに病態が進行するとエンドトキシンショックを引き起こし，播種性血管内凝固（disseminated intravascular coagulation：DIC）を引き起こす．

② **外毒素 exotoxin**：外毒素は細菌の代謝産物として菌体外に放出されるものである．外毒素はその毒素を中和する抗毒素血清により抑制される．外毒素の構造成分はペプチドである．

IV. 真菌 fungus

俗に言うカビである．自然環境内に広く生息し，周囲の有機物・無機物を栄養源として繁殖する．真核生物に属し，数 μm 以上のサイズがある．発育形態から糸状菌と酵母状真菌とに分類される．糸状菌が多細胞性構造体である一方，酵母状真菌は単細胞である．また両者の性質を併せもつ二形性真菌がある．ほとんどの真菌感染症は生体が易感染状態に陥った場合にのみ引き起こされる日和見感染である．

V. 抗菌薬 anti-bacterial drugs

病原微生物に毒性をもつ一方で，ヒトの細胞には無毒である選択毒性をもった化学物質の総称である．

◆ 抗菌薬の種類（表1）

① **細胞壁合成の阻害**：細胞壁構成に関わる酵素に作用し壁合成を阻害する．また壁の脆弱化を招き細胞を破壊する殺菌的作用も併せもつ．

② **核酸合成阻害**：RNAもしくはDNAの合成を阻害する．RNA合成阻害薬は細菌のmRNA合成を阻害する．またDNA合成阻害薬はDNA gyraseおよびトポイソメラーゼⅣ阻害薬でDNAの複製を阻害する．

③ **蛋白質合成阻害**：細菌のmRNAの蛋白への翻訳を阻害する．ヒトのリボソームへはほとんど作用しない．

VI. ワクチン vaccine

病原体を弱毒化もしくは不活化したものを体内に取り込むことで，血中で抗体を産生し，病原体に対する免疫の持続と予防効果を導く．弱毒生ワクチンは毒性を弱めた微生物やウイルスを使用．不活化ワクチンは化学処理により死んだウイルス・細菌を使用．

（圓福真一朗）

表1 抗菌薬の種類

細菌毒性	作用機序		代表的な薬剤
殺菌的	壁合成阻害		β-ラクタム系 バンコマイシン ホスホマイシン系
	核酸合成阻害	RNA合成阻害	リファンピシン
		DNA合成阻害	キノロン系
静菌的	蛋白合成阻害		アミノグリコシド系 マクロライド系 テトラサイクリン系

2. 生体防御と免疫
biophylaxis and immunity

I. 自然免疫(図1)

外敵・異物排除における初期対応．顆粒球，マクロファージ，natural killer (NK)細胞，NKT細胞などが担当する．顆粒球，マクロファージ，NK細胞は抗原特異的受容体を有さず非特異的に外敵・異物を攻撃する．初期対応で得られた抗原情報は，抗原提示細胞である樹状細胞によってT・Bリンパ球に情報伝達される．

① 顆粒球
好中球(細菌感染に対する最初の防御作用)，好塩基球(即時型アレルギー反応を引き起こす)，好酸球(寄生虫感染や喘息，薬物アレルギーに関与)に分かれる．

② マクロファージ
造血幹細胞により単芽球，前単球，単球に分化・成熟して，やがて組織内に移住し，貪食作用を有する．

③ NK細胞
造血幹細胞から骨髄中で分化し，末梢血中や末梢リンパ組織内に分布する．T細胞，B細胞いずれにも属さない．

II. 獲得免疫(図1)

外敵・異物排除における二次対応．主にT・Bリンパ球が担当する．T・Bリンパ球は，樹状細胞からの情報を受け取り，抗原情報特異的に分化・増殖し，全身を回って外敵・異物に到達し二次対応を行う．

① Tリンパ球
獲得免疫の中心的存在であり，ヘルパーT1 (Th1)細胞，ヘルパーT2 (Th2)細胞および細胞障害性T細胞(キラーT細胞)などが存在する．Th1，Th2細胞の表面にはCD4を発現し，細胞障害性T細胞は表面にCD8を発現する．T細胞表面上のT細胞受容体は抗原提示細胞上の主要組織適合複合体 (major histocompatibility complex : MHC，ヒトでは human leukocyte antigen : HLA)と結合する特性があり，$CD4^+$ T細胞はHLA class II分子に，$CD8^+$ T細胞はHLA class I分子に提示された抗原ペプチドと反応性を示す．

② Bリンパ球
Bリンパ球は細胞表面に免疫グロブリン(Ig)分子を発現して抗原に対する受容体として機能し，Tリンパ球からのシグナルによって抗体産生細胞(形質細胞)へと変化し，抗体を産生する．骨髄の造血幹細胞から発生し，骨髄中で増殖，分化，成熟した後に末梢リンパ節や脾臓，腸管などに分布する．

III. サイトカイン(図1)

免疫担当細胞が産生する微量生理活性糖蛋白．サイト＝細胞，カイン＝作動性物質という2つの言葉の造語．主に細胞間情報伝達を担当．以下に

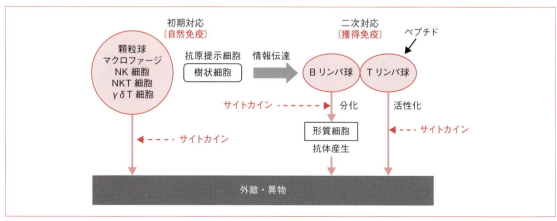

図1　生体防御機構

主なサイトカインの種類を関与する免疫機構別に列記する．

① **自然免疫**

　IL-1，IL-6，TNF，IFN，ケモカインなど．

② **細胞性免疫（Tリンパ球）**

　IL-2，IFNγ，IL-12など．

③ **液性免疫（Bリンパ球）**

　IL-4，IL-5，IL-10，TGFβなど．

④ **造血（顆粒球）**

　IL-3，G-CSF，M-CSF，GM-CSF，SCFなど．

Ⅳ．免疫不全

免疫不全の原因によって一次不全（遺伝子欠損），二次不全があり，二次不全の原因としては，①低出生体重児・新生児（免疫系の未成熟），②代謝性疾患（染色体異常，尿毒症，ビタミン欠乏，栄養不良，糖尿病，腎機能障害など），③免疫抑制因子（放射線照射，免疫抑制薬，ステロイドなど），④感染症（HIV感染，サイトメガロウイルス感染，伝染性単核球症，真菌感染など），⑤血液疾患（白血病，リンパ腫，再生不良性貧血など），⑥手術・外傷，⑦その他（アルコール性肝硬変，加齢，GVHD）などがある．

Ⅴ．アレルギー

免疫反応が特定の抗原に対して過剰に生じること．花粉，ダニ，食物，薬物などに対し生じることが多い．過剰な免疫反応の原因となる抗原をアレルゲンという．多因子遺伝性疾患で，複数の遺伝子が関与している．代表的な疾患は，アトピー性皮膚炎，アレルギー性鼻炎（花粉症），気管支喘息など．

Ⅵ．がん免疫

がん免疫療法とは，前述の免疫機構を応用してがんを排除する治療である．がん免疫療法は，非特異的免疫療法と特異的免疫療法とに大別され，さらにそれぞれにおいて受動免疫療法（がん細胞に対して直接効果を有する免疫分子や免疫細胞を投与）と能動免疫療法（免疫分子や免疫細胞を投与することで，宿主の免疫反応を刺激し，間接的にがん細胞を攻撃）に分けられる．以下に外科領域で用いられる代表的な免疫療法薬を列記する．なお分子標的治療薬については総論E1（9）「抗腫瘍薬」参照．

① **胃癌**

　OK-432（ピシバニール®）：細菌製剤

　蛋白多糖体PSK（クレスチン®）：カワラタケ菌糸体

　lentinan（レンチナン®）：シイタケより抽出した多糖体

② **膀胱癌**

　乾燥BCG（イムノブラダー®）：細菌製剤

③ **腎癌**

　IL-2（イムネース®），interferon-γ（イムノマックス®-γ）：サイトカイン製剤

④ **前立腺癌**

　sipuleucel-T（Provenge）：がんワクチン

（二宮繁生）

3. 生体と放射線
biology and radiation

I. 放射線治療の目標

正常組織の障害発生ができるだけ軽度となる適正な線量を用いて腫瘍の局所制御を行う．

II. 放射線治療の作用機序

放射線治療は癌細胞内のDNA，細胞質，細胞膜にdamageを与え細胞死を導くことによって腫瘍を縮小させる．

III. 治療に用いられる放射線の種類

① 光子線：光子とよばれる無質量の粒子よりなる放射線（波長の短い高エネルギー電磁波）．
   a) X線：加速した電子を金属に当てることにより発生する電磁波．
   b) γ線：放射性物質が崩壊する際に放出される電磁波．

波長が等しいX線とγ線は由来は異なるが本質的に同じである．

② 粒子線：原子や分子などを光速に加速させた粒子よりなる放射線．

   a) 陽子線：水素の原子核を高速に加速させた粒子で，光子線より集中性が高いため，正常細胞に対する影響が少ない．
   b) 重粒子線：炭素の原子核を高速に加速させた粒子で，陽子線より集中性，細胞殺傷効果が高い．

IV. 放射線感受性

放射線感受性とは放射線の影響の受けやすさであり，組織や細胞の種類によって異なる．

放射線感受性が高い細胞は，①分裂頻度の高い細胞，②予定される分裂回数が多い細胞，③形態的・機能的に未分化な細胞である（Bergonie-Tribondeauの法則）．すなわち分化した細胞（成熟した細胞）は分裂が起こらないため放射線に強く，分化の低い細胞は放射線に弱い．ただしこの原則は末梢血リンパ球においては当てはまらない（表1）．組織の放射線感受性は基本的には，分裂細胞と分化成熟した機能細胞の割合で決まると考えてよい（表2）．

V. 放射線障害

早期反応（急性障害）は，放射線被曝後数週間以内に起こる，多数の細胞死によって生体器官の機能が損なわれて生じる急性の障害である．一定

表1 腫瘍の放射線感受性

放射線感受性（高度）	放射線感受性（中等度）	放射線感受性（低度）
● 横紋筋肉腫を除く小児悪性腫瘍（神経芽細胞腫，網膜芽細胞腫，Wilms腫瘍，Ewing肉腫），精上皮腫 ● 未分化胚細胞腫 ● リンパ上皮腫 ● ホジキン病 ● 悪性リンパ腫	● （低分化）扁平上皮癌（上咽頭癌など） ● 髄芽腫 ● 基底細胞癌 ● 乳癌	● 奇形腫 ● 神経膠腫 ● 線維肉腫 ● 骨肉腫 ● 悪性黒色腫 ● 腺癌 ● 腎細胞癌 ● 甲状腺癌

表2 放射線感受性による組織の分類

細胞分裂	組織	放射線感受性
盛ん	リンパ組織，腸陰窩細胞，皮膚基底細胞，精子形成細胞	I
通常する	喉頭口腔上皮，皮膚表皮，毛嚢上皮，皮脂腺上皮，膀胱上皮，食道上皮，水晶体上皮，胃腺上皮，尿管上皮	II
通常しない	肝細胞，成熟した軟骨，骨組織，粘膜漿液腺，汗腺，鼻咽頭，腎，膵，下垂体上皮，甲状腺，副腎	III
生体では細胞分裂をしない	神経細胞，筋細胞	IV

（青山喬，他編．放射線基礎医学 改訂第12版．2013；金芳堂より引用）

の線量を超えた被曝により初めて障害が現れ，皮膚炎，粘膜炎，脱毛などをきたす．被爆と症状の関係を図1に示す．後期反応（後障害）は，放射線被曝後数ヵ月〜数年後に起こる，早期反応とは異なるメカニズム（血管障害，実質臓器障害など）で線量にかかわらず発生する障害である．急性障害と異なり，後障害は完全に回復しない．皮膚障害，深部臓器の線維化，骨壊死，腸閉塞，瘻，喉頭浮腫，片麻痺などをきたす．

VI. 医療被曝

診断と治療における被曝に分けられ，医師は，放射線検査の必要性と利益が放射線被曝によるリスクより大きいかどうかを判断（正当化）し，必要最小限の被曝で検査を実施（最適化）する．医療被曝はさまざまな癌の発生率を高め，それぞれの癌死亡率の1%〜数%程度を占める．また妊娠中の被曝は，胎児に重度の精神遅滞を引き起こす確率が高くなる．近年X線を用いた高精度放射線治療法が行われてきており，SBRT（体幹部定位放射線治療），IMRT（強度変調放射線治療），IGRT（画像誘導放射線治療）は，それぞれ多方向からの放射線照射，照射放射線量の調整，CTやX線を用いた治療対象の正確な位置確認と照射部位の調整により，より腫瘍選択性の高い放射線照射を可能とする．

（平塚孝宏）

文献
1) 青山喬，他編．放射線基礎医学　改訂第12版．2013；金芳堂．

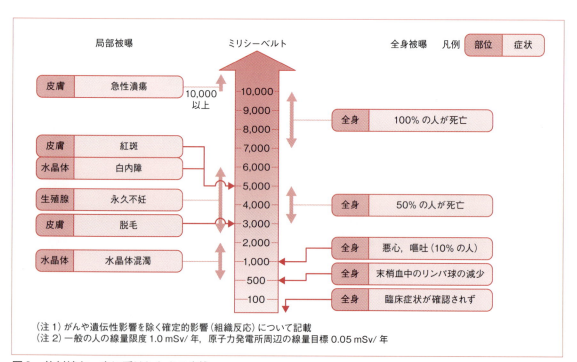

図1　放射線を一度に受けたときの症状
（日本原子力文化財団．原子力・エネルギー図面集2016．http://www.jaero.or.jp/data/03syuppan/energy_zumen/energy_zumen.html より）

4. 生体と薬物
living organisms and drugs

I. 薬理作用

薬物を投与することにより起こる生体の生理機能の変化．1種類の薬物でも複数の作用を有しており，治療の主目的となっている薬理作用を主作用，それ以外の薬理作用を副作用とよぶ．

II. 薬物動態（図1）

投与された薬物が生体に吸収され，体内に分布し，肝臓や腎臓で代謝され，尿や便として排泄されるまでの薬物の体内での動き．

投与経路，投与量，年齢，性別，併用薬，肝・腎機能などにより影響を受ける．

III. 薬効評価

投与された薬物について，その有効性，安全性を評価すること．科学的な評価を行うためには3つの変動（バイアス）因子を考慮しなければならない（表1）．これらのバイアスをできるだけ少なくするためには二重盲検比較試験が必要である．

IV. 相互作用

複数の薬物が同時に生体に投与された場合の，それぞれを単独で投与した場合とは異なる反応．

① 製剤学的相互作用

薬剤同士の特性による相互作用．

② 薬物動態学的相互作用

吸収，分布，代謝，排泄の過程に影響を及ぼし，作用部位における薬物濃度が変化し，効果が増強，減弱する．

③ 薬力学的相互作用

同様の，あるいは相反する薬理作用をもつ薬同士を併用した場合に，作用が増強，減弱すること．

V. プラセボ効果（表2）

プラセボ（乳糖，澱粉，生理食塩水など，薬理学的に活性がないかほとんど無視できるもの）使用時に患者の病状が改善したり，新たな症状が出現したりすること．病態の改善率は平均35％であり，特に不安・緊張に伴う症状と痛みを伴う症状において効果が高い．プラセボは薬物の二重盲検比較試験における対照薬として用いられる．

（田島正晃）

表1　薬効評価の際の考慮すべき変動因子
1. 個体内の変動：病状が自然経過により増悪，寛解する
2. 個体間の変動：それぞれの個体特性，病態特性による
3. 評価の変動：心理的（プラセボ効果），主観的評価の偏り

表2　プラセボ効果のメカニズム
1. 病態・症状が本来有する自然変動（自然治癒力など）
2. 暗示効果
3. 条件づけ（conditioning）
4. 観察時に生ずるバイアス
5. その他

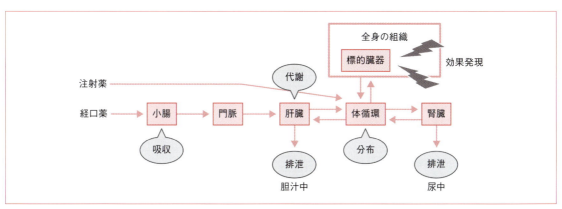

図1　薬物動態

5. 循環障害
circulatory failure

I. 虚血 ischemia

血管が狭窄や閉塞することにより，血流が低下，途絶され，組織，細胞に酸素や栄養が供給されず機能障害をきたす病態（図1）．

II. 充血 hyperemia

動脈系からの流量が増す状態．炎症によるもの，自律神経機能による血管拡張作用に伴ったもの，二酸化炭素による血管拡張作用に伴ったもの，妊娠時の血流量増加などがある（図1）．

III. うっ血 congestion

静脈系での流量が妨げられ，血流がうっ滞する状態．心臓のポンプ機能の失調（心不全）によるうっ血，血栓，塞栓症によるうっ血，臓器の捻転，静脈弁の機能不全により生じる静脈瘤によるうっ血などがある（図1）．

IV. 血栓 thrombus

血管内の血液が何らかの原因で塊を形成することであり，主に血管壁が傷害されることにより起こる．血栓の形成には3つの大きな要因が存在し，ウィルヒョウの3要素（Virchow's triad）とよばれる（表1）．通常，止血のために形成された血栓は，止血が完了し傷害された血管壁が修復されると線溶作用により溶解する．しかし，その線溶作用が働かずに血栓が肥厚し血管内腔を塞ぐことにより，末梢の部位で虚血や梗塞が引き起こされる．それを血栓症という．

V. 塞栓 embolism

血管壁から剥がれた血栓が血流に乗り，別の場所で血管に詰まり，閉塞させること．動脈内で形成された血栓は血流に乗って脳，腎臓，消化管などで塞栓症をきたすことが多い．静脈でできた血栓は血流に乗って肺や心臓に塞栓症をきたす．整形外科手術後に骨髄中の脂肪が血管内に入り塞栓となるものを脂肪塞栓という．空気が血流に入り塞栓となるものを空気塞栓という．

VI. 梗塞 infarction

血管が閉塞し，その支配領域の組織が虚血となり，壊死に陥ること．発生した部位により，心筋梗塞，脳梗塞，肺梗塞，腎梗塞などと称される．血流が途絶える貧血性梗塞が最も一般的であるが，梗塞を起こした部位に血流が再開する場合，血管も壊死しているため，梗塞巣内で出血する．この病態を出血性梗塞という．

（田島正晃）

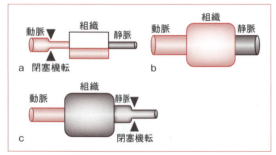

図1　循環障害
(a) 虚血：流入する動脈に閉塞機転があり，組織血流が低下する．
(b) 充血：組織に流入する血流が増加する．
(c) うっ血：静脈に閉塞機転があり，組織内に血流がうっ滞する．

表1　ウィルヒョウの3要素

1. 血管内皮細胞の傷害
   喫煙や高脂血症，高血圧，肥満，糖尿病などが原因で血管内皮細胞が傷害される．
2. 血流の緩慢
   ギプス固定や長時間の同じ姿勢による血管の圧迫により血流が緩慢になる場所や，動脈瘤，静脈瘤，心臓内など血流が渦巻く場所に血栓が生じやすい．
3. 血液性状の変化（粘稠度の増加，線維素溶解活性低下，血液凝固因子の増加）
   高脂血症や脱水症状時，妊娠・出産時，老齢などでは血液成分が変化しているため血栓が生じやすい．

6. 炎症　inflammation

I．定義と分類（表1）

　炎症とは，生体組織に何らかの器質的変化をもたらす侵襲が加わった場合に，身体が自己の恒常性を維持するための生体防御反応と定義される．炎症の原因としては，物理的，化学的（感染），免疫学的（免疫反応）因子があげられる．炎症の5大徴候は，発赤rubor，発熱calor，腫脹tumor，疼痛dolor，機能障害dysfunctionである．炎症における生体反応は，①出現する炎症細胞，②反応形態の違いにより表1のように分類される．

II．感染症と炎症性変化

　外科的感染症には，感染症自体が治療すべき疾患である場合（腹膜炎，膿瘍など）と手術に関連した感染症（術後感染症）がある．微生物の体内侵入などの外的刺激により生体防御反応（炎症性変化）が起こり，病原体の排除へと進む．しかし，病原体を排除できない場合には感染症を発症する．炎症性変化のうち好中球を主体とする急性炎症では，細胞反応と血管反応により炎症反応が進行する．一方，慢性炎症では，潜在的な組織傷害，時に癌化を誘発することもある．

III．手術侵襲と生体反応（表2）

　侵襲とは，生体の恒常性を乱す刺激のことであり，外傷，熱傷，感染，手術などの外的要因のほかに，悪性腫瘍などの内的要因も含まれる．手術侵襲は，手術に伴う身体的・精神的な刺激のことであり，原疾患に対する術式・手術時間・出血量などによって侵襲の程度が大きく左右される．また，術後経過を病像の移り変わりによって4病期（相）に区分し，各病期における生体反応をまとめたものにMooreの分類がある．

　生体反応とは，侵襲に対し恒常性を維持しようと働く生体防御機能のことであり，生体が生き延びるために必要不可欠な反応である．外科的侵襲に伴い，サイトカイン，マクロファージなどのさまざまな物質が産生，活性化されるが，過度の外科的侵襲が加わると高度の炎症反応が惹起される．さらに術後合併症が発生した場合，炎症増悪に伴う免疫細胞の消耗により高度の免疫機能低下をきたしうるため，全身状態が不良な患者の手術を行う際は，厳重な手術適応決定と術後管理が重要である．

（簏　祥一）

表1　炎症における生体反応の分類

①炎症細胞の違いによる分類
　急性炎症：好中球主体
　慢性炎症：リンパ球，形質細胞，マクロファージ主体
②反応形態の違いによる分類
　漿液性炎　：漿液性滲出物．例：水疱，アレルギー性鼻炎など
　線維素性炎：線維素性滲出物．例：大葉性肺炎，線維素性心膜炎など
　化膿性炎　：膿，化膿性滲出物．例：虫垂炎，胆嚢炎など
　肉芽腫性炎：類上皮細胞，リンパ球などからなる肉芽腫形成．例：結核，サルコイドーシスなど

表2　手術侵襲からの修復過程（Mooreの分類）

相	状態	術後時期	生体反応の特徴/主な症状
第1相	異化期 （急性障害相）	術後2〜4日間	サードスペースへの水分貯留，循環血液量減少，尿量減少，高血糖，筋蛋白分解，脂肪分解，腸蠕動減弱，体重減少，疼痛，発熱
第2相	異化〜同化期 （転換相）	術後4〜7日間	内分泌反応正常化，サードスペースの水分の血管内移動（リフィリング），循環血液量増加，尿量増加，尿中窒素排泄量正常化，筋蛋白合成開始，食欲回復，腸蠕動再開，疼痛軽減 ＊手術侵襲が過大であれば，異化期は遷延し，同化期の発来は遅延する
第3相	同化期 （回復相）	術後7日〜数週間	創傷治癒機構促進，窒素バランス正常化，筋力回復，バイタルサイン安定，消化吸収機能正常化
第4相	脂肪蓄積期 （脂肪増加相）	数週間〜数ヵ月	脂肪組織修復（脂肪蓄積），筋肉再生，体重増加

1. 腫瘍 tumor
(1) がんの特徴
characteristics of cancer

Ⅰ．定義と分類

体内で無秩序に増殖する細胞集団を"がん（悪性腫瘍，悪性新生物）"とよぶ．

がんは上皮細胞に由来するがん腫 carcinomas，骨や筋肉などの非上皮細胞に由来する肉腫 sarcomas，血液系と免疫系細胞に由来する造血系腫瘍，神経系の細胞に由来する神経外胚葉性腫瘍に大きく分類される．

Ⅱ．発がん

細胞を増殖させるアクセルの役割をするがん遺伝子と細胞増殖を停止させるブレーキとして働くがん抑制遺伝子に複数の遺伝子変異が起こる．その結果，異常な蛋白質がつくられ，がんの発生，進行の原因となる（図1）．

変異の組み合わせによって正常細胞が次第に悪性化していく"多段階発がん"が提唱されている．

遺伝子変異が起こる原因として化学/放射性物質/生活習慣/ウイルス感染などの環境因子，特定遺伝子の先天的な欠失や変異などの遺伝的因子による家族性のがん症候群（表1）がある．

Ⅲ．増殖・浸潤・転移

がん細胞は細胞死の回避と増殖能の亢進によって，無制限に細胞分裂し増殖することが特徴である．がん発生臓器から周囲臓器，さらに遠隔臓器へ浸潤・転移することもがんの重要な特徴であり，転移の経路としては血行性，リンパ行性，播種性転移があげられる．

Ⅳ．再発

がんに対する基本的な根治治療は手術療法である．しかし，手術療法後に起こるがんの再燃をがん再発という．再発に対しては可能であれば再度手術療法による切除術を行い，切除不能な再発に対しては抗がん剤治療，放射線治療，これらの併用治療を行う．

Ⅴ．腫瘍死

がんによって下記の状態が引き起こされた結果として腫瘍死が起こる．
- 肺，肝臓などへの転移による臓器機能不全
- 腫瘍出血による循環不全
- 悪液質 cachexia* による栄養・代謝障害の進行

*悪液質 cachexia：食欲不振，持続的な体重減少，骨格筋の減少を主な特徴とした病態であり，がんだけでなく多くの慢性消耗性疾患の終末像として認められる．

（石本崇胤）

表1　家族性がん症候群の例

遺伝子名	家族性がん症候群	関連発生する主ながん
APC	家族性大腸腺腫症	大腸がん
RB	網膜芽細胞腫	網膜芽腫
TP53	リ・フラウメニ症候群	骨軟部肉腫ほか多くのがん
WT1	ウィルムス腫瘍	腎芽腫
VHL	フォン・ヒッペル-リンドウ症候群	腎細胞がん

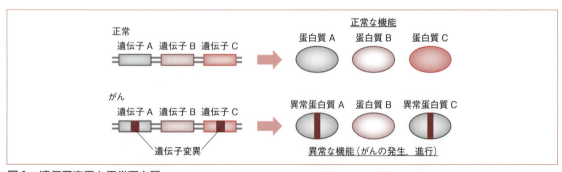

図1　遺伝子変異と異常蛋白質
遺伝子変異によってつくられる異常な蛋白質は，細胞の増殖，生存能を高めてがんを引き起こす．

1. 腫瘍 tumor
(2) がんの疫学
epidemiology of cancer

I. 臓器別死亡数

臓器別死亡数をみると肺がんが1位であり，胃がん，大腸がんと続いている（図1）．男性では，40歳以上で消化器がん（胃，大腸，肝臓）の死亡が多くを占めるが70歳以上ではその割合は減少し，肺がんと前立腺がんの割合が増加する．女性では，40歳代では乳がん，子宮がん，卵巣がんの死亡が多くを占めるが，高齢になるほどその割合は減少し，消化器がんと肺がんの割合が増加する．

II. 臓器別罹患数

罹患数では全体でみると胃がんが最も多く，次いで大腸がん，肺がんの順となっている．性別にみると男性では胃がんが最も多いのは変わらないが，肺がん，前立腺がんが続いている．女性では乳がんが1位で次いで胃がん，大腸がんとなっている．

III. 死亡率の推移

部位別の年齢調整死亡率*では胃がん，および子宮がんによる死亡が一貫して減少している一方，肺がんや大腸がんによる死亡は増加している．

*年齢調整死亡率：高齢化など年齢構成の変化の影響を取り除いた死亡率．

IV. がん検診

がん検診は現在，胃，大腸，肺，子宮，乳房を対象に行われており，がん対策推進基本計画に基づき，5年以内の受診率50％が目標として定められている．

V. 危険因子

すべてのがんに共通した危険因子として喫煙があげられる．最近の報告では加工肉，赤身肉がさまざまな種類のがんの危険因子であるといわれている．また肥満が結腸がん，子宮体がん，乳がんの危険因子として報告されている．臓器別に特徴的な危険因子としては，胃がんにおけるヘリコバクター・ピロリ感染や食塩の過剰摂取，食道がんにおけるフラッシャー*の飲酒，肝臓がんにおけるウイルス感染などがあげられる．

*フラッシャー：アルコール摂取により顔が紅潮する人．アルコール代謝の一部の酵素の活性が低いまたはなく，発がん物質であるアセトアルデヒドが蓄積する．

（泉　大輔）

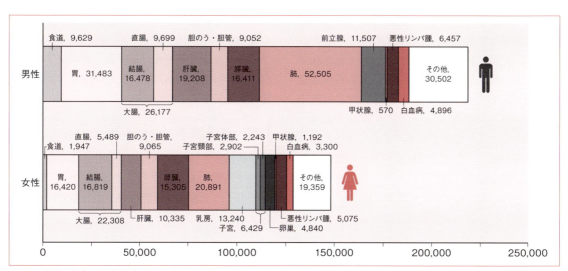

図1　部位別がん死亡数（2014年）
（国立がん研究センターがん対策情報センターホームページhttp://www.ganjoho.jp/reg-stat/statistics/stat/summary.htmlより抜粋）

1. 腫瘍 tumor
(3) がんの診断
diagnosis of cancer

Ⅰ. 細胞診と組織診 cytodiagnosis and histological diagnosis

病理診断とは標本を顕微鏡で観察し診断する検査法であり，細胞診・組織診は共に病理診断に含まれ，がんの診断において特に重要である（図1）.

細胞診とは，生体より細胞を採取・染色，顕微鏡によって観察する検査法である．喀痰・尿・胸水・腹水・胆汁が対象となるほか，子宮がんに対する擦過細胞診，乳がん・甲状腺がん・リンパ節腫大に対する穿刺吸引細胞診も行われる．組織診は，生検組織を観察する検査法であり，消化管内視鏡・気管支鏡などで行われる．細胞診は，検体採取が比較的容易で患者負担が少ないため，スクリーニング検査として適している．しかし，採取可能な検体量が少ないため，診断確定には生検による組織診が必要となる．

Ⅱ. 腫瘍マーカー tumor marker

腫瘍マーカーとはがんの産生する特徴的な物質をさし，主に血液中で測定可能である（時に組織，その他の体液でも測定する）（図1）．また，検体の病理組織標本を免疫染色し，腫瘍の確定病理診断や組織型の鑑別に用いられる．多くの腫瘍マーカーが臨床で使用され，その目的はがんの診断および動態把握にある．動態把握とは，手術・化学療法・放射線療法などの治療によりどの程度治療効果が得られたか，つまり治療効果判定を意味し，再発有無の評価にも用いられる．腫瘍マーカーは癌腫によってさまざまであり，適切に選択する必要がある．また，腫瘍マーカーの偽陽性を呈する疾患もある．腫瘍マーカーはあくまで多くの検査法の1つであり，それのみで診断・治療効果判定を行うことは避けるべきである．

Ⅲ. ステージ分類（病期分類） staging

ステージ分類はがんの進行度を分類したもので

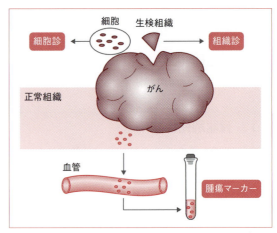

図1　細胞診・組織診，腫瘍マーカーのイメージ図

あり，適切な治療法の選択や予後予測や比較に用いられる．また，国内外の医療施設間の情報交換や経年的治療成績の比較，またがん研究にも用いられる．ステージ分類の判定基準は癌腫によって異なるが，同じ癌腫でも判定法はさまざまである．国際基準として，UICC TNM分類（Union for International Cancer Control-TNM Classification），AJCC（American Joint Committee on Cancer）分類が用いられる．一方，日本独自の分類法として癌取扱い規約があるが，近年は国際基準を取り入れた改訂が行われている．一般的に用いられるTNM分類は，原発腫瘍の拡がり（大きさ，深達度）（T：tumor），所属リンパ節転移の有無と拡がり（N：lymph node），遠隔転移の有無（M：metastasis）を評価し，判定する．治療前情報に基づく臨床分類（治療前臨床分類，clinical TNM）と，手術所見および病理所見を考慮した病理学的分類（術後病理組織学的分類，pathological TNM）の2通りが記録される．

Ⅳ. 予後因子 prognostic factor

予後因子とは，疾患の治癒もしくは再発などを予測する際に有用となるさまざまな因子であり，患者因子，治療因子，腫瘍因子など非常に多くが含まれる．

（小澄敬祐）

1. 腫瘍 tumor
(4) がんの治療
treatment of cancer

Ⅰ．がん治療の柱（図1）

がんの治療では，手術療法，放射線療法，薬物（抗がん剤）療法が3本柱である．最近では免疫療法と緩和療法も重要な柱となっている．

Ⅱ．臨床研究とエビデンス

がんに対する有望な新規治療法の候補が出てきた場合，その効果を科学的に検証するための臨床研究（治験・臨床試験）が実施される．その結果得られた「エビデンス」を基に実臨床における治療を組み立てていく．科学的なエビデンスを無視した治療行為は厳に慎むべきである．

Ⅲ．手術療法

固形がんにおいて，診断時に病巣の完全切除が可能と判断される場合には原則として手術療法の適応となる．手術療法の前後に放射線療法や薬物療法を加える場合もあり，それはがんの種類や進行度により判断する．このような根治的手術療法のほかに，腫瘍からの出血や疼痛緩和など，症状緩和目的で行われる手術療法もある．ただしそのような根治を目指さない手術療法の場合，その適応にはより慎重に吟味すべきである．

Ⅳ．放射線療法

手術療法と同じく照射部位にのみ治療効果を及ぼしうる局所療法である．放射線療法のみ，もしくは薬物療法と併用しての化学放射線療法で根治が得られる場合，手術の補助療法として行う場合，疼痛コントロールなど症状緩和目的の姑息的照射の場合，がある．手術療法よりは生体に対する侵襲が少ないが根治性では劣る．重粒子線や陽子線といった高い効果が期待されている放射線療法も広まりつつあるが，厳密な意味ではエビデンスに乏しい．

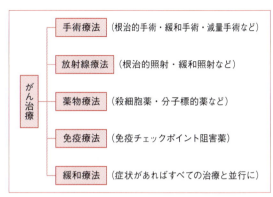

図1 がん治療の柱

Ⅴ．薬物療法

抗がん剤を投与することで全身のがん細胞増殖の抑制を目指す．全身療法だが進行・再発がんに対して根治を得られる可能性は低く，治療の主目的は延命である．歴史の長い殺細胞薬，近年開発と発展が目覚ましい分子標的薬がある．広義には次の免疫療法も薬物療法である．

Ⅵ．免疫療法

エビデンスが確立されつつあるのは，免疫チェックポイント阻害薬である．一般にがん細胞は，宿主のTリンパ球から認識され，T細胞が活性化されてがん細胞を駆逐することにより生体内での増殖が抑制されている．そのT細胞活性化を抑制するがん細胞が存在し，そのような細胞が増殖していくことになる．免疫チェックポイント阻害薬はそういった「がん細胞によるT細胞活性化の抑制」を遮断する抗体であり，T細胞ががんに対して抗腫瘍効果を発揮しやすくする．

免疫療法といった場合には樹状細胞療法，養子免疫療法，NK細胞療法なども含まれるが，それらの治療は有効とされるエビデンスにきわめて乏しいため現時点では行うべきではない．

Ⅶ．緩和療法

がんの進行に伴う症状を緩和する治療である．疼痛や倦怠感を緩和するオピオイド療法，精神的なサポート，症状緩和の目的で行う手術療法・放射線療法・薬物療法などがこれにあたる．がんと診断された時点から並行して行うべき治療である．

（陶山浩一）

2. 感染症 infection

Ⅰ．敗血症

敗血症とは，感染に対する制御不能な生体の反応により生命を脅かす臓器障害をきたした状態．放置すると敗血症性ショック*に進展し，死に至る．感染症が疑われ，SOFAスコア（表1）が2点以上増加した場合に敗血症と診断される．救急外来ではクイックSOFAスコア（qSOFAスコア）*が使用される．原因となる感染症は，肺炎や腹膜炎，胆道感染，カテーテル感染，尿路感染などで，原因菌としては黄色ブドウ球菌，大腸菌，肺炎桿菌，緑膿菌などが多い．

*敗血症性ショック：死亡率を上昇させるような重度の循環・細胞・代謝の異常を呈する状態．十分な輸液負荷を行ったにもかかわらず平均血圧65 mmHgを維持するために昇圧剤などが必要かつ血清乳酸値が2 mmol/L（18 mg/dL）を超える場合．

*qSOFAスコア：以下の3項目のうち2項目以上を満たすもの．意識障害（GCS 15点未満），収縮期血圧100 mmHg以下，呼吸数22回/分以上．

Ⅱ．日和見感染

健康な人であれば発症しないような常在菌や弱毒など菌により免疫力の低下した人に発症する感染症である．免疫力の低下により易感染性となった人のことを易感染宿主compromised hostという．

免疫力の低下は，先天的な免疫不全症のほかに血液疾患，HIV感染，悪性腫瘍，糖尿病などの疾患，免疫抑制薬やステロイド，化学療法剤など薬物によるもの，高齢者，熱傷や大きな手術を受けた患者に起こる．

Ⅲ．院内感染

病院や医療機関内で新たに細菌やウイルスなどの病原体に感染すること．病院外での感染は「市中感染」という．集団感染のリスクが高く，易感染宿主が発症した場合や薬剤耐性菌による感染の場合などは治療が難しい．

Ⅳ．全身性炎症反応症候群（systematic inflammatory response syndrome：SIRS）（表2）

侵襲に対応して免疫細胞が血中に放出した大量の炎症性サイトカインによる全身性の急性炎症反応．SIRSを誘発しうる侵襲としては細菌感染や外傷，外科手術，熱傷，膵炎などがあげられる．SIRSが重症化，遷延化することにより臓器障害の原因となる．

（白下英史）

表2　SIRSの診断基準

①体温　＞38℃　または　＜36℃
②脈拍　＞90/分
③呼吸数　＞20/分　またはPaCO₂＜32 torr
④白血球　＞12,000/μL　または　＜4,000/μL
　　（または幼若顆粒球　＞10%）
のうち2つ以上を満たす場合

表1　Sequential Organ Failure Assessment（SOFA）スコア

	0点	1点	2点	3点	4点
呼吸器　PaO_2/FiO_2	≧400	＜400	＜300	＜200＋呼吸補助	＜100＋呼吸補助
凝固系　血小板数（×10³/μL）	≧150	＜150	＜100	＜50	＜20
肝　総ビリルビン（mg/dL）	＜1.2	1.2〜1.9	2.0〜5.9	6.0〜11.9	≧12
心血管系　低血圧	なし	平均動脈圧＜70 mmHg	ドパミン≦5γあるいはドブタミン投与（投与量を問わない）	ドパミン＞5γあるいはアドレナリン≦0.1γあるいはノルアドレナリン≦0.1γ	ドパミン＞15γあるいはアドレナリン＞0.1γあるいはノルアドレナリン＞0.1γ
中枢神経　Glasgow Coma Scale（GCS）	15	13〜14	10〜12	6〜9	＜6
腎　クレアチニン（mg/dL）または尿量	＜1.2	1.2〜1.9	2.0〜3.4	3.5〜4.9 または ＜500 mL/日	＞5.0 または ＜200 mL/日

(Singer M, et al. JAMA 2016；315：801-810から邦訳引用)

3. アレルギー　allergy

I. 定義

アレルギーとは，免疫反応が特定の抗原に対して過剰あるいは異常に起こることにより全身あるいは局所に障害が及ぶ状態．アレルギーを引き起こす抗原をアレルゲンとよぶ．

II. 分類

アレルギーはI〜Ⅳ型の4つの型に分類されている（Gell & Coombs分類）（表1）．

I型アレルギーはIgE抗体により惹起される即時型反応，II型アレルギーは抗体による細胞障害型反応，III型アレルギーは免疫複合体による組織障害，IV型アレルギーは細胞性免疫の関与する遅延型反応である．

III. 病態（図1）

① I型アレルギー

生体がアレルゲンに曝露されるとIgE抗体が産生される．このIgE抗体は肥満細胞および好塩基球の細胞表面のFcεレセプターに結合する．アレルゲンが再び生体に侵入し細胞表面のIgE抗体に結合すると肥満細胞や好塩基球の脱顆粒が起こり，ヒスタミンやロイコトリエンなどの化学伝達物質が放出され，平滑筋収縮や血管透過性亢進が起こりアレルギー症状が誘発される．

薬物アレルギーやハチ刺傷では，時に全身性反応によりショック（アナフィラキシーショック*）を起こす．

*アナフィラキシーショック：I型アレルギー反応により，短時間のうちに粘膜浮腫，気管支攣縮，血圧低下などの重篤な症状をきたし急性の呼吸・循環不全に至るもの．

② II型アレルギー

細胞膜上の抗原に対するIgG抗体が産生され，この抗体が細胞膜上の抗原と結合する．これに補体が結合し補体が活性化され，細胞溶解反応を起こす．また補体受容体を介した貪食細胞による細胞貪食およびキラー細胞による細胞障害が生じる．

③ III型アレルギー

抗原と抗体が結合した免疫複合体（immune complex：IC）が過剰に形成され，組織に沈着するとともにこれに補体が結合して補体が活性化される．これによりアナフィラトキシン*が産生され，ヒスタミンの放出が起こり，組織への白血球の浸潤，組織の破壊が起こる．

*アナフィラトキシン：補体の活性化により生成されるC3a，C5aなどのことをいう．肥満細胞や好塩基球を活性化しヒスタミンを遊離させる作用や白血球に対する遊走能をもつ．

④ IV型アレルギー

T細胞が抗原を認識し活性化し，サイトカインを放出して組織障害を起こす．このうちインターロイキンγやインターロイキン12はマクロファージを活性化する．

表1　アレルギー反応の分類（Gell & Coombs分類）

アレルギー型	I型	II型	III型	IV型
	即時型	細胞障害型	免疫複合体型	遅延型
反応時間	15〜30分	数分〜数時間	3〜8時間	24〜72時間
関与する細胞	肥満細胞 好塩基球	マクロファージ 好中球 キラー細胞	好中球 マクロファージ	Th1細胞 マクロファージ
抗体	IgE	IgG，IgM	IgG，IgM，IgA	なし
補体	関与なし	関与あり	関与あり	関与なし
関連疾患	アナフィラキシー 蕁麻疹 気管支喘息 花粉症	血液型不適合輸血 溶血性貧血 特発性血小板減少症 Goodpasture症候群	ループス腎炎 急性糸球体腎炎 多発動脈炎 血清病	ツベルクリン反応 接触性皮膚炎 移植片拒絶反応 結核 サルコイドーシス

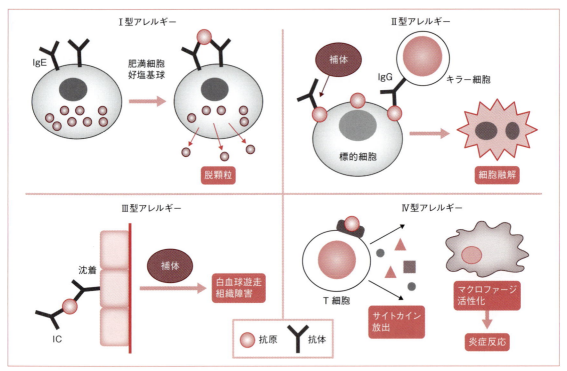

図1　アレルギーの病態

IV．治療

① 原因物質，薬物の除去．
② アナフィラキシーショックに対しては，呼吸，循環動態を把握し，気道と輸液ルートの確保と同時にアドレナリン（エピペン®）の皮下注，輸液，ステロイド投与を行う．
③ 薬物治療：抗ヒスタミン薬（H_1受容体拮抗薬）や，抗アレルギー薬，ステロイドの投与を行う．
④ 減感作療法：希釈したアレルゲンを少量ずつ皮下注または舌下にて投与することにより過剰な反応を抑制する．

(白下英史)

4. ショック　shock

I. 定義

急性循環不全によって重要臓器が機能不全に陥った状態.

II. 分類 (表1)

原因別には，出血性ショックhemorrhagic shock，心原性ショックcardiogenic shock，敗血症性ショックseptic shock，神経原性ショックneurogenic shock，アナフィラキシーショックanaphylactic shock. 病態別には，心原性ショックcardiogenic shock，循環血液量減少性ショックhypovolemic shock，閉塞性 (拘束性) ショックobstructive shock，血液分布異常性 (不均衡性) ショックdistributive shockに分けられる.

III. 病態

ショックの基準は「収縮期血圧<90 mmHg」や「通常血圧より40 mmHg低下」. 交感神経緊張で頻脈・低血圧・顔面蒼白・皮膚冷感・冷汗，臓器不全で意識障害や尿量減少を生じる.

① 心原性ショック

心臓の異常で心拍出量が低下する. 肺動脈カテーテル (Swan-Ganz) では「心係数 (cardiac index : CI) <2.2 L/分/m^2」，心エコーでは「駆出率 (ejection fraction : EF) <40%」.

② 循環血液量減少性ショック (表2)

出血や脱水で循環血液量が減少する. 出血性ショックはバイタルサインから出血量を推定できる.

③ 閉塞性ショック

心臓の拡張障害や肺動脈の閉塞がある. 心タンポナーデ・緊張性気胸・肺動脈閉塞は事故死や突然死の原因になる.

④ 血液分布異常性ショック

末梢血管の拡張で血液循環が低下する. 敗血症性ショックは温かいショック (warm shock)，アナフィラキシーショックは即時型アレルギーである.

IV. 治療

心原性ショックは利尿薬やカテコラミン. 重症例では循環補助装置 (IABP*やPCPS*). 循環血液量減少性ショックは輸液や輸血. 閉塞性ショックは胸腔ドレナージや心囊ドレナージ. 敗血症性ショックは輸液やドパミン投与. アナフィラキシーショックはアドレナリン (エピペン®) やドパミン投与. 副腎不全はコルチゾール投与や輸液を行う.

* **IABP** : 大動脈内バルーンパンピング (ポンプ) intra-aortic balloon pumping
* **PCPS** : 経皮的心肺補助装置 percutaneous cardiopulmonary support

(赤木智徳)

表1　病態からみたショックの分類

心原性ショック
心臓の機能低下によるショック
心不全 (心筋症・弁膜症), 心筋梗塞, 重症不整脈
循環血液量減少性ショック
循環血液量の減少によるショック
出血, 脱水, 熱傷, 腹膜炎, 腸閉塞, 急性膵炎
閉塞性ショック
心臓への血流遮断によるショック
心タンポナーデ, 緊張性気胸, 肺塞栓症
血液分布異常性ショック
末梢血管の拡張によるショック
敗血症, 脊髄損傷, アナフィラキシー

表2　出血量からみたショックの症候

	Class 1	Class 2	Class 3	Class 4
出血量	750 mL以下	750〜1,500 mL	1,500〜2,000 mL	2,000 mL以上
出血量	15%以下	15〜30%	30〜40%	40%以上
脈拍	100回/分以下	100回/分以上	120回/分以上	140回/分以上または徐脈
血圧	不変	収縮期血圧不変 拡張期血圧↑↑	収縮期↓↓ 拡張期↓↓	収縮期↓↓ 拡張期↓↓
脈圧	不変または上昇	低下	低下	低下
呼吸数	14〜20回/分	20〜30回/分	30〜40回/分	40回/分以上か無呼吸
意識レベル	軽度不安	不安	不安, 不穏	不穏, 無気力

5. 加齢と老化　aging

老化（aging）とは，加齢に伴う生理機能の減退，つまり，生態の恒常性（ホメオスターシス）維持能力が減退し，ついには崩壊してしまう一連の過程である．

Ⅰ．加齢に伴う臓器の変化

加齢に伴い，個々の細胞や臓器の変化が起こり体が変化していく．表1に加齢に伴う臓器の変化を示す．

Ⅱ．総合機能評価（comprehensive geriatric assessment：CGA）

高齢者を包括的に評価する指標．生命予後や機能予後を改善するための評価手技である．疾患評価だけでなく，日常生活の自立，活動度，認知機能，気分などの項目を評価することで個人の生活・個別性を重視した医療・ケアを選択する方法．簡易項目として（表2）の7項目がある．

Ⅲ．老年症候群

高齢者に多くみられ，医療だけでなく，介護・看護のケアが同時に必要な症状・所見の総称．上記加齢に伴う臓器変化から起こるもので，転倒，低栄養，誤嚥，息切れ，言語障害，骨粗鬆症，便秘，（腎機能低下に伴う）薬物中毒，浮腫，夜間頻尿，骨折，認知症などを示す．高齢者は加齢に伴い多疾患を有するため，多種類の老年症候群を同時に有することとなる．高齢者人口の増加に伴い，これらの症状を訴える患者が増加しており，予防・治療に積極的に取り組む医療機関や介護施設が増えてきている．

（赤木智徳）

表1　加齢に伴う臓器の変化

中枢神経系	・認知機能の低下 ・基礎体温の低下，視床下部体温中枢の反応低下 ・視力低下 ・自律神経系機能低下
呼吸器・循環器系	・気道線毛細胞の機能低下 ・嚥下反射・咳反射低下 ・末梢血管抵抗の増大に伴う収縮期血圧の上昇 ・心筋コンプライアンスの低下（左室拡張能の低下） ・心拍数上昇への反応低下 ・血管壁の脆弱化・硬化
消化器系	・腸蠕動の低下，便秘傾向 ・糖代謝能の低下
運動器系	・視野障害 ・筋肉量の減少
腎機能	・糸球体濾過値（GFR）の低下 ・排尿障害・尿濃縮力の低下

表2　CGA　7項目

①意欲（vitality index 1）	外来または診察時や訪問時に，被験者の挨拶を待つ	自分から進んで挨拶をする＝○　返事はするまたは反応なし＝×
②認知機能　復唱	これから言う言葉を繰り返してください．またあとで聞きますから覚えておいてください：桜　猫　電車	全部可能＝○　不完全＝×　不完全ならば認知機能⑤は省略
③手段的ADL 交通機関の利用	外来の場合「ここへどうやって来ましたか」，それ以外の場合「普段一駅離れた町へどうやって行きますか」	自分でバス，電車，タクシー，自家用車を使って旅行＝○　付き添いが必要＝×
④基本的ADL　入浴	お風呂は1人で入って，洗うのも手助けはいりませんか？	自立＝○　部分介助または全介助＝×
⑤認知機能　遅延再生	先程覚えていただいた言葉を言ってください	ヒントなしで全部可能＝○ 上記以外＝×
⑥基本的ADL　排泄	漏らすことはありませんか？　トイレに行けないときは，尿瓶は自分で使えますか？	失禁なし，集尿器自立＝○ 上記以外＝×
⑦情緒（GDS1）	自分が無力だと思いますか？	いいえ＝○　はい＝×

あくまでもスクリーニングであり，異常が出た場合は二次検査項目へ移る．

6. 人の死 human death

Ⅰ．死の概念と定義

死は，個体の生命活動が不可逆的・永久的に停止した状態である．臨床的には，医師により，①呼吸の停止，②心拍動の停止，③瞳孔散大・対光反射の消失（脳機能の停止）をもって判定される．これら3つを死の3徴候とよぶ．なお，個体の死後数時間は細胞機能が残存し，消化管腸管蠕動や腺上皮の線毛運動，筋の刺激反応性，精子の運動性，白血球の運動性などの超生反応がみられる．

Ⅱ．植物状態と脳死

脳機能は大きく大脳，小脳，脳幹部に分かれる．大脳は運動や知覚，感情，記憶といった高次機能を，小脳は運動調整機能を，脳幹は呼吸や循環，体温調整といった生命活動の維持に必要な機能を担う．

植物状態は大脳による高次機能の全部あるいは一部が失われているが，脳幹機能は保たれた状態である．一方，脳死は大脳，小脳，脳幹機能のすべてが不可逆的に失われた状態（いわゆる全脳死）である．脳死判定は脳死判定基準（表1）に則り，2名以上の判定医によって行われる．

Ⅲ．突然死

内因性急死ともよばれ，内因性疾患に起因する24時間以内の急死である．原因の多くは虚血性心疾患，脳血管疾患，大血管疾患である（表2）．

Ⅳ．尊厳死と安楽死

尊厳死とは，回復の見込みのない末期状態にある患者自らの意思により延命治療を行わず，人間としての尊厳を保ちながら，自然経過で死を迎えることである．安楽死とは，末期状態の患者の精神的・身体的苦痛を取り除く目的で，医師が患者を死に至らせることである．その手段により以下に分類される．

① 消極的安楽死

延命治療を中止し，自然死を迎えること．

② 間接的安楽死

苦痛を取り除くための処置が死期を早める場合．

③ 積極的安楽死

苦痛を取り除くために，直接的に死に至らしめること．わが国で過去に容認された事例はない．

> **note** リビングウィル：末期医療に対する本人の意思を，あらかじめ書面で記しておくこと．

表1 脳死判定基準

① 深昏睡
② 瞳孔の散大・固定
③ 脳幹反射の消失
　　対光反射，角膜反射，毛様脊髄反射，眼球頭反射，
　　前庭反射，咽頭反射，咳反射
④ 脳波活動の消失（平坦脳波）
⑤ 自発呼吸の消失
⑥ 6時間以上経過後に再判定
　　※6歳未満は24時間以上

表2 突然死の主な原因疾患

① 心血管疾患
　　虚血性心疾患，致死性不整脈，大動脈解離，
　　大動脈瘤破裂，弁膜症，心筋症，肺塞栓
② 脳血管疾患
　　脳出血，くも膜下出血
③ 呼吸器疾患
　　気管支肺炎，間質性肺炎，気管支喘息発作
④ 消化器疾患
　　肝硬変，消化管出血（消化性潰瘍・食道静脈瘤），
　　絞扼性イレウス
⑤ その他
　　悪性腫瘍，異所性妊娠破裂，乳幼児突然死症候群※，
　　糖尿病性ケトアシドーシス

※乳幼児突然死症候群（sudden infant death syndrome：SIDS）：死亡状況調査や解剖によっても原因が不明の突然死．6,000～7,000人に1人に発生．原則1歳未満で，生後2～6ヵ月に多い．

（髙山洋臣）

1. 薬物治療
(1) 中枢神経　central nerve

I. 定義

中枢神経に働きかけ精神に作用する薬剤を総称して「向精神薬」とよぶ．

II. 分類

抗うつ薬，抗不安薬，睡眠薬，抗精神病薬，精神安定薬，抗てんかん薬，全身麻酔薬，抗認知症薬，抗パーキンソン病薬，精神刺激薬などがある．外科と関連の多い薬剤について説明する．

III. 抗不安薬

ベンゾジアゼピン系抗不安薬が普及している．治療法や予後に対する不安を訴える患者に処方される．抗不安作用の強度と作用時間で使用薬剤を選択する．抗不安作用以外にも筋弛緩作用，催眠作用，抗けいれん作用などもあり，睡眠薬としても使用される．長期連用にて，耐性，依存性といった問題が生じる．

IV. 睡眠薬

睡眠障害の種類（入眠障害，中途覚醒，早朝覚醒）と作用時間を考慮して薬剤を選択する．作用持続時間および代表的薬剤を表1に示す．副作用（持ち越し効果，記憶障害，筋弛緩作用，反跳性不眠，奇異反応など）に注意する必要がある．

V. 抗うつ薬

抗うつ薬は脳内の神経伝達系（セロトニン，ノルアドレナリン系）に作用する．その化学構造，作用機序によって，三環系，四環系，選択的セロトニン再取り込み阻害薬（selective serotonin reuptake inhibitor：SSRI），セロトニン・ノルアドレナリン再取り込み阻害薬（serotonin noradrenaline reuptake inhibitor：SNRI），ノルアドレナリン作動性・特異的セロトニン作動性抗うつ薬（noradrenargic and specific serotonergic antidepressant：NaSSA）に分類される．副作用として口渇感，便秘，排尿障害，眠気，頭痛などに注意する必要がある．時として外科領域においても癌の告知などからうつ症状を呈することがあるため，薬剤の特性を知っておく必要がある．

VI. 抗けいれん薬

てんかんの既往があり，抗けいれん薬を内服している症例に対して消化管手術を行い，経口摂取が困難となる場合もある．その際には代替薬として静注薬を使用することがある．作用機序は神経伝達に関与するNaチャネルやCaチャネルの抑制である．バルビツール酸系，ヒダントイン系，ベンゾジアゼピン系，サクシミド系，スルフォンアミド系，ベンズイソキサゾール系，分子脂肪酸系，イミノスチルベン系などがある．

VII. 全身麻酔薬

吸入麻酔薬と静脈麻酔薬に大別され，吸入麻酔薬は亜酸化窒素（笑気），イソフルラン，セボフルラン，静脈麻酔薬はチオペンタール，プロポフォール，ミダゾラム，ケタミンが用いられる．外科医が直接全身麻酔に関与することはまれであるが，術中には麻酔科医と連携を取り手術を遂行する必要がある．

（坂本快郎）

表1　睡眠薬の作用持続時間および代表的薬剤

分類	薬剤名（商品名）	最高血中濃度到達時間（時）	血中半減期（時）
超短時間作用型	ゾルピデム（マイスリー）	0.8	2.3
	トリアゾラム（ハルシオン）	1.2	2.9
	ゾピクロン（アモバン）	0.8	3.9
	エスゾピクロン（ルネスタ）	1.5	5
短時間作用型	エチゾラム（デパス）	3.3	6.3
	リルマザホン（リスミー）	3	10.5
	ブロチゾラム（レンドルミン）	1.5	7
中間作用型	フルニトラゼパム（サイレース）	1〜2	15
	ニトラゼパム（ネルボン）	2	21〜25
長時間作用型	クアゼパム（ドラール）	3〜4	37
	フルラゼパム（ダルメート）	1〜8	65
	ハロキサゾラム（ソメリン）	2〜4	42

1. 薬物治療
(2) 自律神経
autonomic nervous system

Ⅰ. 定義

自律神経は内臓機能を司る神経系の一部で交感神経と副交感神経があり，血圧，消化管運動，分泌，排尿，発汗・体温調節などを調節する．随意神経系である体性神経系とは区別する．

Ⅱ. 分類 (表1)

① 交感神経

節前ニューロンは胸髄および腰髄に存在する．神経伝達物質として節前線維末端からはアセチルコリンが，節後線維末端からはノルアドレナリンが放出される．内臓平滑筋および消化腺と気管支腺は抑制に，その他はすべて興奮的に働く．

② 副交感神経

節前ニューロンは脳幹および仙髄に起源する．節前線維・節後線維ともに末端部から神経伝達物質としてアセチルコリンを放出する．副交感神経は交感神経と拮抗的に作用する．

③ 副腎髄質

副腎髄質は交換神経節の一種であり，アドレナリン，ノルアドレナリン，ドパミンが分泌される．これらは神経伝達物質と異なりホルモンとして分泌され，血液を介してα，β受容体に作用する．

Ⅲ. 生理

神経伝達物質の受容体にはアドレナリン受容体のサブタイプとしてα受容体，β受容体が，アセチルコリン受容体のサブタイプとしてムスカリン受容体，ニコチン受容体がある．

① アドレナリン受容体

- α_1受容体：主に血管平滑筋細胞に分布し，血管収縮作用により末梢血管抵抗を増大させるのが主な作用である．心臓への影響は心拍数の増加を伴わず，心収縮力を増加させる．腎臓の近位尿細管細胞ではナトリウムや水分の再吸収を促進して循環血液量を増加させる．

表1　自律神経の各臓器での働き

	交感神経刺激	副交感神経刺激
瞳孔	散瞳（瞳孔散大筋収縮）	縮瞳（瞳孔括約筋収縮）
気管	弛緩	収縮
心臓	心拍数増加	心拍数減少
	収縮力増強	収縮力減少
消化管	蠕動運動・緊張低下	蠕動運動・緊張増加
	括約筋収縮	括約筋弛緩
胆嚢・胆管	弛緩	収縮
膀胱	排尿筋弛緩	排尿筋収縮
	膀胱三角収縮	膀胱三角弛緩
男性生殖器	射精刺激	勃起刺激
血管	収縮（皮膚，内臓）	
発汗	大量発汗	手掌発汗
副腎髄質分泌	増加	

- α_2受容体：末梢血管収縮．
- β_1受容体：心臓に最も多く存在し，心拍数と心収縮力の増加を調節している．
- β_2受容体：血管平滑筋に主に発現しており，β_2刺激により血管拡張を引き起こす．気管支拡張，腎血管拡張．

② アセチルコリン受容体

- ニコチン受容体：中枢神経系，副腎髄質，自律神経節，神経筋接合部に存在．
- ムスカリン受容体：末梢神経系の神経節，心臓，平滑筋，脳，外分泌腺などの自律神経系の効果器官に存在．

Ⅳ. 治療薬

① アドレナリン薬

平均血圧60 mmHg以下または収縮期血圧がベースラインよりも30 mmHg減少した場合に用いられる．ショックの原因疾患の治療を優先させるとともに，患者の全身状態が改善するまで必要最小限の投与量で用いる．時間的な余裕があれば，適切な血管内ボリュームの充足が昇圧薬の導入の前に望まれる．薬剤投与経路としては中心静脈カテーテルが望ましく，薬剤の第一選択薬は患者のショックの原因に基づき決定する．投与量は尿量や精神状態などから把握される適切な血圧や臓器灌流が得られるまで増加させる．薬剤耐性が認められるため，投与量の調節が必要である．合

併症として，四肢・腸間膜・腎の低灌流，不整脈，心筋虚血，血管外漏出による皮膚壊死，高血糖などがある．

- アドレナリン：強いβ_1作用（心拍数増加，平滑筋弛緩作用），中等度のα作用（血管収縮作用など）をもつ．
- ノルアドレナリン：$\alpha\beta$両方の刺激作用があり，末梢血管収縮作用をもつ．
- ドパミン：用量依存性で，低用量ではβ作用，高用量ではα作用をもつ．
    - 1〜3γ：ドパミン受容体による腎血流および腸血流の増加．
    - 3〜10γ：β受容体による心拍数・収縮力・心拍出量の増加．体血管抵抗の低下
    - >10：α受容体による体肺血管抵抗増大．腎血流量減少．心拍数増加．しかし，後負荷増大により心拍出量は低下．
- ドブタミン：β_1作用を主にもち，心拍数や血圧にはあまり影響せずに心拍出量を増加させる．肥大型閉塞性心筋症への使用は禁忌（左室からの血液流出路の閉塞が増強され，症状を悪化させるおそれがある）．
- イソプロテレノール：β_1，β_2受容体刺激薬．α作用はないのが特徴．

② 抗利尿ホルモン

- バゾプレッシン：カテコラミンとは異なる機序で末梢血管収縮作用により昇圧をもたらす．敗血症性ショック時に，ノルアドレナリンに追加する第二選択薬として効果的である．

③ 抗アドレナリン薬

受容体遮断薬は，アドレナリン作動性神経-効果器接合部の受容体に作用し，交感神経興奮の伝達を遮断するので，交感神経刺激による効果，直接型および間接型の交感神経興奮薬の作用をすべて遮断する．

- α遮断薬：降圧薬，頭痛薬，前立腺肥大症治療薬などの薬剤がある．
- β遮断薬：降圧薬，抗不整脈薬，労作性狭心症などの薬剤がある．

④ コリン作動薬

直接型とコリンエステラーゼを阻害して間接的に作動する薬剤があり，副交感神経に対する効果を強める．麻酔後の筋弛緩や腸管麻痺・胃拡張，低緊張性膀胱，口渇に対する薬剤である．

⑤ 抗コリン薬

ムスカリン受容体を遮断する薬剤で，消化管の蠕動亢進に伴う腹痛・下痢や気管支喘息，早産（子宮筋弛緩），頻尿，パーキンソン病に対する薬剤である．

（宮本裕士）

文献

1) Hall JE. Guyton and Hall Textbook of Medical Physiology. Chapter 61. 2015；Elsevier Saunders, 773-785.

1. 薬物治療
(3) 循環器　circulatory system

I. 強心薬

外科領域ではショック患者などの血圧維持を目的としてカテコラミン製剤がよく用いられる．ドブタミンは$β_1$受容体への選択性が高く，$5γ$程度までの低用量では末梢血管の拡張作用を示し，左室の収縮を増強する一方，後負荷を減らし，心筋酸素需要をあまり増加させない利点がある．一般に$2γ$程度の少量から開始する．ドパミン製剤は心筋の交感神経終末からのノルアドレナリン遊離を促し，間接的に$β_1$受容体を刺激して昇圧効果を示す．高用量では$α_1$受容体を介して末梢動脈を収縮させる．

II. 抗不整脈薬

一般に胸部外科手術後は心房細動（atrial fibrillation：AF）が比較的起きやすい．術後AFの予防にはβ遮断薬，アミオダロン（アンカロン®），マグネシウム製剤，スタチンなどが用いられるが，ステロイドや非ステロイド性抗炎症薬（non-steroidal anti-inflammatory drugs：NSAIDs）が術後AF予防に有効であるとする報告もある．AFの薬物治療においては，心拍数調節を目的としてβ遮断薬，非ジヒドロピリジン系Ca拮抗薬，ジゴキシン（ジゴシン®），アミオダロン，ランジオロール（オノアクト®），カルベジロール（アーチスト®），ビソプロロール（メインテート®）が使用される．洞調律化にはフレカイニド（タンボコール®）などが用いられる．

III. 降圧薬

高血圧を有する患者の手術に際しては，降圧薬は手術当日まで服用させるのが原則であり，術後もできるだけ早期に再開する．特にβ遮断薬は中断すると離脱症候群withdrawal syndromeにより狭心症の悪化や急激な血圧上昇が起こる危険性があるため，できる限り継続する．ただし，アンジオテンシン変換酵素（angiotensin converting enzyme：ACE）阻害薬やアンジオテンシンII受容体遮断薬（angiotensin II receptor blocker：ARB）は血圧低下や腎機能低下の原因となる可能性があるため，術前は中止することを基本とし，症例の病態とリスクに応じて個別に投与継続の可否を検討する．手術中の血圧上昇に対してはCa拮抗薬，ニトログリセリン，ニトロプルシド（ニトプロ®）などの経静脈投与を行う．術後の高血圧に対してニフェジピン（アダラート®）カプセルの内容液のみを投与する方法が過去に頻用されたが，降圧効果の調節ができず危険であるため現在では禁忌である．

IV. 利尿薬

手術中あるいは術後管理においてはループ利尿薬が頻用される．強力な利尿作用があり，脱水と低カリウム血症に注意が必要である．特に術後の乏尿期には水分出納と血管内volumeを十分に評価したうえで使用すべきであり，安易な使用は控える．利尿薬の術前休薬については患者の病態に応じて個別に判断する．

V. 高脂血症治療薬

スタチンは術後AFの予防効果（前述）のほか，心臓手術・非心臓手術のいずれにおいても術後合併症を予防する効果が認められたとの報告がある．また，スタチンは大腸癌の死亡リスクを下げる可能性があることも報告されており，今後のさらなる検討が待たれる．ニコチン酸系の高脂血症治療薬であるニコモール（コレキサミン®）およびニセリトロール（ペリシット®）は血小板のトロンボキサン（thromboxane：TX）A_2生合成を抑制することで血小板凝集抑制作用を示すので，出血リスクのある手術では前日から中止する．

（辛島龍一）

1. 薬物治療
(4) 呼吸器　respiratory tract

I. 吸入ステロイド薬

喘息では吸入ステロイド薬治療によって炎症の改善と並行して呼吸機能，臨床症状，気道過敏性の改善が得られることも数多くの研究で証明されている．単剤のものとしてはベクロメタゾン（キュバール®），フルチカゾン（フルタイド®），ブデソニド（パルミコート®）など．

II. 気管支拡張薬

① 短時間作用型 β_2 刺激薬 (short-acting β_2 agonists：SABA)

プロカテロール（メプチン®），サルブタモール（ベネトリン®，サルタノール®）などはネブライザーや加圧噴霧式定量吸入器で喘息の発作時に用いられる．

② 長時間作用型 β_2 刺激薬 (long-acting β_2 agonists：LABA)

吸入用 β_2 刺激薬のうち気管支拡張作用の効果が12時間を超えるもの．吸入ステロイド薬との配合剤として用いられ，サルメテロールは単剤としてセレベント®，フルチカゾン，プロピオン酸エステルとの配合剤としてアドエア®，ホルモテロールはブデソニドと配合されシムビコート®として，中等症以上の喘息に対する中心的なコントローラーとして位置づけられている．またツロブテロールの貼付製剤（ホクナリン®テープ）や，クレンブテロールの経口剤（スピロペント®）なども広く用いられている．近年，気管支拡張作用の持続が24時間と長い超長時間作用型 β_2 刺激薬（ultra-LABA）が開発されており，インダカテロール（オンブレス®）はCOPDの治療薬として，ビランテロールと吸入ステロイド薬フルチカゾンとの合剤レルベア®は中等症以上の持続型喘息に用いられる．

③ テオフィリン

喘息の中発作以上では，アミノフィリン（ネオフィリン®）250 mgを5～10分かけて点滴静注する．小児へは0.8 mg/kg/時で点滴静注する．テオフィリンの徐放性製剤（テオドール®など）は，長時間持続する気管支拡張効果に加え，気道の抗炎症効果をもつ．有効安全域が狭く，血中濃度が上がりすぎると頭痛，嘔気などが現れる．近年使用の機会は減少しており，吸入ステロイドとの併用で用いられることもある．

④ 抗コリン薬

吸入抗コリン薬であるチオトロピウム（スピリーバ®）は主にCOPDの治療に用いられるが，中等症持続型～重症持続型の喘息患者にも用いられる．

長時間作用性抗コリン薬 (long-acting muscarinic antagonist：LAMA) とLABAの合剤（ウルティブロ®など）は重症以上のCOPDに用いられる．

III. 鎮咳薬

① コデイン

コデインは麻薬性鎮咳薬で，延髄の咳中枢を抑制する．鎮痛や気道分泌抑制作用もあり，依存性，精神症状，麻痺性イレウスに注意が必要．

② 非麻薬性鎮咳薬

デキストロメトルファン（メジコン®），ノスカピン（ナルコチン），ジメモルファン（アストミン®），チペピジン（アスベリン®）などは咳中枢に直接作用する鎮咳薬で，眠気や消化器症状（吐き気，食欲不振）などの副作用がある．

IV. 去痰薬

① 気道粘液溶解薬

ブロムヘキシン（ビソルボン®）は，気道粘液分泌促進作用，痰の溶解作用，肺表面活性物質（肺サーファクタント）の分泌促進などを介して，粘液の粘性を低下させる．カルボシステイン（ムコダイン®）は粘液のムコ蛋白質のS-S結合を切断することで粘液の粘度を低下させる．

② 気道粘膜潤滑薬

アンブロキソール（ムコソルバン®）など．ブロムヘキシンの活性代謝物，肺表面活性物質（肺サーファクタント）の分泌促進が主な作用．

（池田公英）

1. 薬物治療
(5) 消化器　alimentary system

Ⅰ．はじめに

腹痛，嘔吐，下痢，便秘などは外来患者に多くみられる症状であり，これらの診療・治療は一般診療の基本となり，医師に必須の知識である．

Ⅱ．分類(表1)

各種薬剤の作用機序を含めて理解し，症状・原因疾患に基づいて使用することで患者の訴えに沿った診療・治療が可能となる．

Ⅲ．薬剤の作用機序

薬剤の作用機序を表1に準じて説明する．

① 酸分泌抑制薬
- プロトンポンプ阻害薬：胃酸を分泌する胃底腺の壁細胞のプロトンポンプに結合し，胃酸分泌を抑制する．
- ヒスタミンH_2受容体阻害薬：壁細胞のH_2受容体に結合し，胃酸分泌を促すヒスタミンの結合を可逆的に抑制する．

② 粘膜防御因子増強薬
さまざまな薬剤があり，胃粘膜防御を増強させる作用をもつ．

③ プロスタグランジン製剤
NSAIDsによる消化性潰瘍の予防への有用性が証明されている．

④ 消化管運動機能改善薬
コリン作動薬や消化管粘膜内の筋層に存在するアウエルバッハ神経叢に作用し平滑筋収縮を調節する薬剤があげられる．

⑤ 腸運動抑制薬
アセチルコリンの遊離を抑制する腸管蠕動抑制薬，正常な腸内細菌叢を増加させる整腸薬，腸内毒素吸着薬，副交感神経を遮断する抗コリン薬などがある．背景に合わせて薬剤を選択する．

⑥ 下剤
主に腸の蠕動を亢進させる刺激性下剤と便を軟らかくする機械性下剤に分類される．

Ⅳ．副作用

比較的副作用が少ないとされる消化器病治療薬においても副作用が起こりうるため，不必要な薬剤の投与は控える．感染性腸炎における腸管蠕動抑制薬の投与や，器質的な狭窄をきたす便秘への刺激性下剤の投与などは疾患の増悪につながるため，適応を吟味し投与する．

（徳永竜馬・馬場秀夫）

表1　消化器病治療薬の分類

	分類	主な対象疾患 （下記以外にも使用可能疾患あり）	主な治療薬（一般名のみ記載）
酸分泌抑制薬	プロトンポンプ阻害薬	胃潰瘍，十二指腸潰瘍，逆流性食道炎	オメプラゾール，ランソプラゾール，ラベプラゾール
	ヒスタミンH_2受容体阻害薬	胃潰瘍，十二指腸潰瘍，胃炎	ファモチジン，ラニチジン，シメチジン
	その他（抗コリン薬，制酸薬）	急性胃炎，腹痛（蠕動によるもの）	ブチルスコポラミン，水酸化アルミニウム
粘膜防御因子増強薬	多数	胃潰瘍，十二指腸潰瘍，胃炎など多数	レバミピド，テプレノン
プロスタグランジン製剤	-	胃潰瘍，NSAIDsの長期投与時	ミソプロストール
消化管運動機能改善薬	コリン作動薬，漢方など	麻痺性イレウス，機能性ディスペプシア	メトクロプラミド，大建中湯
腸運動抑制薬	腸管蠕動抑制薬	下痢 （蠕動を抑制する薬剤は感染性腸炎には禁忌なので注意する）	ロペラミド
	整腸薬		ビフィズス菌製剤，乳酸菌製剤
	吸着薬		ケイ酸アルミニウム製剤
	抗コリン薬		ブチルスコポラミン
下剤	刺激性下剤 機械性下剤	便秘 （器質的な狭窄等での排便困難時には刺激性下剤は禁忌．原因疾患の治療が優先）	センノシド，ピコスルファートナトリウム 酸化マグネシウム，ラクツロース

1. 薬物治療
(6) 抗菌薬　antibacterial drugs

Ⅰ. 抗生物質

　抗生物質とは,「微生物が産生する物質のうち,他の微生物の増殖を抑える物質」をさす.一方,抗菌薬とは「細菌の増殖を抑える薬品」をさす.世界で初めて発見された抗生物質は,微生物である青カビから発見されたペニシリンである.現在用いられている薬剤はほとんどが人工的に分子構造を改変された人工合成薬である.

Ⅱ. 合成抗菌薬（表1）

　抗菌薬は病原微生物の構造上の違いに注目し,特定の微生物に毒性を発揮する「選択毒性」を利用して,副作用をできるだけ回避して細菌にのみ効果を有する仕組みとなっている.その作用機序によって数種類に分類することができる.

① 細胞壁合成阻害薬
　細菌にのみ存在する細胞壁の合成を阻害することで殺菌作用を発揮する.このような作用の薬剤としてβ-ラクタム系（ペニシリン系,セフェム系,カルバペネム系）,グリコペプチド系などがある.

② 蛋白合成阻害薬
　蛋白質を合成するための器官であるリボソームの働きを阻害することによって細菌の増殖を抑制する.このような作用の薬剤としてマクロライド系,テトラサイクリン系,アミノグリコシド系がある.

③ 核酸合成阻害薬
　蛋白を合成する前の核酸（DNAやRNA）の働きを阻害することによって細菌の増殖を抑制する.このような作用の薬剤としてニューキノロン系がある.

　外科手術を行う際は,抗菌薬を手術の30～60分前から使用することが術後の手術部位感染の予防に有効である.手術の部位によって術後感染症の原因菌が特定できるため,予想される細菌に応じた抗菌スペクトルの狭い抗菌薬を用いる.一般的には第一世代または第二世代セフェム系抗菌薬が用いられることが多い.

　近年,MRSA*をはじめとした抗菌薬耐性菌の出現が問題となっている.耐性菌の出現を防ぐためには,抗菌薬の特性をよく理解することが必要であり,どのような細菌に効果があるのかを示す抗菌スペクトルと,薬物動態を知ることが重要である.どの菌がどの臓器で感染をきたしているかを早期に同定し,速やかに対象となる菌を含む狭

表1　主な抗菌薬とその特徴

種類	ペニシリン系	セフェム系	カルバペネム系	ニューキノロン系	アミノグリコシド系	マクロライド系	テトラサイクリン系
代表的な薬剤	ペニシリン アンピシリン	セファゾリン セフォチアム セフトリアキソン	イミペネム メロペネム ドリペネム	シプロフロキサシン,レボフロキサシン	ゲンタマイシン,カナマイシン	エリスロマイシン,クラリスロマイシン	ミノサイクリン,ドキシサイクリン
作用機序	細胞壁合成阻害	細胞壁合成阻害	細胞壁合成阻害	DNA合成酵素阻害	蛋白合成阻害	蛋白合成阻害	蛋白合成阻害
抗菌性質と薬物動態	殺菌的 時間依存性	殺菌的 時間依存性	殺菌的 時間依存性	殺菌的 濃度依存性	殺菌的 濃度依存性	主に静菌的	静菌的
主な抗菌スペクトル	主にグラム陽性菌 開発とともにグラム陰性菌にも拡大	グラム陽性菌には 1st>2nd>3rd グラム陰性菌には 3rd>2nd>1st	グラム陽性菌から陰性菌,嫌気性菌まで,最も広域	グラム陽性菌,陰性菌,嫌気性菌と広域	グラム陰性菌（嫌気性菌には無効）	主にグラム陽性菌 細胞内寄生菌に強い抗菌活性	主にグラム陰性菌 細胞内寄生菌に強い抗菌活性
特徴的な副作用,注意点	アナフィラキシー		痙攣	妊婦,授乳婦,18歳以下の小児には控える	聴神経障害,腎機能障害	QT延長	妊婦,授乳婦,8歳以下の小児には控える

表2 主な抗ウイルス薬

薬剤	有効なウイルス	作用機序
アシクロビル（ゾビラックス®）	単純ヘルペスウイルス1, 2型 水痘・帯状疱疹ウイルス EBウイルス	DNAポリメラーゼ阻害
ガンシクロビル（デノシン®）	単純ヘルペスウイルス1, 2型 水痘・帯状疱疹ウイルス EBウイルス サイトメガロウイルス	DNAポリメラーゼ阻害
オセルタミビル（タミフル®）	インフルエンザウイルスA, B型	ノイラミニダーゼ阻害
エンテカビル（バラクルード®）	B型肝炎ウイルス	DNAポリメラーゼ阻害
リバビリン（レベトール®, コペガス®）	C型肝炎ウイルス	RNAポリメラーゼ阻害
ダクラタスビル（ダクルインザ®）	C型肝炎ウイルス	HCV複製複合体阻害
アスナプレビル（スンベプラ®）	C型肝炎ウイルス	プロテアーゼ阻害薬
ペグインターフェロン（ペガシス®）	B型肝炎ウイルス C型肝炎ウイルス	細胞性免疫活性化

い抗菌スペクトルの抗菌薬への変更を行うことが耐性菌の出現を抑えるためには有用である．

＊MRSA：メチシリン耐性黄色ブドウ球菌methicillin-resistant *Staphylococcus aureus*

Ⅲ．抗真菌薬

真菌とはカビのことであり，免疫能が健常な人ではほとんど害になることはない．しかし，手術後や抗がん剤治療中，免疫抑制薬治療中の患者のように免疫能が低下していると真菌による重篤な感染症を生じやすい（深在性真菌症）．このような深在性真菌症を発症した場合，抗真菌薬が必要となる．作用機序によって，主に，①ポリエン系抗真菌薬〔アムホテリシンB（ファンギゾン®）など〕，②アゾール系抗真菌薬〔ミコナゾール（フロリード®），ケトコナゾール（ニゾラール®）など〕，③キャンディン系抗真菌薬〔ミカファンギン（ファンガード®）など〕に分類される．

Ⅳ．抗ウイルス薬（表2）

ウイルスは膜の中に核酸のみを有する非常に小さな病原微生物であり，他の細胞内に寄生して増殖する．この非常に単純な構造のため，ウイルスに対する選択毒性をみつけることは非常に困難で薬剤の作成が難しく，現在も開発が進んでいる．

（有馬浩太）

1. 薬物治療
(7) 抗炎症薬
anti-inflammatory agent

Ⅰ．定義

ステロイドとは，副腎皮質から分泌されるホルモンであり，ステロイド薬とはステロイドと同等の効能をもつ薬剤の総称をさす．非ステロイド性抗炎症薬（non-steroidal anti-inflammatory drugs：NSAIDs）とは，ステロイドとは異なる機序により抗炎症作用を有する薬剤の総称をさす．

Ⅱ．作用機序および効能

① ステロイド薬（表1）

糖質コルチコイド作用および鉱質コルチコイド作用により，抗炎症作用，免疫抑制・抗アレルギー作用など多岐にわたる．ステロイドにより力価が異なるため，目的に合った種類・量の使用が求められる．

② NSAIDs（図1）

シクロオキシゲナーゼ（COX）を経由してアラキドン酸から合成されるプロスタグランジン（PG）の生成を抑制する．PGは，体組織の傷害に対する炎症反応に関わる物質である．PGを抑制することにより抗炎症作用を示し，その結果，鎮痛効果を認める．主なNSAIDsにはアスピリンかロキソプロフェン（ロキソニン®）などがある．その他，近年では，COX-2は一部の大腸癌の発生に関与していることから，NSAIDsの内服によりそのリスクが軽減されうるといった報告もある．

Ⅲ．副作用

① ステロイド薬

副腎皮質ホルモンの薬理作用と同じ機序により，下記に示す多彩な副作用をきたす．覚えておきたい副作用は以下の通り．

→感染症，糖尿病，高血圧，消化性潰瘍，骨粗鬆症，無菌性骨頭壊死，白内障，緑内障，皮膚症状，不眠，うつ病，ステロイド離脱症候群など．

② NSAIDs

COXにはCOX-1およびCOX-2がある．COX-1は，常時PGを産生して，これによって正常な生理機能が営まれている．COX-2は，組織傷害を引き起こす炎症反応および痛みの原因となるプロスタグランジンを産生する．NSAIDsには両者を抑制する作用があることから，COX-1の抑制により，消化器症状や腎障害をきたすことがある．近年では，上記の副作用軽減を目的とし，エトドラク（ハイペン®）などのCOX-2選択性阻害薬が開発された．

表1　ステロイドの生理作用と薬理作用

薬効	上昇	低下
糖代謝	肝：糖新生，グリコーゲン合成	末梢：糖利用
蛋白代謝	肝：酵素誘導 血清，尿：アミノ酸，尿酸排泄	末梢：蛋白同化
脂質代謝	血中脂肪酸，コレステロール	－
電解質代謝	血清Na，K排泄	血清K
血液成分	白血球（好中球），血清蛋白	好酸球，好塩基球，リンパ球
神経系	興奮性，うつ状態	味覚，嗅覚
循環器系	心収縮力，心拍数，血管収縮力	－
消化器系	胃液分泌	－
内分泌系	インスリン分泌	ACTH[※1]，成長ホルモン
結合組織	－	コラーゲン産生
免疫系	－	細胞性免疫，サイトカイン産生，抗体産生
炎症反応	－	血管透過性，白血球遊走，アラキドン酸代謝関連酵素，COX-2[※2]

※1：adrenocorticotropic hormone，副腎皮質刺激ホルモン
※2：シクロオキシゲナーゼ-2
（「浦部晶夫，島田和幸，川合眞一編：副腎皮質ステロイド，今日の治療薬2017年版，p.250，2017，南江堂」より許諾を得て改変し転載）

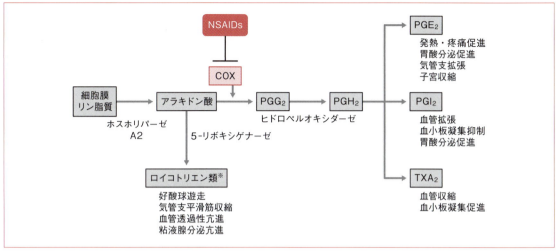

図1　アラキドン酸の代謝経路とNSAIDs
※：アスピリンによりCOXが阻害されることにより，PGE_2の合成が阻害され気管支拡張作用が抑制される．さらに，ロイコトリエン類が増加することにより，気管支収縮作用が促進され，アスピリン喘息を引き起こす．
PG：プロスタグランジン，TX：トロンボキサン．

Ⅳ．分類

　ステロイド薬およびNSAIDsはその種類により，力価および半減期が異なり，また，その形態もさまざまであり（内服，坐剤，注射，外用剤など）．目的に応じて適切な抗炎症薬を使い分けることが重要である．

Ⅴ．適応

① ステロイド薬
　関節リウマチ，膠原病，潰瘍性大腸炎，喘息，湿疹・皮膚炎などの皮膚疾患，臓器移植後の拒絶反応の抑制など．

② NSAIDs
　発熱，疼痛など．

（宮田辰徳）

1. 薬物治療
(8) 抗血栓薬
antithrombotic medication

I. 血液凝固と抗血栓薬（図1）

血液凝固には血小板とフィブリン形成に関わる凝固因子が関与している．血液が固まる仕組みとしては，「血小板血栓がつくられる過程」と「フィブリン血栓がつくられる過程」の2つの過程がある．前者が血小板によって止血などの応急処置を行う場合であり，後者はフィブリンを生成することによって，より強固な血栓をつくる場合となる．

抗血栓薬はその作用の違いから後述するように3種類に分類される．各々の薬剤の特徴を把握し，適切な使用と外科的処置の前には適切な休薬が求められる．

II. 抗血小板薬

抗血小板薬は主に動脈系に形成される「白色血栓」ともよばれる血小板血栓を予防する目的に使用される．動脈硬化を発症すると，血管壁が傷つきやすくなる．そして，動脈硬化によってつくられたプラークが破裂することによって血管に傷がつくと，血小板が活性化して血栓がつくられる．よって主に心筋梗塞や脳梗塞の再発予防で使用されている．

使用されている主な薬剤はアスピリン（バイアスピリン®），チクロピジン（パナルジン®），クロピドグレル（プラビックス®）があげられる．血小板の寿命は7～12日であり，一般的に術前は約7日間の休薬が必要とされている．

III. 抗凝固薬

抗凝固薬は，主に静脈系にできる「赤色血栓」ともよばれるフィブリン血栓の形成を予防する目的に使用される．血栓塞栓症は，血液の流れが停滞することにより一時的に凝固系が亢進し，そこに血球成分が付着して血栓が形成され発症する．よって主に肺塞栓症や心房細動による血栓塞栓症に対し使用されている．抗凝固薬は，血液凝固系

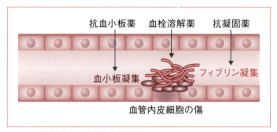

図1 血液凝固と抗血栓薬

に関わるさまざまな因子を阻害することで，トロンビンの生成を阻害する．

薬理作用はさまざまであるが，以前から使用されているワルファリン（ワーファリン®）はビタミンK作用に拮抗して肝臓におけるビタミンK依存性血液凝固因子（II，VII，IX，X）の生合成を抑制することで抗凝固作用を発揮する．

また，近年，直接トロンビンを阻害するダビガトラン（プラザキサ®）や，直接Xa因子を阻害するリバーロキサバン（イグザレルト®），アピキサバン（エリキュース®）なども臨床応用されている．それまでワルファリン使用時に納豆といったビタミンKを大量に含む食物を一緒に食べられないことや，定期的に血液検査が必要であったことの煩雑さを淘汰できるメリットがある．一般的に術前は約1～4日間の休薬が必要とされている．

IV. 血栓溶解薬

前述の抗血小板薬，抗凝固薬は，あくまで血栓をできないようにする「予防」の目的で用いられる薬剤であるが，血栓溶解薬の最大の特徴は，プラスミノーゲンを活性化させプラスミンに変化させる結果，すでに形成されたフィブリン血栓を溶かすことができるという点である．主に脳梗塞や心筋梗塞が発症したとき（発症急性期）に使用される．現在本邦で主に使用されているのは組織型プラスミノーゲン・アクチベーター（t-PA）である．

血栓溶解薬は病理学的血栓だけではなく，血管外傷に応じて生じた生理学的フィブリン凝塊も溶かすため重症の出血を起こす可能性があり，慎重に適応を決定する必要がある．

（東　孝暁）

1. 薬物治療
(9) 抗腫瘍薬　anticancer drugs

　抗腫瘍薬の歴史は第一次世界大戦中に用いられたマスタードガスに端を発する殺細胞薬から始まり，その後それは長らく抗腫瘍薬として用いられてきた．殺細胞薬は現在でも重要な抗腫瘍薬である．一方，2000年前後から分子生物学的な研究の発展に伴って開発が爆発的に進んできたのが分子標的薬である．さらに，最近は，免疫チェックポイント阻害薬の開発も進んでいる．

I．殺細胞薬 (表1)

　殺細胞薬は，細胞分裂を抑制することで抗腫瘍効果を発揮する薬剤である．細胞分裂のどのポイントをどのような機序で抑制するかによって表1のように分類される．正常の細胞への作用も強めに出る場合が多く，一般に毒性も強い薬剤が多い．

II．分子標的薬 (表2)

　分子生物学的な手法により，特定のがん細胞の表面に発現する受容体（レセプター）がその細胞の増殖に寄与することが判明しつつある．特定のレセプターに特定の増殖因子（リガンド）が結合することでレセプター内のチロシンキナーゼが活性化され，その信号が細胞核に到達することで分裂のシグナルとなることが多い．分子標的薬はその特定の経路を阻害する目的で開発される薬剤であるため，"proof of concept（基礎研究による想定を臨床研究で実証する考え方）"に基づいた創薬がなされる．その構造から，抗体薬と小分子化合物に分類され，多種多様の分子標的薬が開発されている．

III．免疫チェックポイント阻害薬 (表3)

　がん細胞は自己の免疫から逃れる免疫寛容により免疫系による排除を避け，生体内で増殖していく．この免疫寛容のシステムの中で大きな役割を果たすとされるのが，Tリンパ細胞の表面に発現しているPD-1受容体やCTLA-4受容体といった共抑制受容体である．PD-1受容体のリガンドに当たるPD-L1/L2が，がん細胞の表面に発現しているとPD-1受容体を活性化することで活性化Tリンパ球の増殖を抑制する．また，CTLA-4はT細胞表面のCD28と優先的に結合することでT細胞内の副刺激を抑制する．

　このようなT細胞活性化を抑制する経路を遮断することで，がん細胞を攻撃するT細胞の活性化を促すのが免疫チェックポイント阻害薬である（表3）．各種臨床試験によりさまざまな癌腫に対する高い効果が示されつつあり，2017年1月現在，わが国においては悪性黒色腫・肺癌，腎細胞癌に対して保険承認されている．

（陶山浩一）

表1　殺細胞薬

種類	メカニズム	薬剤の例
代謝拮抗薬	核酸類似物質としてDNA複製時に紛れ込む	5-FU，S-1，カペシタビン，ゲムシタビン
アルキル化薬	DNA2重らせんをアルキル基により架橋する	シクロホスファミド，イホスファミド
白金製剤	DNA2重らせんをプラチナ基により架橋する	CDDP，CBDCA，L-OHP
トポイソメラーゼ阻害薬	DNA複製を触媒する酵素の働きを阻害する	イリノテカン，アドリアマイシン，アムルビシン
微小管阻害薬	細胞分裂に必須の微小管を阻害する	パクリタキセル，ドセタキセル，エリブリン

表2　分子標的薬（例）

薬剤	メカニズムと構造
ベバシズマブ	VEGFを阻害するモノクローナル抗体
セツキシマブ，パニツムマブ	EGFRを阻害するモノクローナル抗体
レゴラフェニブ，ソラフェニブ，スニチニブ，レンバチニブ，ゲフィチニブ，エルロチニブ	細胞増殖受容体の下流に存在する各種のチロシンキナーゼを阻害する小分子化合物である（チロシンキナーゼインヒビター）

表3　免疫チェックポイント阻害薬

薬剤	構造
ニボルマブ	抗PD-1抗体
ペンブロリズマブ	抗PD-1抗体
イピリムマブ	抗CTLA-4抗体
atezolizumab	抗PD-L1抗体
avelumab	抗PD-L1抗体

2. 臨床検査
(1) 検査特性
operating characteristic

検査の目的は疾病や病態の解明であるが，用途により有益である場合とそうでない場合がある．臨床検査が誤りのない完全なものであれば，正確な診断が行えるが，完全なものはない．検査結果をより正しく解釈するためには，検査特性に対する理解が必要である．感度の高い検査は，陰性であった場合に，疾患や病態を否定するのに有用であり，特異度の高い検査は，陽性であった場合に，疾患や病態を有する可能性が高い．また，検査前確率の高い疾患は，検査が陰性であっても偽陰性の可能性が高いことに注意をすべきである．このように検査特性の正しい理解は，無意味な検査を減らすことにもつながる．評価の基本となる指標を表1を基に示す．

表1　2/2分割表

	疾患（＋）	疾患（－）
検査（＋）	A	B（偽陽性）
検査（－）	C（偽陰性）	D

Ⅰ．感度と特異度
① 感度　A/(A+C)

疾患がある人を正しく陽性と判断する確率．十分に感度が高い検査は，目的とする疾患を見逃すことが少なく，陰性であれば疾患そのものの可能性が低い．

② 特異度　D/(B+D)

疾患のない人を正しく陰性と判断する確率．十分に特異度が高い検査は，目的疾患以外で検査陽性となることが少ない．したがって，疾患を見出すためには両者を同時に高くすることが望まれるが，感度と特異度は相反しており，感度を高く設定すれば特異度は低下する．

Ⅱ．偽陽性と偽陰性
① 偽陽性率　B/(B+D)＝1－特異度

疾患のない人を誤って陽性とする確率．

② 偽陰性率　C/(A+C)＝1－感度

疾患のある人を誤って陰性とする確率．

Ⅲ．尤度比

感度と特異度を同時に評価する指標として尤度比（likelihood ratio）があり，陽性と陰性に分けられる．

① 陽性尤度比（LR＋）

疾患のある人が陽性になる確率が，疾患のない人が陽性になる確率より何倍高いかで表す．

$$[(A/A+C)/(B/B+D)] = 感度/1-(D/B+D)$$
$$= 感度/1-特異度$$

LR＋が高い検査は，確定診断に優れていることを示している．

② 陰性尤度比（LR－）

疾患のある人が陰性になる確率が，疾患のない人が陰性になる確率より何倍高いかで表す．

$$[(C/A+C)/(D/B+D)] = (C/A+C)/特異度$$
$$= 1-感度/特異度$$

LR－が低い検査は，除外診断に優れていることを示している．

Ⅳ．陽性反応的中度と陰性反応的中度
① 陽性反応的中度　A/(A+B)

検査陽性で実際に疾患を有する確率．

② 陰性反応的中度　D/(C+D)

検査陰性で実際に疾患を有していない確率．

Ⅴ．検査前確率（有病率）と検査後確率（陽性反応的中度）
① 検査前確率　(A+C)/(A+B+C+D)

対象集団中に疾病罹患者が存在する割合で，検査前より疾病が存在する確率を示すところから，有病率ともいう．

② 検査後確率　A/(A+B)

その集団のうちから検査によってどれだけ疾患をもっている者が発見される可能性があるかという確率．

（久下　亨）

2. 臨床検査
(2) 体液検査
body fluid examination

I. 血液検査(表1)

血液検査の対象は，血液中の細胞成分(血球)と血漿成分に分かれる．

- 全血球算定(complete blood count：CBC)血球検査としては，全身に酸素を運搬する赤血球，感染防御の中心である白血球，止血の役割をもつ血小板の数や濃度の測定や，形態観察を行う．赤血球の異常で重要なのは，貧血である．貧血の鑑別には，Wintrobeの赤血球指数(表1)により，目的とする疾患を絞り込むことができる．
- 生化学検査：血球以外の血清を用いて，糖や蛋白，脂質，酵素などを定量する．
- 凝固検査：凝固因子を測定し，出血傾向や肝機能の異常を調べる．
- 検体の保存(表2)：検体はなるべく早く測定されるべきであるが，採取と検査が直ちにできない場合も多いため，保存や運搬に注意が必要である．表2に，各々の検体に必要な添加剤や保存方法を示す．

II. 脳脊髄液検査(表3)

脳脊髄液は頭蓋内では脳室内とくも膜下腔に，脊柱管内では脊髄くも膜下腔に存在する．脳脊髄液は髄液腔を循環し，脳室内の脈絡叢で500 mL/日が産生されている．

髄液検査では，髄液初圧，細胞数と分画，髄液糖，髄液蛋白，必要に応じて培養やGram染色を行い，原因を同定する．

III. 尿検査

尿試験紙による検査や尿沈渣がある．採尿法としては，自然尿，随時尿(あるいは早朝尿)で，中間尿(最初と最後を省いた尿)が一般的である．

- 尿一般定性：尿一般試験紙法は迅速かつ簡便な検査で，pH，蛋白，糖，潜血，ビリルビン，ケトン体，比重と多項目を測定できる．
- 尿沈渣：遠心分離後の沈殿物を検鏡し，血球や上皮細胞，結晶成分を測定する．

IV. 糞便検査

消化管の生理的・病的変化がよく反映される検査である．便潜血反応は肉眼的に観察できない微量の消化管出血を，便中のヘモグロビンで検出するスクリーニング検査である． (久下 亨)

表1 Wintrobeの赤血球指数

MCV：平均赤血球容積(mean corpuscular volume；fL)
　＝Ht(%)/RBC数(10^6/μL)×10　　(基準値：80〜100 fL)
MCH：平均赤血球色素量(mean corpuscular hemoglobin；pg)
　＝Hb(g/dL)/RBC数(10^6/μL)×10　　(基準値：26〜32 pg)
MCHC：平均赤血球色素濃度(mean corpuscular hemoglobin concentration；%)
　＝MCH/MCV＝Hb(g/dL)/Ht(%)×100　　(基準値：32〜35%)

表2 検体の取り扱いと保存

	添加剤	転倒混和	遠心分離	保存温度
CBC	EDTA-2K	必要	不可	室温
一般生化学	血清分離剤	必要	上清を分離	冷凍(−18℃)
凝固	クエン酸ナトリウム	必要	上清を分離	冷凍(−18℃)
血糖	フッ化ナトリウム	必要	不可	冷蔵庫(4℃)
アンモニア	ヘパリンナトリウム	必要	不可	氷水中

表3 脳脊髄液検査の基準値と異常値をきたす場合

	外観	圧(mmH$_2$O)	細胞数(/mm^3)	主な細胞	蛋白(mg/dL)	糖(mg/dL)
正常	無色透明	70〜180	5以下	単核球	15〜45	50〜80
ウイルス性	無色透明	↑	30〜500	リンパ球 単核球	50〜200	50〜80
細菌性	混濁	↑↑↑	500以上	多形核球	50〜1,000	0〜20
結核・真菌性	水様〜混濁	↑↑	30〜500	リンパ球 単核球	50〜500	40以下

2. 臨床検査
(3) 循環器検査　examination of circulatory system

Ⅰ. 心電図検査 (electrocardiography : ECG) (図1, 表1)

ECGは，心房から心室に向かう電気的活動の変化を体表的に記録するものである．簡便で高い診断能を有し，虚血性心臓病，不整脈，電解質異常，心筋症の診断や評価に有用である．

- 運動負荷心電図：運動負荷を行うことによって，安静時にはわからない心臓の病態を把握するときに行われる．患者の症状やST変化の有無で判断する．

Ⅱ. 心臓超音波検査 (ultrasoundcardiography : UCG) (図2)

UCGは心臓の形態，収縮拡張機能などの血行動態を非侵襲的に評価できる．ECGで反映されない心機能の低下などを確認できる．高齢者や心機能低下のリスクがある場合，麻酔による血圧の変化や手術侵襲による血行動態の変化に備え，術前の心機能評価が必要である．

- 左室長軸断面 (図2)：僧帽弁前尖・後尖の動き，これらの弁尖逸脱や腱索断裂による逆流，左室の前中隔・後壁の壁運動，左房の大きさを評価できる．

Ⅲ. 心臓カテーテル検査 (図3)

カテーテルを心臓まで挿入し，心臓の心機能測定や血管造影などを行う検査法である．
- 右心カテーテル検査：静脈より穿刺して心内圧測定や心拍出量の測定，各部位の採血，酸素飽和度の測定，血管造影（肺動脈造影）などを行う．
- 左心カテーテル検査：大腿動脈，上腕動脈，橈骨動脈より穿刺し，冠動脈造影や左心室造影，大動脈造影などを行う．圧測定や冠動脈の狭窄，弁逆流の具合を評価できる．同時に，経皮的冠動脈インターベンション（percutaneous coronary intervention；PCI*）の治療を行うことができる．

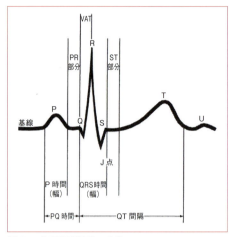

図1　心電図波形の名称
（大久保善朗，他．臨床検査学講座　生理機能検査学第3版．2010；医歯薬出版，10より引用）

表1　心電図波形の正常範囲

心拍数	60〜90回/分
PQ時間	0.12〜0.20秒（3〜5 mm）
QRS時間	0.08〜0.10秒
QT間隔	QTc 0.36〜0.44秒（RR間隔の1/2以上が異常の目安とする）
P波	高さ2.5 mm以下，軸0.12秒以下
T波	12 mm以下

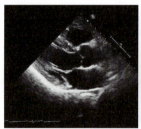 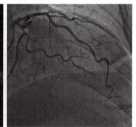

図2　左室長軸断面　　図3　左冠動脈造影（第一斜位）

*PCI：狭窄をきたした冠動脈を，バルーンやステントを使って広げ，血流を改善させる治療．

（久下　亨）

2. 臨床検査
(4) 呼吸機能検査
respiratory function test

呼吸器の主たる機能はガス交換である．呼吸器機能検査は換気機能とガス交換機能を評価する．

I．スパイロメトリー

換気機能検査において最も基本的で重要な検査である．安静呼吸と努力呼吸の検査を行い，肺活量（vital capacity：VC）や努力肺活量（forced VC：FVC），1秒量（forced expiratory volume：$FEV_{1.0}$），1秒率（$FEV_{1.0}$％）などを測定する．

肺活量の基準値は，年齢や性別，身長を考慮した予測値の割合（％）で表され，80％未満は弾性力の低下や肺の空気を入れる容量の減少，呼吸に携わる筋力低下などが原因の拘束性換気障害を示唆する．また，1秒率の70％未満は，気道が狭くなることで呼出に障害の起こる閉塞性換気障害を示唆する．両者ともに障害が認められる場合には，混合性換気障害とよばれる．

II．経皮的酸素飽和度モニター

動脈血の酸素飽和度（SpO_2）を非侵襲的に測る機械で，指先などに挟んで使用する．SpO_2とは，血液中の酸素の含有率を示すもので，血液中のヘモグロビン（酸化ヘモグロビン：HbO_2）がどの程度含まれているかを示す．簡便で，麻酔管理や手術中，ICUでの患者のモニタリングに用いられる．在宅酸素療法の患者指導，睡眠時無呼吸症候群のスクリーニングなど，幅広く活用されている．

III．動脈血ガス分析

動脈血ガス分析は，動脈酸素分圧（PaO_2），動脈二酸化炭素分圧（$PaCO_2$）pH，酸素飽和度，重炭酸イオン濃度などから，肺の機能障害の有無や生体の酸塩基平衡を把握することができる．

- pH：体内の恒常性を判断するために不可欠な指標で，$PaCO_2$とHCO_3^-の働きが密接に関わる．

$$pH = 6.1 + \log HCO_3^-/0.03 \times PaCO_2$$

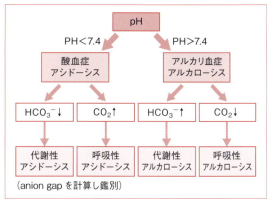

図1　血液ガス判読のフローチャート

これは，pH＝6.1＋log腎の働き/呼吸の働き→代謝因子/呼吸因子と考えることができる．つまり人体はpHを一定に保つために，分子のHCO_3^-は腎で尿として処理され，分母のCO_2は肺で呼吸により放出される．しかしながら，肺や腎に障害が起こった場合や代謝により大量の酸が産生された場合（代謝因子や呼吸因子の変動）にpH異常が引き起こされる．

- 酸塩基平衡異常の診断の進め方（図1）：pH値から，酸塩基平衡異常の変化がアシドーシスによる酸血症なのか，アルカローシスによるアルカリ血症なのかを判断する．次に，HCO_3^-と$PaCO_2$の値から，酸塩基平衡異常の主因が呼吸性か代謝性かを判断し，原因となる疾患を推測する．

代謝性アシドーシスは，アニオンギャップ（anion gap：AG）＊を計算することで疾患や病態の鑑別ができる．AGが正常であれば，消化液からのHCO_3^-喪失や尿細管アシドーシスを疑う．

- 代償性反応：血中の酸塩基のバランスが崩れると，体は，肺でCO_2を出す量を調節したり，腎からのHCO_3^-の排泄の量を調節したりしてバランスを保とうとする．これを代償性反応という．肺による調節はすぐに行われるが，腎による代償作用には数日かかることが多い．

＊ anion gap＝$Na^+ - Cl^- - HCO_3^-$（12±2 mEq/L）

（久下　亨）

2. 臨床検査
(5) 細菌検査
pacteriological examination

通常，検体を培養して分離された病原体を確定するが，最初に病原体が存在するかの確認のため，塗抹検査が行われる．さらに，分離培養，純培養で細菌の同定，薬剤感受性検査が行われる．

I. 塗抹検査（表1）

安価で簡便にもかかわらず，短時間で感染起因の推定ができる．グラム染色により，起因菌を絞り込むことができる．短所としては菌体量が10^4〜10^5 cfu/mL以上ないと観察が困難であることや，結核菌やレジオネラなどの難染色性の菌があることである．結核菌などの抗酸菌には，チール・ニールセン染色 Ziehl-Neelsen stein が用いられる．

II. 培養検査

起因菌を同定するための検査である．ただし，同定された菌が必ずしも起因菌とは限らず，検体採取の際のcontaminationによって検出された菌の可能性もある．逆に起因菌がいても必ずしも検出されるとは限らないので，同一部位から数回検体採取をすることが望ましい．

III. 薬剤感受性（表2）

抗菌薬に対する細菌の感受性を調べるための検査である．検査結果には同定された菌とその菌に対する抗菌薬の最小発育阻止濃度（minimum inhibitory concentration：MIC）および感受性のカテゴリーが表示されている．感受性のカテゴリーは，S：susceptible（感受性：通常投与量で効果が期待できる），R：resitant（耐性：通常の投与量で効果が期待できない），I：intermediate（中間：どちらともいえない）に分けられる．結果から薬剤を選択する際は「S」の薬剤の中から，①狭域スペクトラムのもの，②薬剤の系統が同じであればMIC値が低いもの，③感染病巣への移行が優れているもの，④安価で副作用が少ないものを選択する．

IV. 耐性菌

抗菌薬の存在下でも生存可能な薬剤耐性を獲得した細菌である．MRSA（methicillin-resistant *Staphylococcus aureus*），ESBL（extended-spectrum β-lactamase-producing *Enterobacteriaceae*）などがその代表である．耐性菌発生を最小限にするためには前述したような抗菌薬の適正使用が必要である．また，薬剤耐性菌による感染症が起きた場合は伝播防止策が必須であり，治療に難渋する場合は，感染症専門医へのコンサルトを行うべきである．

（久下　亨）

表2　培養および薬剤感受性検査結果

No.	薬剤	1菌株 Corynebacterium sp.		2菌株 St. mitis/oralis		3菌株 S. epidermidis MRS	
		MIC	判定	MIC	判定	MIC	判定
1	ABPC	>8		<.06	S	8	R
2	PCG	>4	R	<.03	S	8	R
3	CTM	>4		<0.5		<8	
4	CTX	>4	R	<.12	S		
5	CTRX	>4		<.12	S		
6	CFPM	>2	R	<0.5		<8	R
7	CZOP	>4		<.12		<8	R

表1　グラム染色による代表的な菌の分類

形態＼染色所見	グラム陽性	グラム陰性
球菌	グラム陽性球菌（Gram positive coccus：GPC） ・ブドウ球菌属（黄色ブドウ球菌，表皮ブドウ球菌など） ・連鎖球菌属（双球菌，肺炎球菌，溶血性連鎖球菌など）	グラム陰性球菌（Gram negative coccus：GNC） ・ナイセリア属（淋菌，髄膜炎菌など） ・モラキセラ属（モラキセラ，カタラーリスなど）
桿菌	グラム陽性桿菌（Gram positive rod：GPR） ・バシラス属（炭疽菌，枯草菌など） ・クロストリジウム属（破傷風菌，ボツリヌス菌など）	グラム陰性桿菌（Gram negative rod：GNR） ・シュードモナス属（緑膿菌など） ・腸内細菌科（大腸菌，サルモネラ，赤痢菌，ペスト菌，クレブシエラ属など） ・ヘモフィルス属（インフルエンザ菌など） ・ブルセラ属 ・ボルデテラ属（百日咳菌など）

2. 臨床検査
(6) 組織検査
histological examination

　病理組織学的診断は，確定診断と位置づけられている．標本をホルマリン固定した後，染色を行う．基本的な染色法はヘマトキシリン・エオジン染色 hematoxylin-eosin stain である．形態学的所見を根拠に診断が行われるが，必要に応じて特殊染色を行う．

Ⅰ．生検診断（図1）

　近年の内視鏡検査や画像機器の進歩は，生検診断の幅を広げ，さまざまな臓器，部位からの採取が可能となった．従来の管腔臓器のみならず，肝臓や膵臓，腎臓といった実質臓器も，機能に障害が生じない限り採取可能となっている．また，大きな組織片が必要な場合や損傷が危ぶまれる場合には，腹腔鏡や胸腔鏡手術で採取する場合もある．

Ⅱ．術中迅速診断（図2）

　短時間で標本を作製できる利点を生かした検査である．術中迅速診断は，手術中に腫瘍の良悪性の判断や，組織型の同定，切除範囲の決定，リンパ節転移の有無の確認などに有用である．

Ⅲ．切除標本診断（図3）

　手術はほとんどが治療を目的として行われる．悪性腫瘍に対する手術で得られた標本を詳細に検討し，根治手術が行われたか否かの判定や，腫瘍の進展状況を知ることができる．具体的には，病変の範囲（深達度）や血管侵襲，リンパ管侵襲，神経浸潤，リンパ節転移や播種性転移の有無などが検討され，悪性腫瘍の進行度が明らかにされる．また，この結果を基に術後の治療方針の決定や予後の推測が行われる．

（久下　亨）

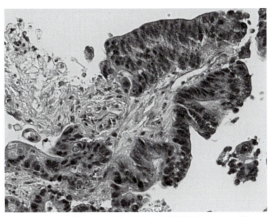

図1　大腸癌患者の腫瘍生検の顕微鏡写真（HE染色，200倍）

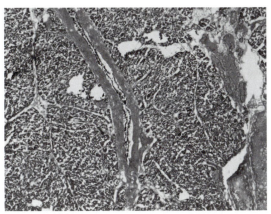

図2　膵臓癌手術における膵臓切除断端の顕微鏡写真
膵臓切除断端に癌は認められず陰性と判断された．

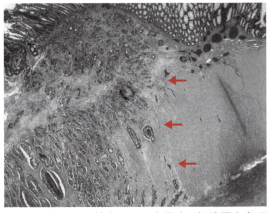

図3　手術により摘出された大腸癌の切除標本（HE染色，12.5倍）
腺癌が筋層深くまで浸潤している（矢印）．

3. 周術期管理
(1) 手術リスク
evaluation of operative risk

Ⅰ. 定義
手術を施行する前に評価すべき全身状態，重要臓器の機能障害や機能低下の程度．

Ⅱ. 分類
術前に評価する項目は全身状態，心機能，肺機能，肝機能，腎機能，耐糖能，栄養状態である．

Ⅲ. 病態
① 全身状態評価：全身状態の指標として，American Society of Anesthesiologists-Physical Status (ASA-PS) (表1) が用いられる．

② 心機能評価：年齢，循環器疾患の既往歴・家族歴の有無，脂質異常症や糖尿病の有無，喫煙歴などのリスク因子と身体所見，手術の内容を考慮し，適切な術前心機能評価を行う．胸部X線写真と安静時心電図は全手術患者にスクリーニングとして行われる．リスク因子を有する患者やハイリスク手術の術前には負荷心電図や心エコー検査を行い，冠動脈虚血が疑われる症例に対しては負荷心筋シンチグラフィや冠動脈造影CTなどの非侵襲的検査による評価を追加する．

③ 肺機能評価：全身麻酔手術の術前には胸部X線写真と呼吸機能検査 (スパイロメトリー) を行う．スパイロメトリーでは年齢と身長から計算される予測肺活量と比較した%肺活量 (%VC) と，最初の1秒間に肺活量の何%を呼出できるかを示す1秒率 (FEV1.0%) が換気障害の指標となる．%VCが80%未満であれば拘束性換気障害，FEV1.0%が70%未満であれば閉塞性換気障害，両者が存在すれば混合性換気障害と診断する．

④ 肝機能評価：血液検査で肝機能障害の有無を評価する．肝障害度の指標としてはChild-Pugh分類が用いられる．中等度以上の肝障害を有する患者や肝切除術の術前にはインドシアニングリーン (ICG) の排泄試験やアシアロシンチグラフィによる肝予備能の評価が必要である．

⑤ 腎機能評価：血液検査で血清BUN，クレアチニン値を評価し，腎機能障害が疑われる場合にはクレアチニンクリアランスを測定する．

⑥ 耐糖能評価：すべての手術患者には空腹時血糖測定を行う．中等度以上の侵襲を伴う手術の術前には糖化ヘモグロビン (HbA1c) を測定し糖尿病の有無をスクリーニングする．糖尿病患者では空腹時血糖140 mg/dL以下，食後血糖値200 mg/dL以下，尿ケトン体陰性を目標に術前の血糖コントロールを行う．

⑦ 栄養状態評価：血清総蛋白値やアルブミン値は栄養状態の指標となる．動的栄養指標としてトランスサイレチン，レチノール結合蛋白，トランスフェリンなどのrapid turnover protein測定が用いられる．

(渡邊雅之)

表1 アメリカ麻酔学会による全身状態分類 (ASA-PS)

ASA-PS分類	全身状態	詳細：例
クラス1	健常な患者	健康，喫煙なし，最小限のアルコール摂取
クラス2	軽度の全身性疾患をもつ患者	機能的制約を伴わない軽度の疾患 例：喫煙者，常習的な飲酒，妊娠，軽度の肥満，コントロールされた糖尿病や高血圧，軽度の肺疾患
クラス3	高度の全身性疾患をもつ患者	機能的制約を伴う1つまたは複数の重症疾患 例：コントロール不良な糖尿病や高血圧，高度肥満，活動性肝炎，薬物依存，ペースメーカー移植後，心駆出率低下，人工透析中の末期腎不全，未熟児，心筋梗塞・脳血管障害・一過性脳虚血発作・冠動脈ステント留置の既往
クラス4	生命を脅かす全身疾患をもつ患者	例：3ヵ月以内の心筋梗塞・脳血管障害・一過性脳虚血発作・冠動脈ステント留置の既往，心筋虚血，重症弁膜症，DIC，人工透析をしていない急性腎不全・末期腎不全
クラス5	瀕死の状態で手術以外では助かる見込みのないもの	例：腹部・胸部大動脈瘤破裂，重症外傷，圧迫症状を伴う頭蓋内出血，心不全や多臓器不全をきたした腸管虚血
クラス6	臓器提供のための脳死ドナー	

3. 周術期管理
(2) 術後合併症
postoperative complications

I. 定義

手術後に生じる正常な術後経過から逸脱した有害事象をさす．手術手技，麻酔操作，術後管理，術前からの併存疾患など原因は多岐にわたる．予防には，理学療法や，併存疾患の周術期管理が重要である．術後合併症をきたした場合には，早期診断と迅速な治療が必須である．

II. 主な術後合併症

① 出血　hemorrhage

多くは術直後〜48時間以内に発症する．不十分な止血や，術後の血圧上昇，凝固因子の低下，抗凝固療法の開始が原因となる．発見が遅れると致命的になる．出血量が循環血液量の15％を超えるまではバイタルサインに異常が認められないことが多いため，ドレーンやガーゼの性状の変化に注意する．発症した場合には，輸液・輸血による循環血流量の維持と，手術やIVR (interventional radiology) による止血術を考慮する．

② 手術部位感染 (surgical site infection：SSI)

術後30日以内（人工物の埋入を伴う場合は1年以内）に起きた手術操作の及ぶ部位の感染．部位により表層切開創SSI（皮下・皮下組織のみ），深部切開創SSI（筋膜・筋層），臓器・体腔SSIに分類される．清潔手術に比べ，消化管手術などの準清潔手術や，外傷手術などの感染や汚染を伴う手術で発生率が高い．また，喫煙・糖尿病・高齢・ステロイド全身投与・肥満などが危険因子となる．予防には手術や処置中の無菌操作の徹底，不要な除毛を避ける（必要時はカミソリを用いず，クリッパーを用いる）こと，予防的抗菌薬の投与が推奨される．SSIを発症した場合は，ドレナージや抗菌薬によって治療を行う．

③ 縫合不全　anastomotic leak

縫合した部位が癒合せずに離開した状態．主に，皮膚や消化管の縫合不全をさす．縫合部の血流低下や，縫合部にかかる過度の緊張などの局所的要因と，低栄養状態や糖尿病の合併などの全身的要因が危険因子となる．特に，消化管吻合の縫合不全は腹膜炎をきたし重篤となるため，早急なドレナージが必要となる．

④ 無気肺　atelectasis

肺の一部または全体が虚脱した状態．術中換気量の低下，分泌物による気道閉塞，術後疼痛による呼吸運動の抑制が原因となる．周術期の気道確保，気道内分泌物の除去，除痛，呼吸理学療法による予防と治療が可能である．特に術後の早期離床は，横隔膜や胸郭の運動を促進し，換気量の増大につながることから無気肺の予防・治療として重要である．

⑤ 肺炎　pneumonia

無気肺に細菌感染を合併すると肺炎を発症する．また，加齢や手術操作により嚥下・声門の機能が低下し，口腔内貯留物や吐物の誤嚥による誤嚥性肺炎をきたす．術後肺炎の予防には周術期にわたり口腔内を清潔に保つことが効果的である．治療には，起炎菌検索と感受性のある抗菌薬の選択が重要である．

⑥ 肺塞栓症 (pulmonary embolism：PE)

静脈内の血栓などにより肺動脈が閉塞した状態．広範囲の肺塞栓は突然死の原因となる．下肢深部静脈血栓症 (deep vein thrombosis：DVT) が主な原因であるが，その約半数は無症状であるため見逃されやすい．そのため，下腿浮腫やD-dimer高値の症例にはDVTを疑い，下肢静脈エコーによるスクリーニングを行う．高齢，悪性腫瘍，肥満などのDVTのリスク評価を行い，それに応じた予防（弾性ストッキングの着用，フットポンプによる間欠的空気圧法，抗凝固薬など）が行われる．術後の急激な酸素化の低下は肺塞栓を疑い，造影CT，肺動脈造影，肺シンチグラフィによって診断を行う．治療は，肺血管床の減少による右心不全，呼吸不全に対する呼吸・循環管理と，再発予防のための抗凝固療法である．

（今村　裕）

3. 周術期管理
(3) 説明・同意
explanation and consent

I．概念

説明と同意は，医療が医師主導ではなく患者中心に行われるために，最も根本的な概念である．特に外科領域では手術に伴う合併症をしばしば経験することから，治療前に患者・家族に十分な説明を行い，治療内容について理解してもらい，同意を得ることがきわめて重要である．

II．インフォームド・コンセント

手術など，侵襲を伴う治療を行う際は，十分な時間をかけ，平易な言葉で治療内容を説明することが義務づけられている．そのうえで患者が治療法を選択し，同意のうえで治療を行うことが，患者中心の医療の実践においてきわめて重要である．

術前の説明では，医療者側，患者側ともに複数名で行うことが望ましい．説明内容には①病名，②病状，③実施予定手術の日程，内容，④治療に伴う危険性，⑤ほかに選択可能な治療方法とその利害得失，⑥予後を含める．また，セカンドオピニオン(後述)の選択肢があること，いつでも同意撤回が可能であることも患者に示す．

III．セカンドオピニオン

治療方法を選択するにあたり，他の医療機関を受診し求めた「意見」あるいは「意見を求める行為」を意味する．これは本来患者が保有する権利であり，患者あるいは家族からセカンドオピニオンの希望があった場合は，主治医は拒否してはならない．セカンドオピニオンを希望することで，主治医との関係が悪化することを懸念している患者もいることから，十分な配慮が必要である．

IV．医療安全

① 医療事故に対する考え方の変化

1990年代までは，「医療事故はあってはならないこと」として，個人の注意で防ぐことが重要と考えられていた．しかし，1999年に米国医学研究所から"To err is human（人は誰でも間違える）"と題された，医療事故とその防止策を提言した報告書が発表された．わが国でも2000年以降は，「医療事故は誰にでも起こりうる．チームや組織全体のあり方を改善しなければ防止できない」と考えられるようになった．1999年は，わが国で重大な医療事故が頻発し，「医療安全元年」と位置づけられている．

② インシデントレポート

医療機関内で発生した事象を機関内の医療安全担当部署に自主的に報告する制度で，多くの医療機関で導入されている．インシデントレポートは医療安全向上にはきわめて重要で，①患者安全の確保，②情報の共有，③透明性の確保，④院内システムの改善などに有効である．

③ 医療事故調査制度

2015年5月に医療法が一部改正され，同年10月に医療事故調査制度が施行された．この制度はわが国のすべての病院，診療所，助産所が対象で，医療機関の管理者は「医療事故」が発生した場合，遅滞なく医療事故調査・支援センターへの報告することが義務づけられた．この制度における「医療事故」は「医療に起因し，または起因すると疑われる死亡，または死産であり，当該管理者が当該死亡または死産を予期しなかったもの」と定義され(表1)，一般的に用いられている医療事故とは異なる．しかし，医療機関によって定義の解釈に差異があり，基準が明確でないことなどの問題点が指摘されている．

（近本 亮）

表1 医療事故調査制度の対象事案

予見性 \ 死因	医療に起因し，又は起因すると疑われる死亡又は死産	左記に該当しない死亡，又は死産
管理者が予期しなかった	調査対象事案	
管理者が予期した		

3. 周術期管理
(4) 創傷治癒　wound healing

I．創傷治癒過程（表1）

① 第一期：炎症反応期（損傷直後～3日）：多核白血球，単球などが血管外に遊走し，炎症性サイトカインの産生・細菌や異物の除去が行われる．線維芽細胞など誘導が促進される．

② 第二期：増殖期（3日～2週）：死滅した細胞や組織片は排除され，滲出液も消失する．7日目には創全体が肉芽組織で覆われる．線維芽細胞とコラーゲンにより，抗張力は急速に増大する．

③ 第三期：成熟期（2週～月～年）：線維芽細胞の活性が落ち，新生した毛細血管や滲出細胞が減少する．コラーゲンの増生と同時に創縁は収縮し創が治癒する．

II．一次治癒と二次治癒

① 一次治癒（一期癒合）：清潔な手術創，あるいは汚染が少なく創傷発生から6時間以内（golden time）では，細い線状瘢痕のみ残し早期治癒する．

② 二次治癒（二期癒合）：感染や壊死組織が存在する場合は開放創とし，収縮と上皮化による閉鎖を目指す．過度の瘢痕が残り治癒する．

③ 三次治癒（遅延性一次治癒）：細菌感染などで一次閉鎖ができなくても開放創とし，創が清潔で血流良好となった後で縫合閉鎖すると，一次治癒と同様の治癒が得られる．

III．創傷処置

① 創の洗浄：創と周囲組織を水道水や生理食塩水にて洗浄する．

② 止血：まず圧迫し出血の軽減を図る．出血は創傷治癒の妨げであり確実に止血する．

③ デブリードマン：創部からすべての異物と壊死組織を除去し，出血する清潔な創部をつくる．

④ 縫合：創傷治癒を考慮し必要な創は縫合する．

⑤ 被覆材の貼付：創部を湿潤状態に保つと，線維芽細胞の遊走など治癒過程が円滑に進む．そこで，ハイドロコロイドなどの被覆材を創の状態に応じて貼付する．

IV．阻害因子

治癒を阻害する因子を取り除き，治癒過程を邪魔しないことが肝要である．治癒阻害因子は全身的因子と局所的因子に大別される（表2）．

（井田　智）

表1　創傷治癒過程

	①炎症反応期（組織反応期）	②増殖期（肉芽形成期）	③成熟期（瘢痕期）
受傷後からの期間	直後～3日	3日～2週	2週～月～年
主要細胞	多核白血球，単球	線維芽細胞	線維細胞
血管	血管拡張	血管新生	退縮
主な組織反応	細菌や壊死組織の除去	肉芽形成，コラーゲンの産生	瘢痕組織形成
抗張力	きわめて弱い	急増する	漸増する
その他の特徴	・線維芽細胞や間質系細胞の誘導→血小板由来増殖因子（PDGF）やトランスフォーミング成長因子-β（TGF-β），インターロイキン（IL）-1，IL-6，IL-8	・IV型コラーゲンやプロテオグリカン，フィブロネクチン：細胞外マトリックスの形成促進・創の辺縁から中央に向かって肉芽組織が新生・周囲表皮の基底細胞が活性化され，上皮化開始	・瘢痕成熟・創傷の収縮・収縮は上皮化を容易にし，創治癒に有利である一方，関節などでは瘢痕性拘縮により可動域制限が起こることもある．

表2　創傷治癒を阻害する因子

全身的因子	局所的因子
低栄養（ビタミン・微量元素欠乏含む）	組織間の距離：距離が長いと癒合に時間を要する
糖尿病：易感染性，微小循環不全	創部の感染，異物や壊死組織の存在
肝・腎疾患：慢性的な蛋白低下	虚血：動脈硬化など
薬剤：ステロイド・抗癌剤など	局所の循環障害：縫合糸の締め過ぎ・包帯による過度の圧迫・浮腫など
喫煙：動脈硬化，組織の低酸素状態	創傷への刺激：消毒薬や化学物質による

3. 周術期管理
(5) チューブ　tubes

I. 経鼻胃管

　経鼻胃管は，貯留した胃内容の吸引および減圧，薬剤や栄養物の注入，上部消化管造影での造影手段，胃内の洗浄など治療を目的として挿入される．挿入に注意を要する場合として，易出血性の食道静脈瘤が存在する場合，食道癌や噴門部癌，良性食道狭窄や大きな食道憩室を合併している場合などがあげられ，これらの場合は内視鏡などで直視下に挿入することが望ましい．

II. イレウス管

　イレウスの原因は多岐にわたる（表1）．絞扼性イレウスは，緊急手術の適応であり，イレウス管挿入の適応とはならないが，単純性イレウスの大半を占める癒着性イレウスは，まず経鼻イレウス管で腸管内を減圧して腸管壁の浮腫を減少させ，通過障害の改善を図る．また，挿入後にイレウス管を利用した腸管造影を行うことで閉塞部位の診断も可能となる．経鼻イレウス管でイレウスの改善がみられない場合は手術を考慮する．一方，経鼻イレウス管で十分な効果が得られない左側大腸の閉塞には，経肛門イレウス管の挿入が有用である．

III. 胆管チューブ

　胆管が腫瘍，胆石，炎症などにより閉塞して胆汁がうっ滞すると，黄疸（高ビリルビン血症）が発生する．体外もしくは消化管内に胆汁を流して黄疸を改善させる方法として，経皮経肝胆道ドレナージ（PTBD：皮膚から直接肝臓内の胆管にチューブを挿入し，体外に胆汁を流す）や，内視鏡的胆道ドレナージ（ERBD：内視鏡で胆管内にプラスチックステントを留置し，胆汁が十二指腸に流れやすくする，ENBD：内視鏡で胆管内にチューブを挿入し，経鼻的に胆汁を体外に流す）がある．手術で胆管の縫合や吻合を行った場合に，胆管内の減圧目的に一時的な胆管チューブを留置することもある．

表1　イレウスの分類

機械的イレウス
1. 単純性（閉塞性）イレウス 　a. 先天性 　b. 腸管内異物（胆石，硬便，寄生虫など） 　c. 腸管の器質的狭窄（癒着，瘢痕，腫瘍，屈曲，壁外圧排，悪性腫瘍の播種など） 2. 複雑性（絞扼性）イレウス 　a. 絞扼性（狭義）イレウス 　b. 腸重積症 　c. 腸管捻転不通症 　d. 腹腔内腸嵌頓症 　e. ヘルニア嵌頓
機能的イレウス
1. 麻痺性イレウス 　a. 急性腹膜炎 　b. 腹部手術後，腹部外傷後など 2. 痙攣性イレウス 　鉛中毒，腸間膜血管の血栓・塞栓など

IV. 胸腔ドレーン

　胸腔ドレナージは，血気胸，胸水貯留，膿胸などの際に，胸腔内に貯留した液体や気体を除去し，①貯留物の鑑別診断，②血気胸の改善，③貯留物による心肺圧迫の解除，④感染コントロールなどを目的として行われる．また，排気・排液だけでなく，胸腔内の陰圧を改善させ，肺に空気が入りやすくする役割も果たす．しかし，一度に多量の胸水を排液すると，急激な胸腔内圧低下によるショックや肺水腫を起こす場合がある．また，術後の胸腔ドレーンは，①出血・エアリークなどの情報ドレーン，②貯留物除去による臨床症状の改善，術後合併症の予防，③エアリーク・感染などの治療を目的として留置される．

V. 腹腔ドレーン

　腹腔ドレナージは，腹水貯留や腹腔内膿瘍などの際に，①貯留物の鑑別診断，②感染コントロール，③貯留物による腹部膨満などの症状改善などを目的として行われる．術後の腹腔ドレーンは，基本的に胸腔ドレーンと同様で，①情報ドレーン（術後出血，縫合不全，胆汁漏，膵液漏），②予防ドレーン（貯留物除去による合併症予防），③治療ドレーン（縫合不全，腹腔内膿瘍などの治療）として留置される．

（日吉幸晴）

3. 周術期管理
(6) 集中治療室　intensive care unit

I．定義・概要

　集中治療室(intensive care unit：ICU)とは，診療科を問わずに重篤な急性病態により生命の危機に瀕した患者に対して，集中的なモニター管理と治療を行い，専門医師・看護師・薬剤医師などの多職種から構成されたスタッフにより，救命のために積極的な治療を行い安定化を図ることを目的とした治療室と定義される．急性病態の改善を目的とするために，改善が見込めない緩和ケアの患者は基本的に対象とならない．

II．分類

　すでに重症化した患者を対象とした集中治療室をmedical ICUと定義される．一方，外科的治療は過大侵襲を伴い予定手術であっても重症化することがあり，緊急手術ではそのリスクはさらに高まる．surgical ICU (SICU)では術後の患者を集中治療室にて効率的な一括管理を行い，種々の術後病態に対応し有効性である．アメリカ麻酔学会の手術予定患者評価(American Society of Anesthegiologists-Physical Status：ASA-PS)は6段階に分類され，重症の全身疾患を有する患者(ASA-PSⅢ)に対する術後管理はSICUで行うことが望ましい．また，過大侵襲を伴う手術，大量出血などの予期せぬ合併症を認めた手術などの術後は，重要臓器の機能不全をきたす可能性が高くなり，SICUの入室適応となってくる．SICUでは，種々の生体モニタリング(心電図，酸素飽和度，動脈圧，肺動脈圧，心係数，末梢血管抵抗，混合静脈血酸素飽和度など)により細やかな状態観察を行い，問題点をいち早く拾い上げ，早期介入により臓器機能不全からの重症化を積極的に予防する．また，SICUにおいては術後各種ドレーンの管理(性状，量)が重要である．ドレーン出血や心嚢ドレーン無排液など状況によっては緊急性もあり術式を理解したうえでの管理が必要である．

　病院の特徴に準じ以下の集中治療室が設置されている．冠疾患集中治療室(coronary care unit：CCU)，脳卒中集中治療室(stroke care unit：SCU)，脳神経外科集中治療室(neurogical care unit：NCU)，新生児集中治療室(neonate intensive care unit：NICU)，精神病集中治療室(psychiatry intensive care unit：PICU)，小児集中治療室(pediatric intensive care unit：PICU)，呼吸器疾患(repiratory care unit：RCU)，母体胎児集中治療室(maternal fetal intensive care unit：MFICU)，高度治療室/準集中治療室(high care unit：HCU)．

III．ICU入室・退室基準

　SOFA(Sequential Organ Failure Assessment)は死亡率と相関し，客観化された患者重症度評価として活用されている(図1，表1)．ICU入退室基準は各施設において設定はされているが参考程度とされる場合もあり，集中治療専門医は患者の病状(緊急性など)，入室患者数，スタッフ数など種々の問題点を一括考慮のうえでICUにおけるベッドコントロールを行っている．以下は参考基準．

① 入室基準

　A：人工呼吸管理やメカニカルサポート(PCPS，CHDF，IABPなど)を必要とし，全身状態が不安定．B：ERにて三次救急．C：一般病棟での急変や重症化により，生命の危機であり，人工呼吸器管理など高度な治療を必要．D：SOFAスコアがすべて2以上か，最も重症な臓器不全がSOFA4以上であること．SOFAの合計点数が，12点以上を目安．E：難病の末期や悪性疾患の末期でない．

② 退室基準

　A：必要なメカニカルサポートを離脱し，12時間以上全身状態が安定．B：血液透析が必要な症例は，間欠透析で対応できる状態．C：人工呼吸器を離脱し抜管しているか，気管切開後で，病棟でも可能な人工呼吸器管理の状態になり，状態が安定．D：SOFAスコアがすべて2以下か，最も重症な臓器不全がSOFAスコアが4以下であること．SOFAの合計点数が，12点以下を目安．

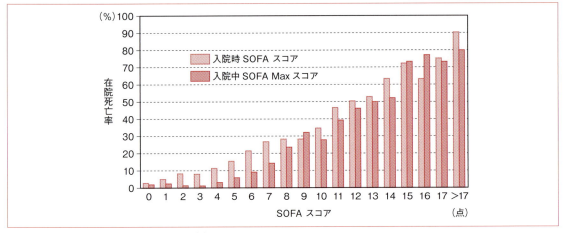

図1 SOFAスコアと院内死亡率の関係
(Sakr Y, et al. Patterns and early evolution of organ failure in the intensive care unit and their relation to outcome. Crit Care 2012；16：R222 より改変)

表1 SOFA(Sequential Organ Failure Assessment)スコア

	SOFAスコア(点)				
	0	1	2	3	4
■呼 吸 PaO_2/FiO_2比(torr)	>400	≦400	≦300	≦200	≦100
■凝 固 血小板(×10^3/mm^3)	>150	≦150	≦100	≦50	≦20
■肝 臓 T-Bil(mg/dL)	<1.2	1.2〜1.9	2.0〜5.9	6.0〜11.9	>12
■循 環 血圧・昇圧剤使用	血圧 低下なし	平均血圧 <70	DOA≦5γ or DOB	DOA>5γ or Ad≦0.1γ or NAd≦0.1γ	DOA>15γ or Ad>0.1γ or NAd>0.1γ
■中枢神経 Glasgow Coma Score	15	13〜14	10〜12	6〜9	<6
■腎 臓 Cr(mg/dL) or 尿量(mL/日)	<1.2	1.2〜1.9	2.0〜3.4	3.5〜4.9 <500 mL	>5.0 <200 mL

DOA：ドパミン，DOB：ドブタミン，Ad：アドレナリン，NAd：ノルアドレナリン，γ(μg/kg/分)

IV．PICSとICU-AW

　PICS(post ICU syndrome)は，ICU退室後に運動・認知機能，精神の障害をきたすもので，ICU-AW(ICU-aquired weakness)はICU退室後に急性の左右対称性の四肢筋力低下を認め，いずれも患者QOLが悪化し社会復帰から自立に影響を与える．

(蒲原英伸)

4. 外科的支援
(1) 麻酔　anesthesia

Ⅰ. 定義

薬物を神経に作用させ，一定時間，無痛，反射喪失の状態をつくり出す方法．

Ⅱ. 分類

全身麻酔と局所麻酔に分類される（表1）．

Ⅲ. 全身麻酔

全身麻酔は中枢神経系に薬物を作用させて麻酔状態を得るものと定義される．全身麻酔は，①意識の消失 unconsciousness，②無痛 anesthesia，③筋弛緩 muscle relaxation，④有害反射の抑制（reflex blockade of the respiratory, cardiovascular, or gastrointestinal tract）の4要素が必要である．現在の全身麻酔は意識を消失させる麻酔薬，痛みをコントロールする鎮痛薬，筋弛緩薬の3種類の薬物を組み合わせて行うバランス麻酔が主流である．

① **前投薬**：前投薬は全身麻酔の導入・維持を円滑にし，麻酔薬や手術による副作用を軽減するために全身麻酔前に投与する．抗コリン作動薬，トランキライザー，鎮痛薬が用いられる．

② **麻酔薬**：麻酔薬には吸入麻酔薬と静脈麻酔薬がある．

- **吸入麻酔**：吸入により肺を経由して血液に溶解し，中枢神経に作用することで麻酔作用を発揮する．ガス性吸入麻酔薬と揮発性吸入麻酔薬に大別される．
- **静脈麻酔**：麻酔の維持で用いられるのは持続投与が可能なプロポフォールである．静脈麻酔薬とオピオイドを持続静注する麻酔を，全静脈麻酔（total intravenous anesthesia：TIVA）という．

Ⅳ. 局所麻酔（表2）

痛覚伝導路を可逆的に遮断し，その末梢神経領域の無痛域を得ることと定義される．

① **表面麻酔**：鼻，口腔，咽頭，気管支などの粘膜や皮膚などの表面を直接塗布，皮下へ浸透させ神経終末に作用させ除痛する方法．

② **局所浸潤麻酔**：皮内や皮下に麻酔薬を注入し，注入内の及ぶ範囲を局所的に神経遮断する方法．

③ **伝達麻酔**：末梢神経や神経叢内あるいはその周囲へ麻酔薬を注入し疼痛刺激の神経伝達をブロックする方法．

④ **硬膜外麻酔**：脊柱管内で脊髄を包む脊髄硬膜の外側（硬膜外腔）に麻酔薬を投与し脊髄神経をブロックしその支配領域を無痛にする方法．

⑤ **脊椎麻酔**：腰椎以下の脊髄の外側（くも膜下腔）へ麻酔薬を投与し脊髄神経をブロックし，そこから尾側を無痛にする方法．

（内田博喜）

表1　全身麻酔と局所麻酔の比較

	全身麻酔	局所麻酔
作用	中枢神経系でのシナプス伝達抑制	主としてNaチャネルブロッカーによる神経伝導抑制
意識	消失	あり
健忘作用	あり	なし
鎮痛作用	さまざま	あり
反射	全身性抑制	局所的抑制
筋弛緩	全身の骨格筋	局所

表2　局所麻酔の分類

	利点	欠点	適応
浸潤麻酔	手技が容易 全身的影響がきわめて少ない	広範囲の術野には不向き 長時間手術に不向き	体表面の比較的小範囲の手術
伝達麻酔	全身的影響がきわめて少ない 比較的広い無痛域が得られる	手技に慣れが必要なブロックもある	手指の手術（腕神経叢ブロック）など
脊椎麻酔	少量の局所麻酔薬で広い無痛域 運動神経ブロックの効果大きい	循環抑制 高位脊椎麻酔では呼吸・循環の抑制が大きい 硬膜穿刺後頭痛	下肢の手術 帝王切開 虫垂炎など
硬膜外麻酔	分節性が明確 硬膜外チュービングにより長時間手術にも対応可能 モルヒネなどにより術後疼痛対策が可能	循環抑制 局所麻酔薬の使用量が多い 運動神経ブロックには高濃度の局所麻酔薬が必要	脊椎麻酔に準ずる 術後疼痛管理

4. 外科的支援
(2) 栄養　nutrition

Ⅰ. 食事療法
　疾患による消化吸収障害，腫瘍などによる全身性代謝異常，さらに精神的な負荷による食欲低下などが対象となる．消化管の通過障害がないことが必須条件である．摂取形態の工夫や嗜好に合わせて行う．

Ⅱ. 経腸栄養
　腸管を使用することにより，腸管内の細菌叢変化 bacterial translocation を予防し，消化管機能の保持が可能となる．消化管が機能しており消化吸収が可能ならば，経腸栄養を選択する．
① 適応
　消化管の通過障害がないにもかかわらず経口摂取が不能な場合，経口摂取のみでは十分な栄養補強効果が得られない場合．

② 方法
　チューブを消化管内に挿入し，栄養剤を投与する．経腸栄養剤には，蛋白質・炭水化物・脂肪の組成を調整した栄養学的に完全な製剤，前消化され吸収されやすい成分栄養食，さらに腎不全や肝不全など特殊な状況のために調整された調整製剤などがある．標準的な経腸栄養剤は1 kcal/mLである．
　投与経路（図1）：短期の場合→経鼻的胃・空腸チューブ留置．長期の場合→内視鏡的胃瘻造設術・手術的消化管瘻（胃瘻・腸瘻）造設術によるもの．

③ 合併症
　チューブ閉塞，気管気管支誤嚥，胃内容排出遅延，下痢，代謝合併症（高血糖・高ナトリウム血症など）．

Ⅲ. 経静脈栄養
① 適応
　消化管に高度の通過障害・出血がある場合，栄養チューブの挿入が困難な場合，経腸栄養の効果

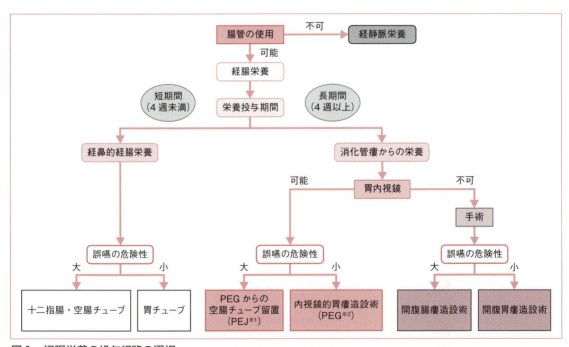

図1　経腸栄養の投与経路の選択
※1 PEJ：経皮内視鏡的空腸瘻造設術　percutaneous endoscopic jejunostomy
※2 PEG：経皮内視鏡的胃瘻造設術　percutaneous endoscopic gastrostomy

が不十分な場合.

② 方法

末梢静脈栄養(peripheral parenteral nutrition：PPN)：高濃度の溶液は静脈炎を起こすため，十分なエネルギー源の投与には適さない．一時的な(2週間程度まで)栄養投与である．

Ⅳ．中心静脈栄養

① 適応

経静脈栄養の適応に加え，1日の必要エネルギーと栄養素すべてを長期間にわたって行う必要のある場合．

② 方法

- 完全静脈栄養(total parenteral nutrition：TPN)：完全な栄養必要量の投与が行える．TPN溶液は，一般的にアミノ酸(蛋白質)・ブドウ糖(炭水化物)・脂肪乳剤(脂肪)の3種混合液が投与される．
- 経皮的直接穿刺法：エコーガイド下に静脈(内頸静脈・鎖骨下静脈・外頸静脈・肘静脈など)を確認・穿刺し，右房近傍の上大静脈に留置する．
- 切開法(カットダウン)：凝固能異常など穿刺時の合併症の可能性が高いと予想される場合に直接静脈(前腕の橈側皮静脈および足関節の伏在静脈など)を切開しカテーテルを挿入する．

③ 合併症

穿刺時の気胸，動脈の誤穿刺による出血，カテーテル感染症，カテーテルトラブル(閉塞・変異・断裂など)，静脈内血栓，長期投与による脂肪肝・肝機能障害・糖代謝異常・微量元素欠乏症など．

Ⅴ．胃瘻

① 適応

長期の経腸栄養を要する場合，4週間以上の生命予後が見込まれる場合．

② 方法

プル・プッシュ法(pull/push法)とイントロデューサー法(introducer法)がある．

③ 合併症

出血，造設時の他臓器損傷(結腸・肝臓など)，チューブ交換時の腹腔内誤注入，誤嚥性肺炎，瘻孔感染，早期事故抜去など．

(上田貴威)

4. 外科的支援
(3) 輸血　blood transfusion

Ⅰ. 種類と適応 (表1)

① 種類
1) 同種輸血
    a) 全血輸血
    b) 成分輸血 (赤血球製剤・血漿製剤・血小板製剤)
2) 自己輸血 (貯血式・希釈式・回収式)

② 適応

血液中の赤血球や凝固因子などが減少または機能的に低下した際に，循環血液量，酸素供給量，凝固能維持など臨床症状の改善を図るために輸血製剤を投与する．抗原抗体反応などの輸血に伴うリスクを十分考慮し，輸血量は必要最小限とし過剰な投与は避ける．

Ⅱ. 交叉試験

血液製剤-患者血液間の抗原抗体反応をあらかじめ検査し，不適合輸血を防ぐ検査．交叉適合試験には主試験と副試験とがあり，主試験は患者血清と供血者血球との反応，副試験は患者赤血球と供血者血清との反応を確認する．

Ⅲ. 同種輸血

献血者の血液からつくられた血液製剤．原材料に由来するウイルスなどの感染や同種免疫による副作用のリスクがある．

① 代表的な副作用
- アレルギー反応：輸血内の蛋白が抗原となり惹起される免疫反応．
- 輸血後感染症 (HBV，HCV，HIV-1など)．
- 移植片対宿主病：供血者のリンパ球が受血者を非自己と認識し攻撃する反応で重篤な症状を引き起こす．現在，予防のために放射線照射された血液製剤が医療機関に供給されている．

Ⅳ. 自己輸血

患者本人の血液を使用するため，安全性の高い輸血療法．輸血を要する外科手術において積極的に導入することが推奨されている．

① 貯血式

術前に患者自身の血液を採取・保存する．

② 希釈式

全身麻酔後，血液採取し，代用血漿で補い，術後，新鮮血として戻す方法．

③ 回収式

術中出血した血液を再度患者に戻す方法．

Ⅴ. 成分輸血

血液を遠心分離し，「赤血球製剤」「血漿製剤」「血小板製剤」に分け，患者が必要とする成分だけを輸血する方法．全血製剤と異なり，不必要な成分が輸血されないですむため，循環器系臓器への負担が少ない．

Ⅵ. 血液製剤

血液製剤とは，人の血液から得られた物を有効成分とする医薬品のことで，「全血製剤」「血液成分製剤 (赤血球製剤，血漿製剤，血小板製剤)」「血漿分画製剤」に分類される．

「血漿分画製剤」は，血漿から必要な蛋白質を種類ごとに分離精製したもので，主なものに，アルブミン製剤，免疫グロブリン製剤，血液凝固因子製剤がある．

(錦　耕平)

表1　輸血製剤の種類と適応

輸血製剤	適応	貯法	有効期間
赤血球製剤	赤血球不足，機能障害による酸素供給量不足に対し使用	2～6℃	採血後21日
血漿製剤	血液凝固因子不足による出血傾向に対し使用	-20℃以下	採血後1年以内
血小板製剤	血小板減少，機能障害による出血傾向に対し使用	20～24℃ 振盪保存	採血後4日間
全血製剤	大量出血で赤血球，血漿同時輸血を要する場合	2～6℃	採血後21日間

4. 外科的支援
(4) 臓器移植　organ transplantation

Ⅰ. 定義

末期臓器不全の治療のため，他の正常な臓器を移植すること．臓器提供者をドナー，臓器受容者をレシピエントとよぶ．

Ⅱ. 分類

ヒトからヒトへの同種移植，ブタなどからヒトへの異種移植がある．心，肺，肝，腎移植などでは同種移植が行われている．また正常のヒトがドナーの生体移植，脳死のヒトがドナーの脳死下移植，心停止したヒトがドナーの心停止下移植がある（表1）．

Ⅲ. 脳死判定

脳死が疑われ，脳死下移植のための臓器提供目的で行われる諸検査．深昏睡，瞳孔の散大と固定，脳幹反射の消失，平坦な脳波，自発呼吸停止の5項目であり，6時間以上経過した後に2回目を行い判定する．

Ⅳ. 拒絶反応

移植された臓器を異物と認識し，レシピエントの免疫機構が移植臓器を攻撃すること．拒絶反応が起こると移植臓器の機能が低下するため，免疫抑制薬が使用される．拒絶反応は超急性（数時間～24時間），急性（1週間～3ヵ月），慢性（3ヵ月以降）に分類される．超急性拒絶反応はドナー白血球抗原（human leukocyte antigen：HLA）やABO血液型抗体が原因であり，急性拒絶反応は主にリンパ球による細胞性免疫が関与する．

Ⅴ. 免疫抑制薬

移植臓器の拒絶反応を回避するために投与される薬剤．シクロスポリン（ネオーラル®），アザチオプリン（アザニン®），タクロリムス（プログラフ®），プレドニゾロン（プレドニン®）など15種以上の薬剤が認可されている．

表1　わが国で2015年に施行された臓器移植症例数

	生体移植	脳死下移植	心停止下移植
心移植	-	44	-
肺移植	16	45	-
肝移植	391	57	-
腎移植	1,494	104	63

（移植2016；51：124-170を参考に作成）

Ⅵ. 心移植

心移植は世界で年間4,000例程度施行され，脳死下移植として行われる．わが国では1999年から2015年までの17年間に266例が施行された．最近わが国では年間30～40例行われ，5年，10年生存率は93%，92%である．

Ⅶ. 肺移植

肺移植は世界で年間3,000例以上施行され，生体移植，脳死下移植として行われる．わが国では1998年から2015年までの18年間に1,000例以上施行された．最近わが国では年間60例程度行われている．生体移植の5年，10年生存率は72%，66%，脳死下移植の5年，10年生存率は72%，59%である．

Ⅷ. 肝移植

肝移植は世界で年間10,000例以上施行され，生体移植，脳死下移植として行われる．肝不全だけでなく，肝細胞癌の治療としても行われる．わが国では1964年から2015年までの52年間に8,300例以上施行された．最近わが国では年間400～450例程度行われている．生体移植の5年，10年生存率は，78%，73%，脳死下移植の5年，10年生存率は81%，76%である．

Ⅸ. 腎移植

腎移植は世界で30,000例程度施行され，生体移植，脳死下移植，心停止下移植として行われる．わが国では2006年から2015年までの10年間に14,000例以上施行された．最近わが国では年間1,600例程度行われている．生体移植の5年，10年生存率は，97%，93%，献腎（脳死下＋心停止下）移植の5年，10年生存率は，93%，81%である．

〔太田正之〕

4. 外科的支援
(5) 腹部救急　abdominal emergencies

I. 急性腹症　acute abdomen

急性腹症とは急激に発症し，激しい腹痛を伴う疾患の総称で，早急に診断・治療を必要とする．原因には，消化器疾患に限らず婦人科疾患，泌尿器科疾患なども含む．急性腹症と判断される場合は，痛みだけでなく，附随するショックの治療とともに呼吸・循環の管理を行いつつ検査を行う．緊急に手術が必要か，原因が腹部にあるのか，腹部以外の臓器にあるのかによって分類される．

診察にあたっては，体の診察，各種検査だけではなく，痛みに関して（いつから，どんなときに，どんなふうに，どこが，痛みは弱くなっているのか，強くなっているのか），さらに以前の状態や病気の有無（腹部手術既往，内服薬）などの聴取が必要である．

最近の診断治療技術の向上に伴い，保存的治療が行われることが多くなっているが，①消化管穿孔による汎発性腹膜炎，②急性臓器炎の重症例，③血行障害による消化管壊死，④腹腔内大量出血などは緊急手術の絶対的適応である．

II. 消化管出血　gastrointestinal bleeding

消化管出血は，口から肛門までのどこからでも起こり，顕性の場合も不顕性の場合もある．原疾患の場所により，上部消化管（トライツ靱帯より上）と下部消化管に分けられる．顕性出血は吐血，下血，血便に分類される．吐血は上部消化管出血を示唆する．静脈瘤性の出血と非静脈瘤性の出血に分かれ，前者は食道・胃静脈瘤からの出血，後者は胃・十二指腸潰瘍からの出血が多い．血便は，直腸からの肉眼的に認める血液の排出で，通常，下部消化管出血を示唆する．下血は，黒色のタール便で，通常，上部消化管出血を示唆するが，小腸または右側結腸が出血源であることもある．

診断：病歴（NSAIDs，アスピリン，ワルファリンなどの抗血栓薬内服既往，ヘリコバクターピロリ感染有無），採血（血液生化学，血算，凝固能）が必要である．

診断：上部消化管出血が疑われる患者（例：吐血，コーヒー残渣様吐物，下血，大量直腸出血）には，経鼻胃管吸引および洗浄を行う．コーヒー残渣様物質は，出血速度が遅いか，出血が止まっていることを示す．また，原因精査のために上部消化管内視鏡検査も行う．痔が疑われる患者に対しては，肛門鏡検査を行う．血便患者には前処置を行い，大腸内視鏡検査を行い診断する．

治療：全身管理（循環，呼吸，輸液，輸血），および止血術（内視鏡的凝固術）であるが，内視鏡下に止血できなければ，外科手術を行う必要がある．

III. 腸閉塞とイレウス

腸閉塞 bowel obstruction とイレウス ileus は区別される．

腸閉塞は文字どおり腸管の閉塞で，三大要因は「癒着・ヘルニア・大腸がん」である．腸管の血行障害がなく輸液と減圧で治癒する「単純性」と，腸管の血行障害があり緊急手術が必要となる「絞扼性」があり，この鑑別は時に患者の生命に関わるため重要である．一方，イレウスは腸管が麻痺し蠕動運動が停止した状態である．術後は手術侵襲によりイレウスを呈することがあり，術後イレウスとよぶ．

診断：X線，超音波，CT検査で診断を行う．腸管の血行や血栓有無を評価するには，造影CTが必要である．

治療：癒着性腸閉塞や術後イレウスの場合は，まず保存療法を行う．保存療法では，点滴による栄養補給を行いながら，絶飲食で回復を待つ．経鼻胃管，イレウス管を挿入し，胃内容物を排出し，腸管の圧力を下げることで治癒する場合もある．保存療法を数日～1週間以上続けても効果がない，あるいは再発を繰り返す場合は，手術を考慮する．一方，絞扼性腸閉塞の場合は，腸の壊死が進まないうちに手術を行い，腸閉塞を起こしている原因を解消する．すでに壊死が起きてしまっている場合は，その部分を切除・吻合する．なお，腫瘍による腸閉塞の場合も，切除が可能な状態であれば切除手術を行う．

〔中嶋健太郎〕

4. 外科的支援
(6) 事故と災害
accident and disaster

予期せぬ出来事が起こり、傷病者が発生すること。交通事故や転落事故など。

外部からのエネルギーにより身体に損傷を起こす。事故では四肢外傷および体幹の外傷が起こり、体幹外傷では生命に関わるものが多く緊急性を要する。傷病者のバイタルサインを確実に評価し、緊急性を判断する。

Ⅰ. 胸部外傷

肺挫傷・血気胸・鎖骨骨折・肋骨（多発）骨折・胸椎骨折など。呼吸状態が切迫している場合は、挿管人工呼吸器管理、胸腔ドレーン挿入などの選択をする。鈍的心外傷では心タンポナーデや心破裂など重篤な循環不全を起こし、開胸術を考慮する。

Ⅱ. 腹部外傷

体外からのエネルギーにより内臓損傷を起こす。主要臓器として肝損傷・脾損傷・腎損傷・膵損傷など実質臓器から小腸・結腸など管腔臓器も損傷を受ける。鈍的損傷と鋭的損傷に大別され、鋭的損傷では開放創となるため緊急手術を行う。鈍的損傷により腹腔内および後腹膜出血がある場合、緊急性を要する場合に外来で開腹の後にガーゼパッキングで一時止血をする。開腹手術だけでなくIVR（interventional radiology）の選択肢も考慮され、各施設の診療体制に準ずる。

Ⅲ. 骨盤外傷

骨盤周囲は多くの血管が集まり骨折部からの出血により生命を落としかねない。静脈性出血と動脈性出血に分けられ、動脈性出血に対しては経カテーテル動脈塞栓術（transcatheter arterial embolization：TAE）が選択されるが、静脈性出血に対しては創外固定、骨盤内パッキングが選択される。重篤な循環不全を呈している場合は、これらの処置を行う前に大動脈遮断バルーン（intraaortic ballon occlusion：IABO）カテーテルを挿入し、一時的大動脈の遮断により出血を抑えることで、失血による心停止回避を試みる。

Ⅳ. 集団災害

集団災害とは何らかの災害により通常の救急医療活動の範囲を超えるような多数の傷病者が同時に発生した状態である。したがって集団災害の範疇には多くの状況が含まれるが、発生原因により自然災害natural disasterと人為的災害man-made disasterに大きく分けられる。集団災害にあたってはライフラインの途絶した状況で、多数の傷病者に医療サービスを提供しなければならない。つまり、1名の傷病者に対して最大限の資源を投入して救命と後遺症軽減を図る通常の救急対応と異なり個々の傷病者の対応は制限を受けることとなる。また、災害の種類によっても求められるサービスは異なる。

> **note トリアージ**：トリアージとは災害によって相対的に医療資源が不足した状態において、不足した資源の配分に関する問題を解決するためにある判断基準を基に傷病者の区分を決め、それに応じて資源を配分する方法である。

（柴田智隆）

1. 医療面接
medical interview

I. はじめに

医学的な専門性をいくら高めても，患者とのコミュニケーションに無頓着な医師は，患者にとって不完全な存在である．これから始まる病気との闘いにおける患者と医師の「同盟」の基盤がこの医療面接にあり，ある意味，医師の「人間力」が試される場である．

II. 病歴聴取

まず，自己紹介をして，患者の氏名を確かめる．病歴聴取の流れを，図1に示す．患者は「不安」だから病院を受診する．まず，患者の解釈モデル（疾病に対しての考え・心配）をopen (ended) question（はい，いいえ，などで答えられない質問）で聴くように努める．医師として正確な診断・治療をするのと同様に，この患者の「不安」に傾聴することが重要である．専門性の高い病歴聴取のためには，医師が主導権をもつclosed question（はい，いいえ，などで答えられる質問）の多用は避けられないが，closed questionの連続は，患者に「事務的だ」「冷たい」という悪い印象を与えかねない．そのため，closed questionの間にopen questionや身体診察を挟むなどの工夫をするとよい．病歴聴取の最後にはopenな型でdoor knob questionを聴くようにする．

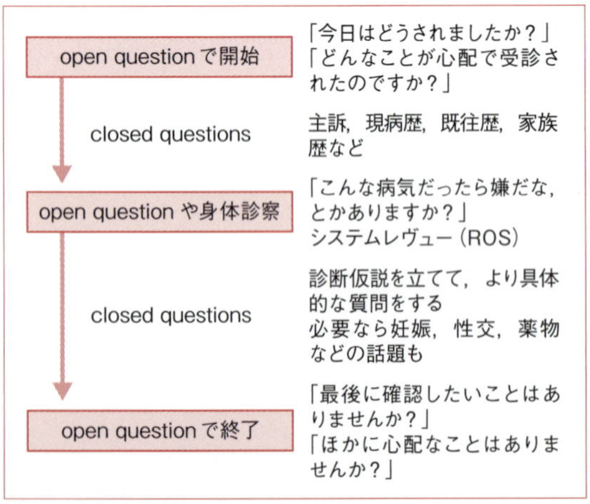

医師と患者には圧倒的な医療情報の差が存在し，医師が提供しようとする医療と患者の解釈モデルとは乖離しているのが当然である．少なくとも患者がopen questionに答えている間は患者の言葉を遮らないようにする．患者の言葉に「傾聴」して，ありのままに「受容」する．患者が述べた感情表現（つらい，不安だ，など）があれば，それを繰り返すなどして，「共感」を示すとよい．

III. システムレヴュー

システムレヴュー（review of system：ROS）は，各臓器に関して系統的に症状を問診して，主訴から想起されにくい問題点や症状を明らかにしていく方法である．全身に関する症状（発熱，食欲不振など）から聴取し，頭の先から足先へとそれぞれの部位・臓器に特有な症状を確認して行くとよい．ROSは，鑑別診断があがらない場合や，あまり喋らない患者などに，身体診察をしながら行うとよい．

IV. コミュニケーション技法

医師と患者という特殊な関係であっても，第一印象が大事であることは言うまでもない．白衣を着て清潔な「身なり」に努め，患者が医師に対して描く「属性推論」に大きく違わないようにする．「視線」を適度に患者に向けて診察するように努める．時間の制約を感じているときなど自分のイライラなどが「表情」に出ていないか注意する．自身の「口調」を患者のトーンに合わせるとよい．単調にならないように注意しながら「相槌」をうつ．

V. 最後に

医療面接は技術であり芸術である．医療面接を「スキル」として向上させていくことも重要であるが，その基本は，「患者中心」の姿勢である．初対面の患者でも，診察が終わった後，「先生に診てもらえてよかった」と感謝されるときがある．医療面接だけでも患者は癒やされるのである．

図1 医療面接の流れ

（山下洋市）

2. 診療記録　medical record

I. 問題指向型診療記録（POMR）の作成

　診療記録は医師自身の単なる覚書ではなく，他の医療者との情報を共有しながらevidence-based medicineを実施するためのものである．科学的，論理的でわかりやすく記載しなければならない．また患者への十分な説明と同意のためにも必要であり，医師自身の医学的，法的正当性を証明する点でも重要である．診療記録は医師法によりその記載が義務づけられている（第24条）．省略語は原則的に避け，できる限り日本語で記載し記載日，署名も求められている．

　現在の診療記録は患者が抱える問題を中心に据えた「問題指向型：Problem Oriented Medical Record（POMR）」である．POMRは医療チームが解決すべき問題別に症状や結果，考察を記載することで，医療者同士の相互理解が進みやすい．POMRは以下のパートで成り立っている（表1）．基本データ：診療の基礎・前提とすべき情報で主訴，現病歴，既往歴などである．主に初診時の診察情報を基に作成するが，その後も必要に応じて加筆する．問題点リスト：基本データを基に患者が抱えている問題点（プロブレム）をあげる．診断が確定している病名，確定していない問題のほか，社会的，心理的な問題も列挙する．考察：問題点リストを決定した経過，治療の大まかな方針を記載する．初期計画：問題点ごとに解決のための計画を立案する．診断計画，治療計画，患者に説明や指導を行うための教育計画などがある．経過記録，退院時要約については次に説明する．

II. SOAP形式の経過記録

　SOAPとはSubjective data, Objective data, Assessment, Planの頭文字である（表2）．「S」は主観的データであり，患者，家族の発言をそのまま記載する．「O」は客観的データで，診察所見や検査結果を記載する．検査所見を要約して記載し，そのトレンドを明らかにすることも重要である．

表1　PORM記録の構造

構成内容	記載内容
基本データ	初診時の情報を基に作成する． ✓ 主訴　　✓ 生活歴 ✓ 現病歴　✓ 嗜好歴 ✓ 既往歴　✓ 家族歴 ✓ 現症
問題点リスト	患者の問題点（プロブレム）をリストアップする． ✓ 診断が確定している病名 ✓ 診断が確定していない問題，鑑別診断 ✓ 社会的問題 ✓ 心理的問題
考察	問題点リストを決定した理由と経過や，診断と治療の方針，設定したゴールなどを記録する．
初期計画	問題点ごとに計画を立案する． ✓ 診断計画 ✓ 治療計画 ✓ 教育計画
経過記録	問題点ごとにどのような経過をたどったかを記録する．記載はSOAP形式で行う．
退院時要約	診断名・転帰，入院時の症状と所見，入院後の経過を記載する．

表2　SOAP記録の記載内容

略語		記載内容
S	Subjective data	✓ 主観的データ（患者・家族の訴え，発言）
O	Objective data	✓ 客観的データ（診察所見，検査成績）
A	Assessment	✓ S, Oデータの分析，評価 ✓ 診断（病因，病態，重症度，合併症，予後） ✓ 今後の見通し，方針
P	Plan	✓ 具体的計画（検査，治療）

る．「A」はS, Oに記載したデータを分析，評価し記載する．それを踏まえた診断，予後の見通し，今後の大まかな治療方針を記載する．「P」は必要な検査，処置，処方などを具体的に記載する．

III. 要約と提示　summary and presentation

　退院時には退院時要約を記載する．退院後の外来診療に用いるほか，主治医以外の医療従事者が診療を正確に把握するためにも重要であり，診断名・転帰，入院時の症状と所見，入院後の経過をまとめる．近年では診療記録の開示に関する制度が整備され社会的にも認知されており，いつでも診療記録を提示できるような備えも重要である．

（橋本大輔）

3. 臨床判断　clinical judgment

Ⅰ．情報収集

臨床判断にあたっては，患者の病態を把握するために，以下のような方法を用いて患者情報を収集し，以後の診断・治療へと移行する．

① 病歴

主訴，現病歴，既往歴などの問診を行う．生活歴，家族歴，嗜好歴なども診断確定に重要であり，患者・家族より十分聴取する．

② 診察

視診，触診，打診，聴診の順に行い，全身所見および局所所見について診察する．全身所見は体格，栄養状態，体位，姿勢などであり，局所所見をとる場合には病変の存在部位を記載することが重要である．

③ 血液・生理検査

全身の組織や臓器の状態の異常を見つけるのに不可欠であり，臓器・疾患別の特徴を十分に理解しておく必要がある．

④ 画像診断

主な画像診断法として超音波検査，X線CT，MRI，シンチグラフィー，内視鏡検査，造影検査（血管造影・消化管造影など）がある．今日ではそれぞれを組み合わせた総合画像診断が診断の中心となっており，部位別にそれぞれの特性を生かして検査を進める．

⑤ 診断基準

疾患に関する臨床試験の結果や関連するガイドライン，PubMedなどを用いた文献検索などを用いて十分な情報を収集する．

Ⅱ．問題抽出

目の前の患者から生じる疑問や問題を，わかりやすい形に整理する過程である．これにより，これから扱う問題を明確にすることができる．その方法として，PICO（表1）を用いるとわかりやすく，問題点をこのPICOの形にすることは"疑問の定式化"とよばれる．

Ⅲ．鑑別診断

主に仮説演繹法とベイズの定理の2つの方法が用いられる．仮説演繹法では，①頻度の高い疾患，②急を要する疾患，③有効な治療のある疾患，の3つの軸に従って鑑別診断リストを作成する．ベイズの定理では上記の鑑別診断リストに加えて，ある所見があった場合にその疾患の可能性がどれだけ増加するか（減少するか）を［事前オッズ×尤度比＝事後オッズ］によって計算で求めることができる．

Ⅳ．治療計画

確定診断が得られた場合，各々の疾患の重症度分類，癌であればステージ分類に沿って疾患の程度を評価した後に治療方針を検討する．多くの疾患ではガイドラインをはじめとした多くのエビデンスが存在し，これに沿って治療方針を決定する．この際に患者の希望を重視することを忘れてはならず，治療効果と副作用や合併症の情報を十分に提供し，最良の選択肢を検討しなければならない．

Ⅴ．根拠に基づく医療（EBM）

「最新の研究知見をシステマティックに整理，吟味し，用いることによって臨床判断を行うプロセス」であり，科学的根拠に基づく医療，すなわ

表1　PICO

PICO	内容	例
P：Patient	どんな患者が	中年男性の高血圧患者が
I：Intervention（E：Exposure）	ある治療/検査をするのは	降圧薬を服用するのは
C：Comparison	別の治療/検査と比べて	降圧薬を服用しないのと比べて
O：Outcome	どうなるか	脳卒中の発生率が減少するか

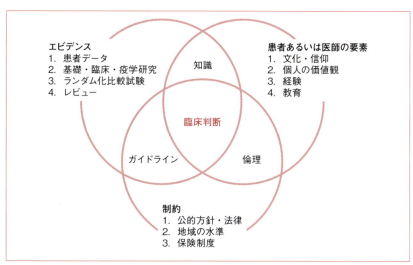

図1 EBM実践に必要な3つの要素

ち医療の実践の体系を示している．EBM実践のプロセスは，①問題の定式化，②問題についての情報収集，③得られた情報の批判的吟味，④情報の患者への適応，⑤①〜④のステップ評価，からなり，臨床疫学，医学統計学，臨床倫理などに基づく．情報を患者に適応する際には，エビデンス，患者あるいは医師の要素，制約の3つを考慮すべきである，とされている（図1）．

〔中川茂樹〕

4. 身体診察
physical examination

バイタルサイン，腹部・直腸の診察について述べる．

Ⅰ．バイタルサイン

① **呼吸状態**：30～60秒間呼吸状態を観察する．正常な呼吸数の平均値は20回/分（16～25回/分の範囲）である．25回/分以上を頻呼吸とする．

② **血圧**：収縮期血圧が90 mmHg未満であればショックであり，心原性，循環血液量減少性，血液分布異常性の鑑別を行う．

起立性低血圧（仰臥位から立位になった場合に収縮期血圧が20 mmHg以上低下する）を認めた場合は，急性出血などの循環血液量の減少を示唆する．

③ **脈拍**：体位変換による脈拍の増加が30回/分以上，あるいは強い立ちくらみを認めた場合は循環血液量の減少を考える．

④ **体温**：健常者の平均口腔温は36.5℃で，一般に午前6時で最も低く，午後4～6時で最も高い．37.8℃以上の体温は異常であり，発熱の原因を検索する．悪寒戦慄を伴う発熱は菌血症の徴候である．

Ⅱ．腹部

腹部の診察は，視診，聴診，打診，触診の順番に行う．仰臥位とし，下肢を膝関節と股関節で軽度屈曲させ，胸骨の下半分から鼠径部まで，十分に腹部を露出する．

① **視診**：腹部の輪郭をみて，発疹や手術痕（虫垂炎，鼠径ヘルニア，帝王切開）の有無を確認する．

② **聴診**：1ヵ所で，腸の蠕動音を聴き，音の亢進・低下，音色を確認する．

振水音 succussion splash：腸閉塞により，水とガスが拡張した腸管内に同時にたまっているときに聴こえる音．聴診器を体壁に置いて体を強く揺すると「チャプン」と聴こえる．

③ **打診**：まず腹部全体をサーベイランスする．右鎖骨中線上で，まず上から打診して肝臓の上縁を，次に下から打診して肝臓の下縁を同定する．上縁と下縁の距離を測定して肝縦径を推定し，12 cm以下なら正常とみなす．

④ **触診**：診察前に手を温め，疼痛部位は最後に触診する．患者の表情を常に観察し，痛みを我慢していることがないように注意する．痛みがあれば，その部位を特定し，鑑別診断を絞り込む（図1）．Carnett徴候（仰臥位から上体を起こす際に触診部位の圧痛が増強されれば，腹壁由来の痛みが示唆される）の有無によって腹壁疼痛と腹腔内疼痛を鑑別する．筋強直（腹筋の無意識的な収縮），打診による圧痛，筋性防御（腹筋の意識的な収縮）を認めた場合は，腹膜炎を示唆する．

⑤ **直腸の診察**：左側臥位で右の膝を抱えるような体位をとってもらう（Sims位）．まず肛門輪，肛門周囲の湿疹，発赤，外痔核，裂肛，圧痛の有無を観察する．次に手袋にゼリーをつけて，患者に少しずつ第2指を挿入していく．肛門から2～3 cmまで挿入し，全周を触診し，結節，腫瘤，痔核，圧痛の有無を調べる．3時，7時，11時方向に内痔核がないか確認する．次に8～10 cmほど指を挿入し，直腸内壁全周を触診し，腫瘤，結節，圧痛の有無を観察する．指を抜いた後，手袋についた便や粘液の色も観察する．

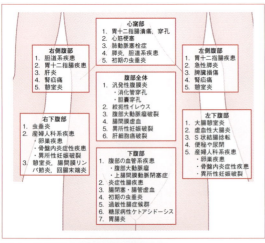

図1 部位による腹痛の鑑別診断

(美馬浩介)

5. 臨床手技
(1) 一般手技　general techniques

I．皮膚消毒

目的は，①注射，試験穿刺，血管カテーテル挿入などの経皮的処置での感染防止，②手術などで侵襲を受ける部位の皮膚からの感染防止，③創傷処置．手術前の術野皮膚消毒は，切開予定部位から同心円状に周囲に向かって消毒薬を塗布し，その塗布範囲は切開の拡大やドレーンの挿入が行われても十分な広さを確保できる範囲とする（図1）．消毒薬は生体毒性を示す場合があり，体腔内や創面などの体内に消毒薬が残留しないよう留意する．

II．気道吸引

気道分泌物は咳反射と線毛運動により通常体外へ排出される．分泌物の産生が排出能を上回ると体外からの気道吸引を行う．気道に分泌物が貯留すると，窒息，無気肺，感染，換気血流比の不均等分布による低酸素血症，気道抵抗の増加による呼吸仕事量の増加を生じる．先端に側孔がある細いカテーテルを使用して，心電図やパルスオキシメーターのモニタリング下に吸引操作を行う．ポイントは，①吸引中の低酸素血症の防止，②交叉感染対策，③気道粘膜損傷の予防．

III．ギプス巻き

ギプスの素材により，石膏ギプスとプラスチックギプスとに分類される．石膏以外の素材（合成樹脂）でできたギプス包帯を総称してプラスチックギプスとよぶ．挫傷や転位のない閉鎖性骨折の初期診療に用いて固定し，患部を安定させ除痛を図る．骨折に対する固定の原則は，①骨折部を挟んだ近位と遠位の2関節固定，②機能的肢位（良肢位）で固定．固定の前後に見逃してはならない代表的な病態にコンパートメント症候群がある．放置すると重篤な機能障害を残す．

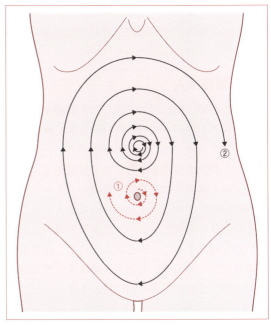

図1　皮膚消毒（上腹部手術）
①最初に臍部を消毒
②綿球を交換して執刀部から同心円を描くように，広範囲に消毒
③一度消毒した綿球は元の位置に戻さない

IV．静脈採血

静脈血は通常肘部屈側の静脈から採血する．尺側は正中神経の走行に近く，中心から橈側の静脈を選択する．採血時には手袋を着用し，駆血帯を巻き，採血部位を酒精綿で消毒する．21〜23ゲージの注射針を使用する．静脈内に針が入ると，針先の抵抗が軽くなると同時に注射針のハブ部分に血液の逆流を認める．注射筒を固定し，溶血しないように気泡が入らないように，ゆっくりと血液を吸引する．必要量を採血できたら駆血帯を外し，針を抜き，採血部位を圧迫止血する．

V．血管確保

輸液や薬剤投与のほとんどは末梢静脈路確保で対応できる．方法は静脈採血と同様である．1時間以上の確保には静脈内留置針を用いる．静脈切開法は今日では行われることはまれとなった．安全で長期的な血管確保が必要な場合には，中心静脈路確保が行われる．穿刺する静脈は鎖骨下静脈，内頸静脈，大腿静脈が一般的である．ショッ

クや心停止の際は末梢静脈および中心静脈の確保がきわめて困難で，骨髄内輸液が行われることがある．

VI. 胃管挿入

貯留した胃内容の吸引・減圧，薬剤や栄養物の注入，胃内の洗浄など治療を目的として挿入される．意識下の挿入は，患者の協力が得られないと難しい．目的や方法を十分に患者に説明し協力を得る．挿入経路には経鼻法と経口法があり，通常経鼻法が用いられる．正しく胃内に挿入されたことを確認する．最近では，X線撮影で胃管の形態と位置を確認することが必須となった．胃管挿入は患者にはとても辛い処置で，適応を慎重に検討し，目的を達したら速やかに抜去する．

VII. 注射

注射は日常臨床で頻用する基本的手技であり，医療事故の第1位を占める医療行為でもある．筋肉，神経，血管などの解剖学的知識と，注入薬剤の物理化学的な理解が必要である．

① 皮内注射
薬剤が長時間局所にとどまり，アレルギー検査に有用．

② 皮下注射
手技が容易で重要な血管や神経を損傷する危険が少ない．大量の薬剤投与はできない．

③ 筋肉内注射
皮下や静脈内に注射不適当な刺激性薬剤を投与できる．神経や血管損傷の可能性がある．

④ 静脈内注射
効果発現が速く大量の薬剤投与が可能である．薬液漏出や神経損傷，動脈誤穿刺に注意．

（石川浩一）

5. 臨床手技
(2) 外科手技　surgical procedure

I．手術部位感染
　　（surgical site infection：SSI）

　手術部位感染（surgical site infection：SSI）はすべての外科手技に関連した合併症の1つである．SSIには皮膚切開部の表層感染と体腔内の深部感染が含まれ，予防のため清潔操作を行う．ここで「清潔」とは無菌性が保たれていることであり，無菌性が失われた場合「不潔」という．

II．基本的外科手技

① 医療安全
　患者および周囲の安全を常に心がける．小児，高齢者，介助が望ましい患者ではいっそうの安全管理に配慮する．確実に患者確認を行う．これから行う外科手技の目的，内容，合併症について説明する．外科器具の安全管理および感染管理事項を守る．

② 衛生的手洗い・ガウンテクニック
　手洗いは皮膚通過菌（大腸菌・黄色ブドウ球菌など）と皮膚常在菌（表皮ブドウ球菌など）の減少を目的とする．使用される消毒液は4％クロルヘキシジンもしくは7.5％ポビドンヨードスクラブである．ブラシを用いない消毒が推奨されている．無菌操作にてガウンを装着する．

③ 縫合
　切開予定部位を十分洗浄し汚れを除去しておく．汚染創の場合は生理食塩水で洗浄を行い，壊死組織は除去する．縫合の基本は結節縫合と連続縫合である（図1）．その他，抜糸のいらない埋没縫合や，創部の圧迫壊死組織を予防できる減張縫合がある．
　縫合の3要素は，間隔・縫い代・締め具合である．いずれの不具合もSSIの要因となる．代表的な消化管縫合には，全層で結紮するAlbert縫合と，漿膜筋層を結紮するLembert縫合がある．

④ ドレッシング
　縫合創部は消毒後に清潔操作にてガーゼなどで被覆（ドレッシング）する．閉鎖性ドレッシング材であるフィルムドレッシング材が使用される．術後24～48時間ドレッシング材で被覆保護するのみで十分であり，その後の消毒は必要ない．

⑤ 処置後
　使用した針や器具を安全に片づけ，使用したガウン，手袋など血液で汚染された感染性廃棄物は分別して破棄する．

III．手術用器具

　手術用器具は目的に応じて分類される．内視鏡外科の発展により，エネルギーデバイスを含めたさまざまな手術用器具が開発されている．

① 組織の切離と剥離（図2）：メスが代表的であり，鋼刀メスと電気メスがある．はさみは切離と剥離に用いる．超音波凝固切開装置は切開能と凝固能を持ち合わせた有用なデバイスである．
② 組織の把持と牽引：ピンセット，把持鉗子．
③ 組織の縫合：針，持針器，自動縫合器．

IV．止血法

　止血は外科基本手技の1つであり，確実かつ迅速に行われるべきものである．止血の方法には，ガーゼによる圧迫，露出血管の結紮，電気メスやシーリングデバイスを用いた止血などがある．

（衛藤　剛）

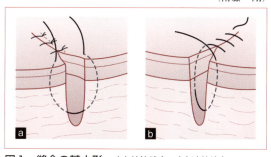

図1　縫合の基本形　(a) 結節縫合，(b) 連続縫合．

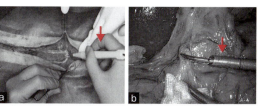

図2　手術におけるエネルギーデバイス
(a) 電気メスによる皮膚切開，(b) 超音波凝固切開装置を用いた腹腔鏡手術．

5. 臨床手技
(3) 検査手技　laboratory technique

I. 尿沈渣

尿沈渣とは，尿を遠心分離器にかけたときに沈殿してくる赤血球や白血球，細胞，結晶成分などの固形成分のことである．これらを顕微鏡で観察し，各成分の有無や数の増加を調べて，腎臓などの異常の診断を行う．手技：約10 mLの早朝尿かつ中間尿を採尿する．特に女性の場合，外陰部からの成分混入を避けるため，清拭後の採尿が必要である．

II. 血液塗抹

血液塗抹は血液像（赤血球・白血球・血小板）から各種血液疾患，骨髄疾患，他全身の病態を評価する検査である．方法：血液採取後，速やかにEDTA採血管に入れ，転倒混和後，1～2滴スライドガラスに血液を垂らし，引きガラス法にて作製し，検鏡を行う．

III. グラム染色

グラム染色とは，体内細菌を速やかに識別するために用いられる検査方法のことで細菌感染の診断の最初の段階として行われる．方法：スライドガラスにサンプルを付着させる→スライドガラスをバーナーで熱する→グラム染色（クリスタルバイオレット，洗浄，ヨード液，脱色液，対比染色液の順）を行う．光学顕微鏡で観察を行う．

IV. 妊娠反応

妊娠反応は尿中に排泄されたhCG（ヒト絨毛性ゴナドトロピン）量を知ることにより妊娠を早期に知る方法である．妊娠反応陽性は，妊娠のほか，切迫流産，子宮外妊娠，絨毛上皮腫，hCG産生腫瘍を考える．また，流産，子宮外妊娠，月経不順者では偽陰性を示すことがある．妊娠していてもhCGの量が少ないと妊娠検査薬で偽陰性となるため，月経予定日1週間後以降に使うのが望ましい．

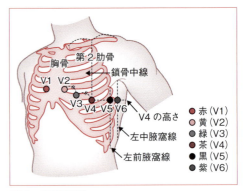

図1　胸部誘導

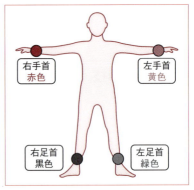

図2　四肢誘導

V. 血液型判定

ABO式血液型判定法：A型血液は，A抗原と，B型血液を固める抗B凝集素という抗体をもっている．反対に，B型血液は，B抗原と，A型血液を固める抗A凝集素という抗体をもっている．ABO式では，こうした反応を利用して，赤血球の抗原と血清中の凝集素が，どんな組み合わせで固まるかを調べ，血液型を判定する．

VI. 12誘導心電図

12誘導心電図の電極の装着位置を図1，図2に示す．語呂合わせは，胸部誘導（図1）「あきみちゃんのくろむらさき」：赤（V1），黄（V2），緑（V3），茶（V4），黒（V5），紫（V6）．四肢誘導（図2）は「あきちゃん，くみちゃん」：赤（右手），黄（左手），黒（右足），緑（左足）．装着位置が1肋間ずれるだけで，記録される波形が大きく異なることがあるため，装着は正確に行う．

（中嶋健太郎）

5. 臨床手技
(4) 救命処置　life support

　生命の危機にある患者に実施される医療行為を救命処置という．この中でも心肺停止の患者に実施される蘇生処置が心肺蘇生である．

　救急蘇生法は一次救命処置（basic life support：BLS）と二次救命処置（advanced life support：ALS）とに大別される．BLSは自動体外式除細動器（automated external defibrillator：AED）以外に特別な医療機器を必要としない救命処置であり，その後医療従事者によるALSが続く．

I．自動体外式除細動器（AED）

　心停止の際に機器が自動的に心電図の解析を行い，心室細動を検出した際は除細動を行う医療機器である．除細動器の1つだが，動作が自動化されているので，施術者が一般市民でも使用できるよう設計されている．

　2004年7月からは一般市民も使えるようになり，空港や学校，球場，駅などの公共施設に設置されることが多くなった．AEDは，操作方法を音声でガイドしてくれるため，簡単に使用することができる．

II．一次救命処置（BLS）

　心肺停止の状態で発見された傷病者に対し，救急隊や医師へ引き継ぐまでに行う応急手当．胸骨圧迫，AED使用，人工呼吸による蘇生処置が含まれ，医療従事者でなくても誰もが行える行為である．胸骨圧迫は深さ5～6 cm，速さ100～120回/分で行う．目撃のある心停止の場合はAEDを速やかに使用する．AEDを直ちに使用できない場合，装着できるまで有効な胸骨圧迫を継続する．

　人工呼吸については訓練を受けた市民救助者であれば，30：2の圧迫・換気比で人工呼吸を追加すべきである．BLSでは心拍再開の明らかな徴候が出現する，もしくは救急隊・医療従事者に引き継ぐまで胸骨圧迫を中断しない．

III．二次救命処置（ALS）

　医師や十分に教育を受けた看護師，資格を有する救命士などが医師の指示下に薬剤投与や医療用補助機器を使用する，より高度な救命処置．BLSに引き続き行われる．確実な気道確保，換気・循環の安定を試みる．モニターでの波形診断が含まれ，心停止と判断するのは心電図モニターで心静止 asystole，無脈性電気活動（pulseless electrical activity：PEA），心室細動（Ventricular fibrillation：VF），無脈性心室頻拍（pulseless ventricular tachycardia：pVT）の4つである（表1）．それぞれの波形に対し対応処置は判断され，心静止，PEAに対しては速やかに薬剤投与（アドレナリン）を選択する．VF/pVTであればまず除細動を行う．いずれにせよ有効な胸骨圧迫の継続が重要となっている．確実な気道確保として気管内挿管を行った場合，胸骨圧迫と換気は非同期で行う．6秒に1回の換気が推奨される．心拍再開後の患者に対しては，集中治療がその後選択される．

（柴田智隆）

表1　心停止の4波形

心静止	———————	除細動の適応なし
PEA	(波形)	除細動の適応なし
VF	(波形)	除細動の適応あり
pVT	(波形)	除細動の適応あり

各 論

1. 心臓の構造と機能
structure and function of the heart

Ⅰ．心臓の構造（図1）

心臓は二対の心房・心室，つまり右心房，左心房，右心室，左心室から成る．それぞれの壁は，心房よりも心室が，同じ心室でも左心室のほうが厚い．心臓は血液の逆流を防止するために4つの弁がある．右心房と右心室，右心室と肺動脈，左心室と大動脈，左心房と左心室の間に弁が存在し，それぞれ，三尖弁（右房室弁），肺動脈弁，大動脈弁，僧帽弁（左房室弁）とよばれる．房室弁は収縮期に閉鎖するが，腱索を介して心室の乳頭筋につながっており，高い圧でも心房側にひっくり返らないようになっている．一方，肺動脈弁，大動脈弁は半月状で，拡張期に閉鎖する．

心臓は送り出す血液のうち約5％を心臓自身で消費している．心臓を潤す栄養血管は冠動脈（冠状動脈）といい，大動脈基部のバルサルバValsalva洞から右心房・右心室の溝に伸びて心臓の下面を回り込んで左心室の後・下壁に至る右冠動脈（RCA）と，左冠動脈（LCA）は肺動脈の背面を通り（主幹部），左心房・左心室前方から中隔・心尖部に伸びる左前下行枝（LAD）と左心室の側面・後壁に伸びる回旋枝（LCX）の2本に枝分かれする．心筋は大きく脈動するため，血液の供給は主に筋肉の縮まる力が低くなった心臓拡張時に行われる．

Ⅱ．心臓の機能

心臓は全身に血液を拍出し回収するポンプの働きをしている．心筋には，筋肉の収縮・拡張により血液を送る固有心筋と，固有心筋を動かすための電気刺激の発生と伝導を行っている特殊心筋がある．

電気刺激は右心房にある洞房結節（sinoatrial node：SA node）から発生し，心房を介し右心房の下方にある房室結節（atrioventricular node：AV node，別名：田原結節）へと伝わる．この刺激により心房の収縮が行われる．さらに電気信号は房室結節からHis束，右脚・左脚，プルキンエ線維へ伝導し，心室へと電気刺激が伝わっていく．ここで，心房と心室とでは，電気刺激を受ける時間差があるために，心房の収縮に遅れて心室の収縮が起こる．これにより心房から心室へと血液をうまく送ることができる．洞房結節，房室結節，His束，右脚・左脚およびプルキンエ線維を合わせて刺激伝導系とよぶ（図2）．

〔上田裕一〕

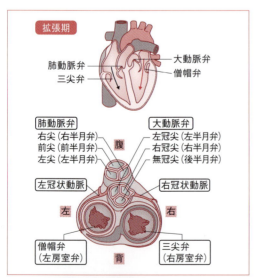

図1a　拡張期の弁の開閉

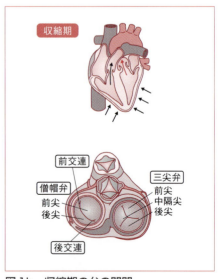

図1b　収縮期の弁の開閉

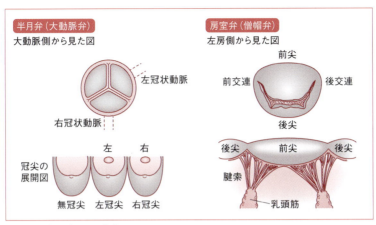

図1c 半月弁と房室弁

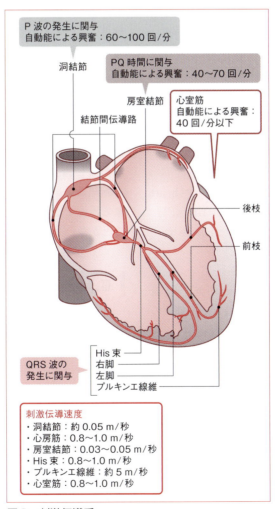

図2 刺激伝導系

2. 心不全　heart failure

I. 定義

心不全は心臓の構造的あるいは機能的異常で，心臓のポンプ機能が低下して全身の臓器に必要な血液量を送ることができなくなった症候群．原因を問わず，心臓の収縮と拡張に異常をきたし，1回心拍出量(SV)および1分間の心拍出量(CO)も低下する低心拍出状態である．前負荷，後負荷と心室の収縮力，心拍数の4要素で心機能を評価する．

II. 分類

急性心不全：時間〜日単位で心不全症状が出現したもの．慢性心不全：月〜年単位で心不全症状が出現したもの．慢性心不全から急に悪化すれば慢性心不全の急性増悪とよぶ．

左心不全：左心系の機能が低下し，肺循環系にうっ血が著明．右心不全：右心系の機能が低下し，体循環系にうっ血が著明（図1）．

左室駆出率(LVEF)が低下した心不全〔heart failure with reduced ejection fraction(HFrEF)〕，LVEFが保持された心不全〔heart failure with preserved ejection fraction(HFpEF)〕．

原因または全身疾患に関連する心不全：虚血性，弁膜性，高血圧性，炎症性（心筋炎），代謝性，過敏・中毒性，周産期心筋症など．心筋そのものの障害：狭義の心筋症cardiomyopathy.

各種病態から生じる心不全は以下のとおりである．

① 弁膜症（各論A6「弁膜症」の項を参照）
② 虚血性：広範囲心筋梗塞，心筋梗塞後瘢痕，心室瘤

左心室の心筋壊死した脆弱な心室壁に心室内圧（血圧の収縮期圧に相当）がかかり，外側（主に心尖部から左心室側壁）に膨隆したもので，急性期に破裂をきたすことがあるが，慢性的に経過し瘢痕化したものが心室瘤である．瘤化した部分は収縮力がなく，むしろ収縮期に伸展されて拡張し，拡張期に戻るという奇異性運動を呈する．これを補うように左心室は拡大して楕円体から球状に変化し，心室壁は伸展される．心室壁にかかる力を球体に近似すると，Laplaceの法則に従い半径が増すほど，また，壁厚が薄くなるほど，壁張力が大きくなるので，心室壁の伸展はさらに進行することになる．左心室全体としては非効率な収縮となり，大きな心室瘤では心拍出量は低下する．また，僧帽弁の乳頭筋付着部の左心室壁は，拡大と瘤化によって変位するので，僧帽弁閉鎖不全が引き起こされて，拍出量が著明に低下する．このような心室瘤から虚血性心筋症に，僧帽弁閉鎖不全が加わった場合は重症の心不全状態に陥るので，瘤切除と左心室形成術や僧帽弁形成術が適応となる．

③ 心筋炎

ウイルス感染に引き続いて起こるウイルス性心筋炎が主たるもので，原因は，コクサッキーウイルスやインフルエンザウイルス，エコーウイルスなど．感染しても心筋炎を発症する確率は高くはないが，数日〜1週間に発症する．ウイルスにより心筋が傷害されると収縮力が低下し，心不全症状が現れる．心筋炎は一般に予後は良好であるが，まれに劇症化して収縮力は著しく低下し，補助循環〔大動脈バルーンポンプ(IABP)や経皮的心肺補助循環(PCPS)，補助人工心臓(VAD)〕による治療を要する．数日間での回復が見込まれることが多い．

④ 心筋症（各論A3「心筋症」の項を参照）

III. 病態

心ポンプ機能を規定する心拍数，前負荷，後負荷および心筋の収縮特性と拡張特性を客観的に把握する．心拍出量は左室前負荷（左室拡張末期容量あるいは左室拡張末期圧）に依存する（Frank-Staring曲線）．前負荷は，静脈還流（循環血液量，心房収縮など）で決まり，左室拡張末期容量，左室拡張末期圧が指標となる．心収縮力の低下が著しい場合，前負荷増大に対する心拍出量の増加は乏しく，前負荷がある一定レベルを超えると心拍出量が減少する．

IV. 症候

全身倦怠感・易疲労感，尿量減少・夜間多尿を伴い，呼吸困難，末梢浮腫のほか消化器症状もみ

られ，不整脈や塞栓症の症状も認められる．NYHA（New York Heart Association）心機能分類で判定する（表1）．

V．診断

非侵襲的検査として心臓エコー図検査が日常的に最も頻繁に用いられる．左心室壁運動，左心室容積，左心室内径（収縮期LVDsと拡張期LVDd）と駆出率（EF），壁厚，僧帽弁機能などが主たる指標である．さらに詳細な診断には，心筋シンチグラムやMRI，心臓カテーテル検査，心筋生検が必要である．

VI．治療

原因疾患に対する薬物治療を行う．
外科治療は以下のとおり．
虚血性：カテーテルによる経皮的冠動脈形成術〔percutaneous coronary intervention（PCI）〕，冠動脈バイパス術〔coronary artery bypass grafting（CABG）〕，左室形成術（各論A5「虚血性心疾患」の項を参照）．

弁膜性：弁形成術，弁置換術（各論A6「弁膜症」の項を参照）．

① 急性心不全
補助循環は，以下の2つ．
- 大動脈バルーンポンプ〔intra-aortic balloon pumping（IABP）〕（図2）．
- 経皮的心肺補助循環〔percutaneous cardio-pulmonary support（PCPS）〕（図3）．

② 慢性重症心不全（各論A3「心筋症」の項を参照）
- 補助人工心臓〔ventricular assist device（VAD）〕
- 心臓移植

> **note** 前負荷は拡張期の心室の充満状態を示し，循環血液量を評価する．後負荷は収縮期の心室の拍出状態を示し，血管抵抗や血圧などを評価する．

（上田裕一）

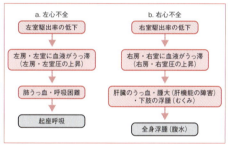

図1　左心不全と右心不全

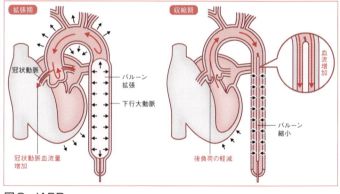

図2　IABP

表1　NYHA心機能分類

I度	心疾患はあるが身体活動に制限はない．日常的な身体活動では著しい疲労，動悸，呼吸困難あるいは狭心痛を生じない．
II度	軽度の身体活動の制限がある．安静時には無症状．日常的な身体活動で疲労，動悸，呼吸困難あるいは狭心痛を生じる．
III度	高度の身体活動の制限がある．安静時には無症状．日常的な身体活動以下の労作で疲労，動悸，呼吸困難あるいは狭心痛を生じる．
IV度	心疾患のためいかなる身体活動も制限される．心不全症状や狭心痛が安静時にも存在する．わずかな労作でこれらの症状は増悪する．

（付）IIs度：身体活動に軽度制限のある場合，IIm度：身体活動に中等度制限のある場合．

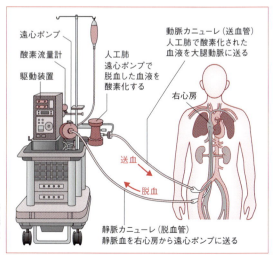

図3　PCPS
右心房に挿入した静脈カニューレ（脱血管）から静脈血を遠心ポンプで脱血する．脱血した血液を人工肺で酸素化し，大腿動脈に挿入した動脈カニューレ（送血管）から大腿動脈に送血し全身循環を補助する．

3. 心筋症　cardiomyopathy

I．定義

狭義の心筋症と分類される病態は，心筋そのものの障害により心機能異常をきたす疾患．この障害を説明できるような冠動脈疾患，高血圧，弁膜疾患，先天性心疾患などがない．

II．分類

形態ならびに病態によって以下のとおり分類される．
- 拡張型心筋症
- 肥大型心筋症
- 拘束型心筋症

III．病態

① 拡張型心筋症

心筋が薄く伸びきり収縮力，ポンプ機能が低下する．原因は免疫異常や遺伝，ウイルス感染，不明もある．なお，心筋梗塞後心室瘤なども類似の病態で，これは**虚血性心筋症**（図1）という．難治性で緩徐に進行し，心不全を繰り返す．

② 肥大型心筋症

心筋が肥大して拡張障害をきたし，心不全を呈する．左室流出路（大動脈弁下付近）の肥大は閉塞性肥大型心筋症という．拡張型心筋症より予後がよいが，不整脈による突然死や，拡張型心筋症に移行することがある．

③ 拘束型心筋症

心室の収縮機能は正常だが，心臓の拡張障害が低下する．肥大型と似るが心筋の肥大がみられない．頻度が低くまれである．

IV．症候　および　V．診断

各論A2「心不全」の項を参照．

VI．治療（侵襲的）

補助人工心臓（図2）：体外循環で全身の循環を維持して，左心室の心尖部に流入管をつなぎ補助人工心臓（血液ポンプ）に接続，送血管を血液ポンプにつなぎ，大動脈に縫着する．血液ポンプの駆動ケーブルを体外に誘導する．血液ポンプと携帯コントローラーを接続して補助人工心臓を駆動して，体外循環を離脱して閉胸する．

心臓移植（図3）：適応となる疾患は従来の治療法では救命ないし延命の期待がもてない以下の重症心疾患．
- 拡張型心筋症，および拡張相の肥大型心筋症
- 虚血性心筋症
- その他（日本循環器学会および日本小児循環器学会の心臓移植適応検討会で承認する心臓疾患）

適応条件としては，以下を満たす必要がある．

I：不治の末期的状態にあり，以下のいずれかの条件を満たしている場合
  a：長期間または繰り返し入院治療を必要とする心不全
  b：β遮断薬およびACE阻害薬を含む従来の治療法ではNYHA3度ないし4度から改善しない心不全
  c：現存するいかなる治療法でも無効な致死的重症不整脈を有する症例
II　年齢は60歳未満が望ましい
III　本人および家族の心臓移植に対する十分な理解と協力が得られる

（上田裕一）

3. 心筋症　cardiomyopathy

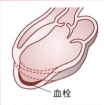

図1　虚血性心筋症

左心室の心筋壊死部に圧がかかり，外側に膨隆する．心室瘤となり，収縮期に内圧で外へ膨らみ（奇異性運動），心拍出量は低下する．内腔には血栓が生じる．

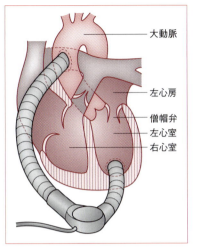

図2　植込み型補助人工心臓

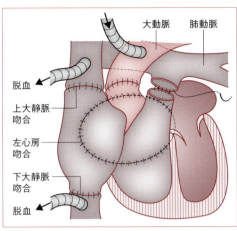

図3　心臓移植

レシピエントの心臓を摘出：大動脈，肺動脈を離断，上大静脈・下大静脈の右心房流入部で離断，左心房の後壁（左右の肺静脈が流入する）を残して摘出する．

ドナーの心臓を移植：左心房後壁をトリミングし縫合，大動脈の縫合，上・下大静脈の縫合，肺動脈を縫合して完了．

4. 先天性心疾患
congenital heart disease

Ⅰ．定義

胎生期から新生児期においての心臓・大血管系などにおける形成異常の総称．生産児の約1％の頻度で出生する．

Ⅱ．分類

臨床的（古典的）には，チアノーゼの有無で，チアノーゼ性（右－左短絡，肺血流減少）と非チアノーゼ性（左－右短絡，肺血流増加）に分類．

形態的には，心房位（内臓心房位），心室位（心室ループ），大血管の部位の異常と，心房心室結合や心室大血管の関係性の異常で分類．

頻度の高い順に表1のようになる．

Ⅲ．病態

新生児期：動脈管の血流障害や心房間交通障害により肺循環や体循環が確立できない．酸素化血を体循環に適正に灌流できずに，チアノーゼを生じるものが多い．

乳児期以後：左－右短絡による肺血流増加疾患で，肺高血圧を伴うことが多い．

弁の狭窄病変：後負荷に対して心肥大で代償するが，重症大動脈弁狭窄のように心室の収縮低下と心筋への冠灌流障害を伴う重大な低心拍出状態をきたす．

房室弁逆流や半月弁逆流：心内腔の拡大を生じると心機能を低下させ心不全が増悪する．

Ⅳ．症候

左－右短絡による肺血流増加疾患では多呼吸や喘鳴などの呼吸症状に加え，体重増加不良や運動時息切れや疲労感など．右－左短絡による肺血流減少疾患では，肺高血圧がない場合にはチアノーゼやしゃがみこみ，低酸素発作などを生じる．肺高血圧合併例では，動悸，息切れ，運動時の失神発作，易疲労性など．

心不全を主徴とする疾患：左心低形成，大動脈縮窄離断複合，大きな心室中隔欠損，大きな動脈管開存，房室中隔欠損，重症大動脈狭窄，左冠動脈肺動脈起始，三心房，心完全房室ブロック，心内膜線維弾性症．

心不全とチアノーゼを主徴とする疾患：総肺静脈還流異常〔閉塞（＋）〕，完全大血管転位，Ebstein病，右心低形成，総肺静脈還流異常〔閉塞（－）〕．

チアノーゼを主徴とする疾患：Fallot四徴症，肺動脈閉鎖＋心室中隔欠損，三尖弁閉鎖（大きなASD）＋PS．

Ⅴ．診断

- 心電図，胸部X線．
- 心臓エコー図：心腔内の形態評価，短絡部位の検出，弁機能の評価に有用．
- CT，MRT：超音波が到達しない肺の影響を受ける動脈や静脈の走行・形態の評価に有用．
- 心臓カテーテル検査：診断に加え，カテーテル治療も行われる．

Ⅵ．治療

カテーテル治療：弁や大血管の狭窄部の拡張，動脈管の閉鎖，心房中隔欠損の閉鎖など．

手術治療（姑息手術・根治手術）：体外循環を用いない修復と体外循環を用いた開心術がある．

姑息手術は，新生児や乳児期の成長を促すもので，根治手術まで計画的に実施されるものが多い．特に，肺循環と体循環の2心室が独立して十分機能しない場合（単心室など）には，Fontan型の手術が到達目標となる．2心室の機能が期待できる場合には，心室中隔欠損の閉鎖，肺動脈への右心室流出路拡大や心外導管設置が行われる．

大血管転位では，多くは大動脈と肺動脈のスイッチ（Jatene）手術．

note 心室中隔欠損症（VSD）：肺高血圧がなく，肺対体血流比（Qp/Qs）が1.5以下の軽症例では医学的には手術適応はない（図1）．VSDの50〜60％は自然に閉鎖する．

note ファロー（Fallot）四徴症（図2a）とその根治手術（図2b）

note 完全大血管転位症に対するJatene手術（図3）：右心室から起始する大動脈と左心室から起始する大動脈をそれぞれ離断して，入れ替える．その際に，左右の冠動脈も大動脈の根部から肺動脈の根部に移植する．

（上田裕一）

4. 先天性心疾患　congenital heart disease

表1　先天性心疾患の頻度

心室中隔欠損	50〜60%
肺動脈狭窄	10%
心房中隔欠損	5%
ファロー四徴	5%
動脈管開存	3〜4%
大動脈縮窄	3%
完全大血管転位	2〜3%
房室中隔欠損	2%
両大血管右室起始	1〜2%
総静脈還流異常	1%

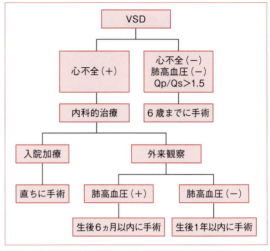

図1　心室中隔欠損（VSD）の手術適応と時期

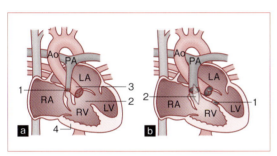

図2　ファロー（Fallot）四徴症と根治手術
(a) ファロー四徴症．1：肺動脈狭窄/2：心室中隔欠損/3：大動脈騎乗/4：右心室肥大．
(b) 根治手術．1：心室中隔欠損パッチ閉鎖/2：右室流出路パッチ拡大．

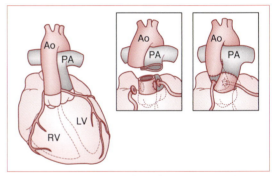

図3　完全大血管転位症（TGA）とJatene手術

5. 虚血性心疾患
ischemic heart disease

Ⅰ．定義
冠動脈の閉塞や狭窄などにより心筋への血流が阻害され，心臓に障害が起こる疾患の総称で，狭心症や心筋梗塞が含まれる．冠動脈疾患と同義．心筋梗塞の合併症（心室中隔穿孔，乳頭筋断裂，心室瘤）を含むこともある．

Ⅱ．分類
狭心症：労作性，安静時，攣縮性，不安定．心筋梗塞：急性，陳旧性．心筋梗塞後合併症：左心室瘤，心室中隔穿孔，乳頭筋断裂，虚血性僧帽弁閉鎖不全．

Ⅲ．病態
狭心症：冠動脈の動脈硬化によって生じた冠動脈の狭窄が血流を障害するのがほとんどある．動脈硬化がないにもかかわらず，冠動脈が痙攣性に収縮を起こす場合や川崎病の後遺症，大動脈弁膜症が原因になることもある．

心筋梗塞：動脈硬化が進行し，冠動脈にできていたプラークが破裂して冠動脈を完全に閉塞してしまい，心筋に血液が完全に途絶し，心筋が壊死してしまった状態．心拍出量が急激に低下（図1）．

Ⅳ．症候
典型的な狭心痛（数〜15分の苦悶感，圧迫感を伴う）で，ニトログリセリンの舌下で消失する．心筋梗塞では胸痛は強く，持続時間は30分以上と長い．ニトログリセリン抵抗性で，広範囲ではショック状態に陥る．

Ⅴ．診断
心電図：虚血性変化を検出する．狭心症では24時間連続心電図記録．負荷心電図．
血液検査：クレアチンキナーゼ（CK，CKMB），AST・ALTや心筋トロポニン．
画像診断：心エコー図，造影CTでの冠動脈評価，心筋シンチグラム検査，心筋虚血あるいは壊死した箇所の詳細な判定はMRI検査．
冠動脈カテーテル造影検査（CAG）がゴールドスタンダード．狭窄，閉塞部位を詳細に特定する（図2）．

Ⅵ．治療
① 狭心症
カテーテル・インターベンション（PCI）：バルーン（風船）による冠動脈血行再建法，カテーテルを直接冠動脈口まで挿入し，このカテーテルの中にガイドワイヤを通して狭窄部の先まで送り込む．このワイヤをガイドにしてバルーンを狭窄部までもっていき，バルーンを膨らませて狭窄を押し広げ拡張させる．拡張後にステントを留置することが多い．なお，ステント治療部の内膜損傷により，内膜肥厚を招き，再狭窄をきたすことがまれではなかった．薬剤溶出ステント（内膜肥厚を抑制する）が登場し，内科的カテーテル治療が冠動脈バイパス術よりも数倍多くの症例に実施されている．

冠動脈バイパス術（CABG）（図3）：カテーテルによる治療が困難，または左主幹部や3枝病変が適応となる．冠動脈の狭窄部分には手をつけず，バイパスを作成して，心筋に血流を確保する．バイパスに用いる血管（グラフト）には，左右の内胸動脈，大伏在静脈，橈骨動脈，右胃大網動脈がある．動脈グラフトの長期開存率は高く，特に内胸動脈は10年開存率は90％程度と優れている．一方，大伏在静脈は，内膜肥厚・硬化をきたし，10年開存率は60％程度である．

従来は，体外循環を用いて心停止下に冠動脈バイパス術（on-pump CABG）が行われていたが，最近10年では，体外循環を用いない心拍動下の冠動脈バイパス術（off-pump CABG）が，わが国では60％程度に行われている．

② 心筋梗塞
血栓溶解療法やPCIにより迅速に，冠血流を再開させる再灌流療法が最も効果的である．フォレスター分類，キリップ分類で心機能の重症度を評価して，緊急対応を講じる（図4，表1）．ショック状態に対しては，大動脈バルーンポンプ〔in-

tra-aortic balloon pumping〔IABP〕〕，より重症には，経皮的心肺補助循環〔percutaneous cardio-pulmonary support〔PCPS〕〕で循環を維持する（各論A2「心不全」の項を参照）．なお，冠動脈の状態によっては，CABGが選択される．

③ 心筋梗塞後心室瘤

体外循環を用い心停止下に瘤を切除し，左心室を形成する．

（上田裕一）

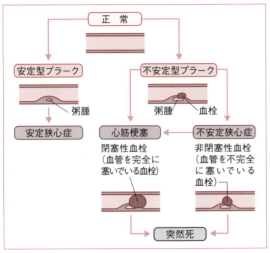

図1　安定型プラークと不安定型プラーク

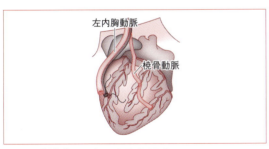

図3　動脈グラフトによるCABG
左内胸動脈に橈骨動脈グラフトを端側吻合してY字状に作成．橈骨動脈グラフトで回旋枝（12）に側側吻合（I）と後下行枝（4PD）端側吻合で2枝に吻合．
内胸動脈を左前下行枝（7）に端側吻合．

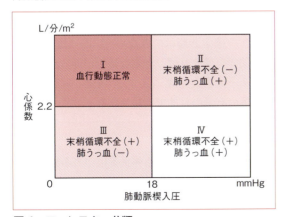

図4　フォレスター分類

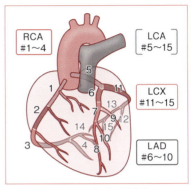

図2　AHAの冠動脈区域分類
AHA（アメリカ心臓協会）は，冠動脈主要3枝を#1～15のセグメントに分類．
・下壁領域；右冠動脈（RCA）の#1～4：下壁を灌流．#1：右冠動脈（近位部）．#2：右冠動脈（中央部）．#3：右冠動脈（末端部）．#4AV：房室結節動脈…2分枝で上方に．#4PD：後下行枝…2分枝で下降に．
・前壁領域；左冠動脈主管部（LMT）～左前下降枝（LAD）の#5～10：前壁を灌流．#5：左冠動脈主管部（LMT）．#6：左前下行枝（近位部）．#7：左前下行枝（中央部）．#8：左前下行枝（末端部）．#9：第一対角枝（D1）．#10：第二対角枝（D2）．
・側壁・後壁領域；左回旋枝（LCX）の#11～15：側壁・後壁を灌流．#11：左回旋枝（近位部）．#12：純縁枝（OM）．#13：左回旋枝（末端部）．#14：後側壁枝（PL）．#15：後下行枝（PD）

表1　キリップ分類

I	肺野にラ音なし，心臓Ⅲ音なし
II	肺野の50％未満で湿性ラ音を聴取し，心臓Ⅲ音がある
III	肺野の50％以上で湿性ラ音を聴取する（肺水腫）
IV	心原性ショック

6. 弁膜症
valvular heart disease

I. 定義

心臓弁は，心室内圧の変化によって開放と閉鎖が生じ，血流を一方向に制御している．房室弁（僧帽弁と三尖弁）は心室の収縮期に閉鎖し，拡張期に開放する．半月弁（大動脈弁と肺動脈弁）は心室の収縮期に開放し，拡張期に閉鎖する．この弁膜の機能障害を弁膜症という（各論A1「心臓の構造と機能」の項を参照）．

II. 分類

弁尖の開口制限をきたす「狭窄」と，閉鎖が不完全で逆流をきたす「閉鎖不全」，およびその合併がある．下記に列挙したのは代表的な頻度の高い疾患である．①大動脈弁狭窄，②大動脈弁閉鎖不全，③僧帽弁閉鎖不全（僧帽弁逸脱），④僧帽弁狭窄，⑤三尖弁閉鎖不全．

弁膜症の多くは慢性に経過するが，特殊な病態下では弁膜の破壊により急性閉鎖不全をきたす．

III. 病態

狭窄は，リウマチ熱による僧帽弁の弁尖の癒合，加齢による大動脈弁の肥厚・硬化が原因である．閉鎖不全は，弁組織の変性や弁輪拡大，感染性心内膜炎，突発性，外傷などによる弁膜の穿孔，断裂が原因である．左室の流入口・流出口にある弁膜（僧帽弁・大動脈弁）が正常に作動しなければ，血液を全身に十分に駆出することができないため，左心不全症状を呈する．

大動脈弁狭窄症（AS）は左室から大動脈への駆出が妨げられるため，左室は慢性的に圧負荷を受け求心性肥大を呈する（図1）．重度ASの予後は不良で，平均余命は胸痛（狭心痛）で5年，失神で3年，心不全症状で2年とされている．

大動脈弁閉鎖不全（AR）は大動脈に駆出された血液が，拡張期に大動脈から左心室に逆流するため，左室は慢性的に容量負荷を受けて拡張する（図2）．左心室の拡大により代償されて無症状で経過するが，心不全症状を呈したときには拡大が高度となって左室機能が低下してしまう．

僧帽弁閉鎖不全（MR）は収縮期に左心房に逆流するため，左心房圧は上昇し拡張する．心室は慢性的に容量負荷を受けて拡張する（図3）．代償されて慢性的に無症状で進行するが，急性の腱索断裂や感染性心内膜炎による穿孔では肺うっ血，急性左心不全を呈する．

僧帽弁狭窄（MS）は先天性あるいはリウマチ熱で弁膜が融合して，左心房から左心室への流入が制限される．左心房に血液がうっ滞し，左心房圧が上昇し拡張する．慢性的に経過し，肺高血圧を呈する．

三尖弁閉鎖不全（TR）は，ほとんどが僧帽弁疾患の二次性で，僧帽弁疾患により左心房圧の上昇，肺高血圧から右心室が拡大，三尖弁の弁輪が拡張して閉鎖不全をきたす．まれに，胸部の鈍的外傷から三尖弁の腱索断裂で生じる．右心房圧が上昇し，右心不全をきたす．

IV. 症候

上記のように，僧帽弁と三尖弁（房室弁），大動脈弁（半月弁）によって症状は異なる．さらに狭窄と閉鎖不全で，病態の進行は異なる．肺うっ血から左心不全症状を呈するのがほとんどである．三尖弁閉鎖不全をきたすと，右心不全症状を伴う．NYHA心機能分類で心不全の程度を判断する．

V. 診断

心エコー図検査が，低侵襲で確実に診断が可能である．心電図，胸部X線写真は基本的検査であるが，確定診断はできない．CT，MRIも心電図同期で撮像すれば，詳細な情報が得られる．心臓カテーテル検査は，心内圧の測定，冠動脈疾患の合併の有無の目的で実施される．

VI. 治療

体外循環を用いて，心停止下に弁の手術は行われる．

① **弁形成術**：僧帽弁閉鎖不全は，多くの症例で弁形成術・弁輪形成術が行われている．僧帽

弁の弁下組織や乳頭筋が温存できるので，心機能が保たれる．大動脈弁閉鎖不全には，限定的に弁形成術が行われているが，多くは弁置換を要する．

② **弁置換術（生体弁，機械弁）**：僧帽弁狭窄，および閉鎖不全では，弁形成術で対応できない広汎な病変に対して，実施される．大動脈弁狭窄，閉鎖不全にも多くが弁置換術の対象となる．

③ **機械弁**：耐久性に優れるが，厳重な抗凝固療法の継続が不可欠で，血栓，出血のコントロールを要する．

④ **生体弁**：ウシ心膜弁で生体親和性があり，抗凝固療法が不要であるメリットは大きい．しかし，耐久性に問題があり，僧帽弁では8〜10年後から，大動脈弁では10〜15年後から劣化が始まる．

高齢者の大動脈弁狭窄に対し，数年前から体外循環を用いない，カテーテル経由で大動脈弁置換（TAVI）が行われている．生体弁にステントをつけたもので，大腿動脈経由のTAVIが主流である．なお，左前胸部を小開胸して左心室心尖部から大動脈弁に到達する方法も採用されている．

（上田裕一）

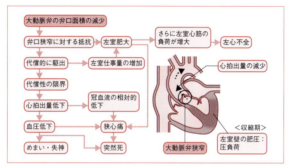

図1　大動脈弁狭窄の病態

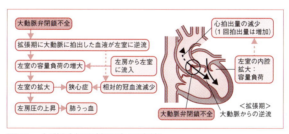

図2　大動脈弁閉鎖不全の病態

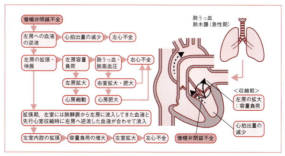

図3　僧帽弁閉鎖不全の病態

7. 不整脈・心タンポナーデ
arrhythmia/cardiac tamponade

[不整脈　arrhythmia]

Ⅰ. 定義

不整脈は，心臓の電気的興奮のリズムが異常になった病態の総称で，脈拍の異常ではない．

Ⅱ. 分類（危険性を考慮）

① 致死性不整脈

頻脈性不整脈：心室細動，持続性心室頻拍，トルサード・デ・ポワン．徐脈性不整脈：房室ブロック，洞不全症候群．

② 準致死性不整脈

頻脈性不整脈：WPW症候群における頻脈性心房細動（偽性心室頻拍），肥大型心筋症における頻脈性心房細動，心房粗動の1対1伝導．徐脈性不整脈：MobitzⅡ型第2度房室ブロック，発作性房室ブロック，急速に進展する三枝ブロック．

③ 強い自覚症状を伴う不整脈

頻脈性不整脈：発作性心房細動，発作性心房粗動，発作性上室性頻拍，多発性上室性・心室性期外収縮．徐脈性不整脈：徐脈頻脈症候群，発作性洞停止．

④ 心不全を引き起こす危険性のある不整脈

頻脈性不整脈：洞性頻脈，上室性頻拍，頻脈性心房細動・心房粗動，接合部頻拍，心室頻拍．徐脈性不整脈：房室ブロック，洞房ブロック，洞性徐脈．

⑤ 脳梗塞を引き起こす危険性のある不整脈

頻脈性不整脈：発作性心房細動，持続性心房細動，慢性（永続性）心房細動，心房粗動，心房頻拍．

Ⅲ. 病態，症候，診断

心電図．24時間心電図．

Ⅳ. 治療（侵襲的）

不整脈には治療を要しないものもあるが，心臓のポンプ機能が著しく低下した場合，心停止によ り，致命的となるので迅速な治療が必要となる．

① ペースメーカ

徐脈性不整脈に対して，最低の脈拍を確保するため，手術によって，ペースメーカのジェネレータ部は前胸部の皮下に植え込まれ，これからの刺激を伝える電極リードを経静脈に右心室内に留置する．

② 植え込み型除細動器（ICD）

ペースメーカより少し大きな除細動器本体と，右心室へ挿入する電極からなる．除細動の機能とともにペースメーカの機能を有する．除細動器本体はペースメーカと同様に前胸部の皮下，または筋肉下に植え込まれる．心室細動，心室頻拍などの致死的不整脈発生時には，除細動器が自動的に診断し除細動（心臓電気ショック）し，突然死を予防する．

③ 心房細動に対するアブレーション

近年はカテーテル・アブレーションが多く実施されている．弁膜症に合併する場合には開心術で，高周波やクライオの器具を用いメイズ手術（肺静脈口や左心房壁にブロックラインを作成）で，心房内に生じる異常な電気伝導を遮断して，洞調律を維持する．

[心タンポナーデ　cardiac tamponade]

Ⅰ. 定義

心膜腔（心嚢）内に液体成分が貯留すると，心膜は伸展することによって心膜腔内圧の上昇を緩衝するが，心膜の伸展限界を超えると急速に心膜腔内圧が上昇し始める．心膜腔圧が右房圧や右室の拡張期圧を超えると右室の拡張障害が起き静脈還流が減少し，その結果，心拍出量が減少して循環虚脱に陥った状態が心タンポナーデ．

Ⅱ. 分類

胸部外傷（交通事故，刺創，銃創），大動脈解離が大動脈基部にまで及んだ場合，急性心筋梗塞による心破裂，心膜炎（ウイルス性，細菌性，結核性），食道がんや肺がんなど悪性腫瘍の進行（心膜転移），心臓カテーテル治療〔狭心症・心筋梗塞に対する経皮的冠動脈形成術（PCI）や不整脈に

対するカテーテルアブレーション〕中に起こりうる穿孔（心臓の血管・心房や心室の筋肉が破れ，血液が心膜腔に貯まる）などが原因である．

III. 病態

心膜pericardiumは，心臓を包む強靱な結合組織で袋状になっており，漿膜性心膜と線維性心膜より構成される．漿膜性心膜の壁側板と臓側板（心臓の表面：心外膜epicardium）の間には，心膜液を含む心膜腔（心囊）があり，心膜液は心臓の活動を円滑にする潤滑油の働きをしている．心膜に炎症や，心膜腔に出血が生じると心膜液の増量や心膜の肥厚が生じ，右室の拡張障害をきたすと心タンポナーデとなる．

IV. 症候

ショック状態に陥る．呼吸困難や胸苦しさ，意識障害，循環不全（血圧低下），チアノーゼ，Beck's Triad（低血圧，小さい心音，頸静脈圧上昇），脈圧の減少，奇脈*．

＊**奇脈**：血圧が吸気で下がり，呼気で上がる（正常とは逆）こと．

V. 診断（図1）

心エコー図検査（低侵襲で診断率が高い）では，心膜液は無エコー領域として描写される．CT．

VI. 治療

心タンポナーデにより血行動態が維持できなくなった場合には心囊ドレナージを行う．通常はエコーガイド下に経皮的穿刺法が施行される．開心術後や心囊液が後壁側にだけ限局している場合など，穿刺によるドレナージが困難（危険）な場合には，外科的に剣状突起下，あるいは肋間を切開し，心膜を切開して心囊内に到達してドレナージを行う．

外傷，心臓損傷や大動脈解離など原疾患に起因する心タンポナーデに対しては，原疾患の緊急手術を行う．心囊穿刺ドレナージを施行したとしても出血を制御できるわけではなく，また大動脈解離の際には一時的にタンポナーデが解除されるために，血圧上昇して破裂を招くこともあるので，原則的には穿刺を行うべきではない．

> **note** 心タンポナーデに対してカテコラミンなどの強心薬は無効であり，ドレナージもしくは外科的処置が適応である．なお，ドレナージが施行できるまでは輸液や輸血による容量負荷で対処する．

（上田裕一）

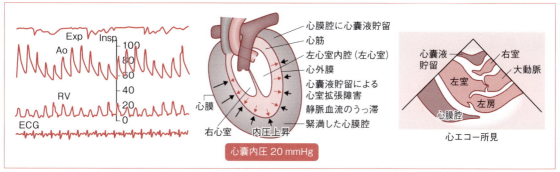

図1　心タンポナーデの診断
現在では心エコー図検査（超音波検査），心囊液の貯留の程度や右室への圧迫の程度で診断する．

1. 大動脈瘤 aortic aneurysm

I．定義

大動脈とは心臓を出た部位から両側総腸骨動脈に分岐する直前までの動脈で，大動脈の一部の壁が，全周性，または局所性に拡大または突出した状態で，直径が正常径の1.5倍（胸部45 mm，腹部30 mm，正常径は胸部約30 mm，腹部約20 mm）を超えて拡大したものである．

II．分類

① 部位的分類（図1）

胸部大動脈瘤（基部，上行，弓部，下行大動脈瘤），胸腹部大動脈瘤（横隔膜の上，下），腹部大動脈瘤（腎動脈より末梢）．

② 病理学的分類（図2）

真性大動脈瘤（大動脈が拡張したもの），仮性大動脈瘤（大動脈の壁構造を有しない瘤），解離性大動脈瘤（大動脈解離の後，時間的経過に伴い拡大瘤化したもの）．

③ 原因による分類

動脈硬化性（変成性），感染性，炎症性，外傷性，先天性（Marfan症候群など）．

④ 形態による分類

紡錘状，囊状．

III．病態

大動脈が瘤化することで，周囲臓器が圧迫され症状出現し，被薄化した大動脈瘤が破裂することによる出血性ショック，出血による突然死が主な病態である．

IV．症候

大動脈瘤の部位によって症状は異なり，周囲臓器，血管，神経の圧迫症状である．

① 非破裂性大動脈瘤

胸部：大動脈弁逆流による心不全，上大静脈圧迫による上大静脈症候群の症状（上肢顔面の浮腫など），反回神経圧迫による嗄声，気管・気管支・肺圧迫による咳や呼吸困難，食道圧迫による嚥下困難．

腹部：腹部の拍動性腫瘤触知．

② 破裂性大動脈瘤

大動脈瘤それぞれの部位での激痛，ショック，貧血，血痰，喀血，吐血，腹部膨満．

V．診断

上記の症状に加え以下の記述に注意して診断する．

発熱：感染性大動脈瘤を考慮する．

年齢：40歳以下ではMarfan症候群などの先天性素因を考える．通常は50歳以上の動脈硬化性大動脈瘤が多い．

血液生化学検査：炎症反応上昇，白血球上昇は感染性，炎症性大動脈瘤を考慮する．

胸部X線像：胸部大動脈瘤では心臓，縦隔陰影の拡大，胸腔内貯留液の有無を確認する．

X線CT（図3）：部位，大きさ，手術適応，破裂の有無などの確定診断が可能で欠くことのできない検査．

VI．治療

外科的治療：感染性大動脈瘤は抗菌薬投与後手術．胸部は6 cm以上，腹部は5 cm以上で外科手術．大動脈基部の瘤では大動脈弁閉鎖不全III度以上，上行大動脈5 cm以上で外科手術．これら以外は保存的に降圧療法を行う．

外科手術手技：

① open surgery（直達手術）

胸部または腹部を切開して行う．補助手段（一時的に機械で血液を灌流する）を必要とする．

● 補助手段

大動脈基部，上行大動脈：完全体外循環（通常の人工心肺）

弓部：脳分離体外循環（弓部再建時に弓部分枝のみは灌流する）

下行，胸腹部：部分体外循環か左心バイパス

腹部：補助手段は必要としない．

● 大動脈置換術

大動脈基部は大動脈基部置換術（大動脈弁は温存する方法と弁置換する方法がある）．上行，弓

部，下行，胸腹部，腹部はそれぞれダクロン性の人工血管で置換する．

② ステントグラフト内挿術（血管内治療）

現状では胸部下行大動脈瘤と腎動脈下の腹部大動脈瘤にはステントグラフト内挿術（図4）が大腿動脈から行われる．大動脈瘤の形態が適する症例はステントグラフト，不可能な症例はopen surgeryで治療する．

note 胸部下行，胸腹部大動脈瘤の外科的治療では下肢の対麻痺，膀胱直腸障害の発症が問題となる．下行・胸腹部大動脈の肋間動脈から分岐するAdamkiewiez動脈を中心とした虚血による脊髄神経障害によるものである．

（明石英俊・大塚裕之）

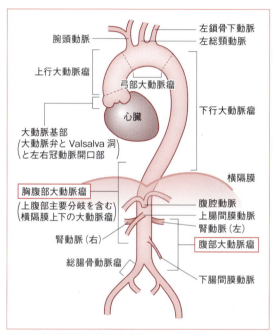

図1 大動脈瘤の部位的分類

図2 大動脈瘤の病理学的分類

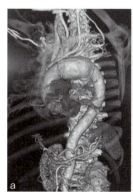

図3 弓部大動脈瘤
(a) 3D画像，(b) 横断面画像．

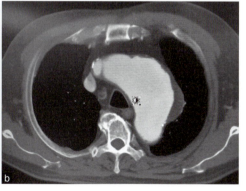

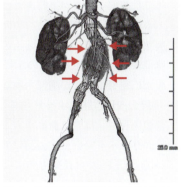

図4 腹部大動脈瘤に対するステントグラフト治療
大腿動脈から人工血管とステントが組み合わされたステントグラフトが内挿，拡張され，固定される．瘤内への中枢からの血流はなくなる．

2. 大動脈解離
aortic dissection

I. 定義

「内膜面の亀裂や潰瘍などの損傷部から大動脈壁が中膜のレベルで二層に剥離し，動脈走行に沿ってある長さをもち二腔になった状態」で，大動脈壁内に血流もしくは血腫が存在する（偽腔）動的な病態である．

II. 分類

① 解離範囲による分類（図1）
- Stanford分類
  A型：上行大動脈に解離があるもの．
  B型：上行大動脈に解離がないもの．
  （逆行性B型解離という表現は使用しない）
- DeBakey分類
  Ⅰ型：上行大動脈にtear（内膜亀裂）があり弓部大動脈より末梢に解離が及ぶもの．
  Ⅱ型：上行大動脈に解離が限局するもの．
  Ⅲ型：下行大動脈にtearがあるもの．
  Ⅲa型：腹部大動脈に解離が及ばないもの．
  Ⅲb型：腹部大動脈に解離が及ぶもの．
- DeBakey分類は以下の亜型分類がある．
  弓部型：弓部にtearがあるもの．
  弓部限局型：解離が弓部に限局するもの．
  弓部広範型：解離が上行または下行大動脈に及ぶもの．
  腹部型：腹部にtearがあるもの．
  腹部限局型：腹部大動脈のみに解離があるもの．
  腹部広範型：解離が胸部大動脈に及ぶもの．

② 偽腔の血流状態による分類（図2）
   偽腔開存型：偽腔に血流があるもの．部分的に血栓が存在する場合や，大部分の偽腔が血栓化していてもULP*から長軸方向に広がる偽腔内血流を認める場合もこの中に入れる．
   ULP型：偽腔の大部分に血流を認めないが，tear近傍に限局した偽腔内血流（ULP）を認めるもの．
   偽腔閉塞型：三日月形の偽腔を有し，tear（ULPを含む）および偽腔内に血流を認めないもの．

③ 病期による分類
   急性期：発症後2週間以内．この中で発症48時間以内を超急性期とする．
   慢性期：発症後2週間を経過したもの．
   2週間から2ヵ月までを亜急性期，2ヵ月以降を慢性期とする分類もある．

* **ULP**：ulcer like projection．造影剤を用いた血管造影またはCTで潰瘍のように解離腔に向かって突出する画像上の所見．

III. 病態

大動脈内膜の亀裂が中膜に解離をきたしながら，血液が流入する．そのため，大動脈の外壁は薄くなり，破裂することがある．また，大動脈のすべての分枝が虚血をきたすと，心タンポナーデ，大動脈弁閉鎖不全，心筋梗塞，脳梗塞などを合併する．

IV. 症候

初発症状：胸背部痛，移動する背部痛，意識消失発作などが多い．
続発症状：大動脈のすべての分枝の虚血症状であるため，多彩である（図3）．

V. 診断

- 胸部X線像：上縦隔陰影の拡大や胸水（血性）貯留．
- 心電図検査：冠動脈口部の圧迫による虚血所見の有無．
- 心エコー検査：大動脈弁の逆流，心囊内貯留液，上行大動脈（基部）の解離の有無．
- X線CT検査：造影所見で大動脈解離の有無，範囲，分枝の状態，心囊液，胸水，破裂の有無，亀裂tear部位などが判定できる．近年では大動脈造影が行われることはほとんどない．

VI. 治療

① Stanford A型急性大動脈解離：内膜亀裂部位を切除・修復する緊急の上行大動脈置換術か上行弓部大動脈置換術が行われる．急性A型：血栓閉塞型で大動脈径が5cm以下，解離腔の厚さが

11 mm以下の症例では内科的治療が許容される．
②Stanford B型急性大動脈解離（complicated type B）：破裂，臓器や下肢の虚血，コントロールできない胸背部痛や高血圧，急速な大動脈の拡大を伴う患者に対しては遠位弓部から下行大動脈へのステントグラフト留置術が行われる．

uncomplicated type Bは血圧コントロールを中心とした内科的治療が原則となる．

（明石英俊・大塚裕之）

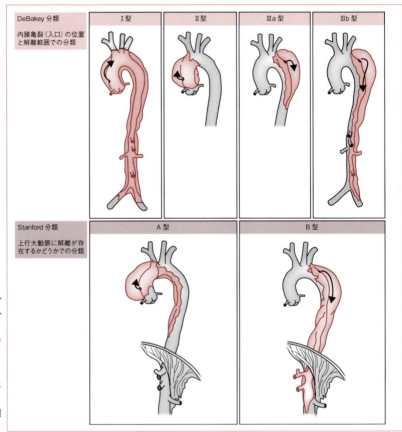

図1 大動脈解離の分類（DeBakey分類とStanford分類）

解離（dissection）：血管壁が中膜で二層に分かれること．
亀裂（tear）：内膜面に生じた裂け目．
entry：解離腔の入口（多くは最初に裂け始めた部）．
reentry：解離腔の出口（多くは解離が終わる部）．

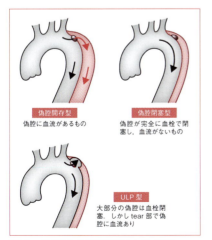

図2 偽腔の血流状態による分類

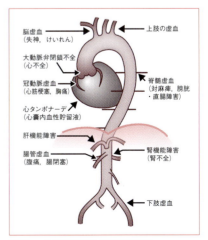

図3 大動脈解離の続発症状

3. 閉塞性動脈疾患
arterial occlusive disease

I. 定義
大動脈以外（腸骨動脈から末梢）の動脈の狭窄や閉塞による血流障害をきたす疾患．急性動脈閉塞症，慢性動脈閉塞症（ASO：閉塞性動脈硬化症，TAO：閉塞性血栓血管炎＝Buerger病，膠原病などの血管炎）がある．

note 末梢動脈疾患（peripheral arterial disease：PAD）には広義では閉塞性動脈疾患と血管攣縮によるレイノー病や末梢動脈瘤などが含まれるが，大多数は動脈硬化性（arteriosclerosis obliterans：ASO）であり，ASOとPADはほぼ同じ意味で用いられている．

II. 分類
① 急性動脈閉塞症（塞栓症と血栓症）
② 慢性動脈閉塞症（ASO，TAO，膠原病の血管炎）（図1）

以下は最も外科治療が行われるASOについて記載する．表1に慢性動脈閉塞症の症状による病期分類を示す．FontaineⅢとⅣ度を重症虚血肢と表現する．

III. 病態
腸骨動脈を含むそれ以下の末梢の動脈硬化による狭窄・閉塞である．

IV. 症候
初発症状：冷感（足が冷える），間歇性跛行（持続して長く歩けない，階段や坂道をほとんど歩けない）．

重症化すると歩行距離の短縮，下肢の萎縮，安静時疼痛，下肢のチアノーゼ，潰瘍，壊死へと進行する．

V. 診断
上記症状に加えて，大腿動脈，膝窩動脈，足背動脈，後脛骨動脈の触診で拍動の触知の有無と強弱で，病変部位の推測が可能．

足関節上腕血圧比（ABI）の低下：0.9以下が低下（表2）．

確定診断は造影CTとDSAによる血管造影である．

VI. 治療
① 基礎疾患の治療：糖尿病，高血圧，高脂血症の内科的治療．
② 生活指導：禁煙の厳守．
③ 運動療法：間歇性跛行が出現するまでの連続歩行と，数分間の休憩後に再度歩行を繰り返し行う．間歇性跛行の患者にはかなり有効である．
④ 内服治療：抗血小板薬；シロスタゾール（プレタール®），クロピドグレル（プラビックス®）．血管拡張薬；プロスタサイクリン誘導体製剤であるベラプロスト（ドルナー®，プロサイリン®）．
⑤ 血管内治療：腸骨動脈と一部の浅大腿動脈の病変に行われる．バルーンカテーテルかステントを用いた血管形成術が行われる．
⑥ バイパス手術
● 腸骨動脈病変に対して
　解剖学的バイパス術：腹部大動脈−大腿動脈バイパス術（人工血管）．
　非解剖学的バイパス術：大腿動脈交叉バイパス術，腋窩−大腿動脈バイパス術（人工血管）．
● 浅大腿動脈病変に対して
　大腿−膝窩動脈バイパス術（人工血管または自家静脈）．
● 膝窩動脈病変に対して
　下腿3分枝へのバイパス術（自家静脈）．

〔明石英俊・大塚裕之〕

3. 閉塞性動脈疾患　arterial occlusive disease

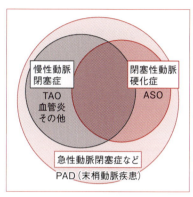

図1　PADと慢性動脈閉塞症とASO
PADの多くはASOの患者である．

表1　Fontaine分類（下肢虚血の病期分類）と治療法

分類	症状		治療
Ⅰ度	無症状か冷感のみ	軽症	薬物治療（抗血小板薬） 運動療法
Ⅱ度	間歇性跛行		薬物治療（抗血小板薬，血管拡張薬） 運動療法
Ⅲ度	安静時疼痛	↓	血行再建術（バイパス術） 血管内治療
Ⅳ度	虚血性潰瘍・壊死	重症	血行再建術（バイパス術） 血管内治療

表2　ABPIでの診断

ABPI（ABI）＝足関節収縮期血圧／上肢収縮期血圧
　　　　　（ABI-form）

1.0以上	正常
0.9〜1.0	境界領域
0.7〜0.9	PADを疑う．（狭窄など）軽症が多い．坂道や階段での跛行．
0.7以下	平地での間歇性跛行の出現．血行再建の相対的適応．
0.5以下	近い将来，重症虚血肢へ進展の可能性．血行再建の絶対適応．
0.4以下	重症下肢虚血．壊死への進展が考えられる．

ABPIの目安（下肢血圧が上肢血圧より高いことが通常である）

4. 深部静脈血栓症・急性肺血栓塞栓症
deep vein thrombosis/acute pulmonary thromboembolism

[深部静脈血栓症　deep vein thrombosis]

I．定義
深部静脈系（腸骨静脈と下肢の筋膜下の静脈）の血栓による静脈閉塞を起こした状態．

II．分類（図1）
中枢型：骨盤腔内と大腿部の静脈に血栓形成．
末梢型：下腿の筋肉内静脈に血栓形成．

III．病態
手術や外傷なども含め長期臥床，先天性凝固異常症，悪性腫瘍，妊産婦，ホルモン剤内服，静脈カテーテル留置，脱水などを誘因として，深部静脈の血栓を形成，静脈還流障害で，下肢の腫脹を起こす．血栓が遊離し，肺塞栓をきたすと突然死もありうる．
中枢型は左下肢に多く，肺血栓塞栓症の合併は右下肢発症例に多い．

IV．症候（図2）
患肢の腫脹，うっ血腫脹による色調変化（有痛性白股腫，有痛性青股腫とよばれる；腫脹が強いと青から白へ），緊満感，緊満痛，Homans徴候（足関節の背屈で腓腹筋の疼痛）．

V．診断
採血検査：Dダイマー，FDP，TATの上昇．
静脈エコー・造影CTの静脈相で血栓の確認（確定診断）．

VI．治療
抗凝固療法：ヘパリン，ワルファリン（ワーファリン®），Xa阻害薬である新規抗凝固薬（NOAC，DOAC）

中枢型（重症例）には血栓溶解療法（ウロキナーゼ），カテーテルを用いた血栓吸引療法や血栓除去術も行われることあり．
中枢型で血栓が確認され，肺血栓塞栓症をきたしている場合，一時的下大静脈filterを留置することあり．

[急性肺血栓塞栓症　acute pulmonary thromboembolism]

I．定義
深部静脈血栓症で生じた血栓が静脈血流で肺動脈に血栓塞栓を起こした状態．
長期臥床の後に下肢の運動を開始したときに起こしやすい．

II．分類
広範型：血行動態不安定症例．ショックあるいは収縮期血圧が40〜90 mmHgが15分以上継続する．
亜広範型：血行動態安定だが，心エコー上右心負荷がある症例．
非広範型：血行動態安定で，心エコー上右心負荷のない症例．

III．病態
肺動脈が下肢の静脈血栓で閉塞され，急激に低酸素血症と右心負荷が進行し重症化するとショック，心停止となる．重症度は肺動脈の血栓量に比例する．

IV．症候
呼吸困難，胸痛が圧倒的に多い．失神，咳嗽，冷汗，喘鳴，動悸などが次に多い．重症例はショック，心停止となる．

V．診断
採血検査：Dダイマー上昇，PaO_2の低下．
心電図：右側胸部誘導の陰性T波，洞性頻脈，SI QIII TIII，右脚ブロック，ST低下，肺性P波などを認める．
心エコー検査：右心負荷所見．
造影CT：肺動脈の血栓の確認（図3）．

VI. 治療

① 保存的治療
● 抗凝固療法（ヘパリン，ワルファリン）

● 血栓溶解療法（経静脈性にウロキナーゼや組織型プラスミノーゲン・アクチベータ）
● カテーテル的治療（血栓溶解療法，破砕・除去術）

② 直視下外科手術
胸骨正中切開で人工心肺下に肺動脈切開し血栓摘出．
適応：
①循環動態が高度に不安定で内科的治療に反応しない症例
②CT所見で肺動脈の閉塞が広範囲で，急速に心不全や呼吸不全が進行する症例
③血栓溶解療法が禁忌の症例
④右心房から右心室にかけて浮遊する血栓を認める症例

（明石英俊・大塚裕之）

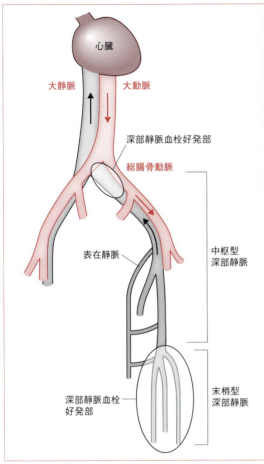

図1 下肢静脈の解剖と静脈血栓
ひらめ静脈を主とした下腿静脈に血栓を形成しやすい．

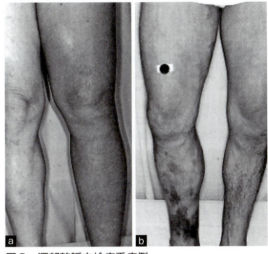

図2 深部静脈血栓症重症例
(a) 有痛性青股腫，(b) 深部静脈血栓後遺症．
(星野俊一，他編．静脈疾患診療の実際．1999；文光堂，5より引用)

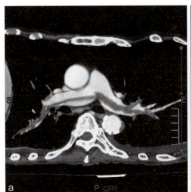

図3 急性肺血栓塞栓症の造影CT所見
(a) 両側肺動脈の血栓，(b) 左大腿静脈の血栓．

5. 下肢静脈瘤・リンパ浮腫
varix/lynphedema

[下肢静脈瘤　varix]

Ⅰ．定義

表在静脈の静脈血がうっ血し静脈が拡張した状態である．大伏在静脈，小伏在静脈の逆流で発症することが多い．

Ⅱ．分類

病因による分類．
① 一次性（原発性）静脈瘤（図1）
伏在型静脈瘤，側枝静脈瘤，網目状静脈瘤，蜘蛛の巣状静脈瘤．
② 二次性（続発性）静脈瘤
深部静脈血栓症の慢性期や動静脈瘻により表在静脈が拡張して起こる．

Ⅲ．病態

大伏在静脈，小伏在静脈，交通枝の静脈弁不全で起こる静脈のうっ血である．軽症では表在静脈のみであるが，重症化すると深部静脈のうっ血をきたし，症状も強く多彩になる．

Ⅳ．症候

表在静脈の拡張・蛇行，浮腫，下腿の疲労感，搔痒感，疼痛，発赤，色素沈着，下腿潰瘍などの症状．

Ⅴ．診断

① Trendelenburgテスト
臥位で下肢を挙上，大腿部の表在静脈を圧迫し，立位にする．静脈瘤拡張が著明でなければ病変部位は主に表在静脈のみ，著明ならば深部静脈や交通枝の弁不全がある．立位のままで表在静脈の圧迫を解除し静脈瘤の拡張が著明となれば，表在静脈弁不全のみが主病変であると判断する．
② Perthesテスト
立位で大腿部の表在静脈を駆血する．下肢の屈伸運動を行い，静脈瘤が退縮すれば，深部静脈に異常はなしと判断する．
③ 静脈造影またはCT
典型的な伏在型の静脈瘤では静脈造影は不要のことが多い．

Ⅵ．治療

保存的治療：運動療法と弾力ストッキング着用である．
外科治療：対象は一次性静脈瘤の伏在型と一部の側枝静脈瘤である．
① レーザーによる下肢静脈瘤血管内焼灼術
大伏在静脈，小伏在静脈を穿刺してレーザープローベを挿入し，焼灼し，閉塞させる．
② 静脈抜去術（ストリッピング）
中枢と末梢の伏在静脈を剥離し，末梢からストリッパーを挿入して，中枢部で伏在静脈とストリッパーを結紮し，引き抜く．
③ 静脈瘤切除術（バリコトミー）
静脈瘤部に小切開を加えて，静脈瘤を結紮摘出する．
④ 硬化療法
静脈瘤の中枢部を圧迫し，末梢静脈瘤部から硬化剤を静脈内に注入し，閉塞させる．

[リンパ浮腫　lynphedema]

Ⅰ．定義

リンパの輸送障害によりリンパ液のうっ滞をきたして生じた浮腫．過去にはフィラリア症でみられたが，近年はみられない．

Ⅱ．分類

一次性：原因不明または先天性リンパ管形成障害．
二次性：子宮癌や乳癌の術後の下肢や上肢のリンパ浮腫・悪性腫瘍，外傷，放射線障害などが原因になる．

Ⅲ．病態

蛋白量の高いリンパ液の貯留で浮腫改善は不良であり，皮膚の硬化，皮下組織の線維化が強く，患肢重量も増加し，歩行の障害にもなる．組織蛋

白量も高く，感染を併発しやすく，リンパ管炎や蜂窩織炎をきたしやすい．末期の状態を象皮病ともいう．

IV．症候

患肢の浮腫，non-pitting edema，皮膚の硬化，皮下組織の線維化，潰瘍形成，重量増大，感染合併．

V．診断

原因と考えられる病歴やCT検査で皮下組織増大と硬化・線維化を認める（図2）．

VI．治療

著明に改善する画期的な治療法はない．

保存的治療：弾力ストッキング着用，マッサージ，感染予防（患肢の衛生）．

外科治療：浮腫組織の切除（Charles手術），リンパ管静脈吻合，リンパ誘導法（Goldsmithの大網利用法），切除と誘導法の組み合わせ（Thompson手術）．

（明石英俊・大塚裕之）

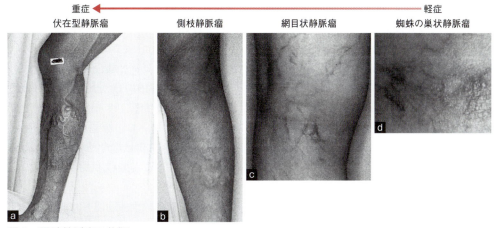

図1　下肢静脈瘤の分類
（a：平井正文他編．静脈疾患診療の実際．1999；文光堂，171より転載，b〜d：下肢静脈瘤硬化療法研究会編．一次性静脈瘤の疫学と種類．藤岡顕太郎．下肢静脈瘤ハンドブック．2002；医歯薬出版，28-29より転載）

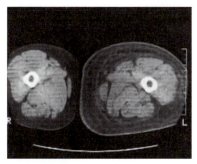

図2　左下肢のリンパ浮腫
左下肢の皮下組織の肥厚が著明である．皮下組織の肥厚がリンパ浮腫の特徴的所見．

1. 呼吸器の構造と機能
structure and function of the respiratory system

Ⅰ. 呼吸器の構造
① 肺の構成単位
　肺は左右一対ある臓器で右は上葉・中葉・下葉，左は上葉・下葉の5つの葉に分かれ，各葉はさらに区域に分かれる．葉と区域の関係は図1に示す通りで，左ではS7がなくS1+2が1区域なので右肺は10区域，左肺は8区域で構成される．

② 気道の構造（図1）
　気管は左右主気管支に分かれて肺門部を通過し，葉気管支，区域気管支となり，順次分岐を繰り返し終末細気管支，呼吸細気管支，肺胞管，肺胞となる．ガス交換の場である肺胞の総面積はテニスコート約半面に相当する．気管・気管支には軟骨があるが後壁のみが欠如し，この部を膜様部とよぶ．細気管支には軟骨がなく，内腔が押しつぶされないために弾性線維が発達している．

③ 肺血管の構造（図2，図3）
　全身から戻ってきた静脈血は右心房へ集まって右心室を経て肺動脈へ流れ，肺動脈は気管支同様に分岐を繰り返し，最後は毛細血管となって肺胞を取り囲む．肺胞へCO_2を放出し肺胞からO_2を取り込み，動脈血となって肺静脈を通り左心房へ集まった血液は左心室を経て全身へ送られる．したがって肺動脈の中には静脈血が，肺静脈の中には動脈血が流れている．肺循環系の動脈は体循環系の動脈と比較すると，壁にかかる圧が小さいため弱くできている．それに対して肺静脈は比較的厚い．肺切除手術時には肺動脈損傷に特に注意を払う必要がある．肺静脈は片側に2本あり，上肺静脈は右では上葉と中葉の成分を，左では上葉の成分を集め，下肺静脈は左右とも下葉の成分を集めて左心房へ注ぐ．

④ 横隔神経と迷走神経
　呼吸器外科手術時に重要な神経として肺門の前方を走行する横隔神経と肺門の後方を下行する迷走神経がある．声を出す際に関与する反回神経は迷走神経から分岐して，右では鎖骨下動脈で，左では大動脈弓で反回し，気管の横を上行して喉頭に達する．このため右では肺門部リンパ節が腫大しても反回神経麻痺をきたさないが，左では肺門部リンパ節が腫大すると反回神経麻痺をきたしやすい．右肺切除術時の胸腔内写真を図4に示す．

Ⅱ. 呼吸器の機能
① ガス交換能
　肺胞内の空気と周囲の毛細血管内の血液でガスがやりとりされるガス交換が肺の重要な機能である．吸気時にO_2を多く含む空気を吸い込み肺胞へ送り血液内へ供給する．CO_2を血液内から肺胞内へ取り込みCO_2を多く含む気体を呼気として排泄する．この交換は肺胞と血液のガス分圧によって成立している．正常肺胞内のO_2分圧は100 mmHg，CO_2分圧は40 mmHgである．血液内ではO_2は赤血球のヘモグロビンと結合して運搬され，動脈血のO_2分圧は肺胞内のO_2分圧低下やヘモグロビン減少により低下する．ヘモグロビンの酸素飽和度が高い状態ではいくら肺胞内のO_2分圧を上げても全身へのO_2供給は増やせず，換気量とともに血流量を増やすことでO_2供給が増える．

② 呼吸筋運動
　呼吸筋には横隔膜，肋間筋および胸壁の筋，腹筋，呼吸補助筋（胸鎖乳突筋，斜角筋，僧帽筋，大胸筋，小胸筋など），上気道の筋がある．横隔膜は安静吸気の70％の仕事を担っているので，手術時には横隔神経を損傷しないように努めなければならない．肋間筋は外内の2層に分かれており，主として外肋間筋は吸気時に，内肋間筋は呼気時に働く．吸気時には横隔膜が下がると同時に胸郭前後径が大きくなり，胸郭の容量が大きくなることによって陰圧となる．胸郭の動きに伴って肺も大きく膨らみ空気が流入する．呼気時にはこれらの筋肉が弛緩して胸郭の容量が小さくなり強制的に空気が呼出される．

③ 酸塩基平衡
　動脈血中のpHの正常値は7.4±0.05である．正常より低いと酸血症，高いとアルカリ血症となる．アシドーシスとは血中の酸の濃度を増やす病態，アルカローシスとは塩基の濃度を増やす病態であ

る．CO_2 が増えると呼吸性アシドーシス，減ると呼吸性アルカローシスという．HCO_3^- が増えると代謝性アルカローシス，減ると代謝性アシドーシスという．pHを調節するのは肺と腎であり，pHを7.4に維持しようとしてこれら2つの臓器が互いに代償する方向へ働く．たとえば腎機能障害で HCO_3^- 低下があれば，肺で過換気となり CO_2 が減少して代償する（代謝性アシドーシスを呼吸性に代償していると表現する）．

（光岡正浩）

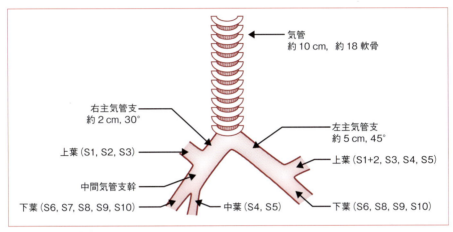

図1　気道の構造

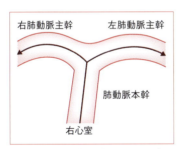

図2　肺動脈（静脈血が流れる）

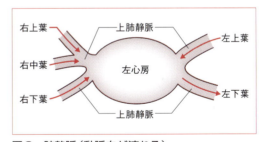

図3　肺静脈（動脈血が流れる）

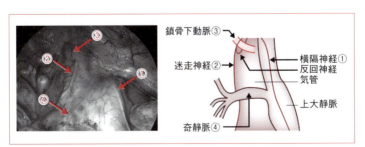

図4　右肺切除時の胸腔内（左側臥位で上方が頭側，右が前方）

2. 呼吸不全
respiratory failure

I．定義

室内空気吸入時の動脈酸素分圧が60 mmHg以下になった状態．

II．分類

① 発症様式による分類

　急性呼吸不全：生体の代償機能がまだ機能不十分な急性発症の呼吸不全であり，直ちに酸素投与と原因の治療が必要である．

　慢性呼吸不全：徐々に呼吸機能が低下して呼吸不全に至り代償機能が働いている．緊急性は低く，疾患に応じて治療方針を検討し，酸素療法，薬物療法，リハビリテーションなどを行う．

② 原因によるI型とII型の分類

　I型呼吸不全：ガス交換能の低下が原因で$PaCO_2 \leq 45$ mmHgである．A-aDO_2（肺胞動脈血酸素分圧較差）が開大する．肺胞内に酸素は入ってくるがガス交換が行われずに全身へ血液が送られる．換気血流比の不均等分布，拡散障害，シャントが原因となる．

　II型呼吸不全：換気不全が原因のもので$PaCO_2 > 45$ mmHgに上昇している状態．A-aDO_2は開大しない．肺胞内に酸素が入ってこないので動脈血にも酸素は供給されない．肺胞低換気が原因となる．

III．病態

呼吸不全の機序には次の4つがある．

① 肺胞低換気（図1）：肺胞内に十分な換気量が維持できない状態．PaO_2が低下し$PaCO_2$が上昇する．呼吸中枢の抑制，神経筋疾患（筋ジストロフィー，重症筋無力症など），肺・胸郭の異常などが原因となる．人工呼吸器で換気量を増やすと改善する．

② 換気血流比の不均等分布（図2）：換気量と血流量のバランスが崩れている状態．換気量，血流量の総量が保たれているだけでは不十分で，肺内各部位における両者のバランスが重要である．気道・肺胞病変，肺循環障害などが原因となる．

③ 拡散障害（図3）：酸素分子が肺胞壁と毛細血管壁を通る過程が障害された状態．PaO_2が低下するが，CO_2はO_2より約20倍速く拡散するので$PaCO_2$は上昇しにくい．COPD，間質性肺炎，肺線維症などが原因となる．

④ シャント：酸素が少ない右心系の血液が酸素化されずに左心系に流れることを右左シャントという．酸素を投与してもシャント血は肺胞を通過しないので酸素化されずPaO_2は上昇しにくい．肺内血管異常である肺動静脈瘻，心内右左シャントであるVSD，無気肺などが原因となる．肺切除手術における術中片肺換気（分離肺換気；図4）では，術側の気道を開放して術側肺を虚脱させ，換気が行われていないが血流はある程度保たれているので人工的にシャントをつくり出している状態である．肺全摘除術で血管処理を終えた瞬間に酸素化が改善することはたびたび経験される．

IV．症候

主症状は呼吸困難である．ほかに頻呼吸，頻脈，不安，奇異性呼吸などがある．この状態が続くと低酸素脳症，心虚血などを引き起こす．

V．診断

血液ガス分析：$PaO_2 \leq 60$ mmHgで$PaCO_2 \leq 45$ mmHgならI型，$PaO_2 \leq 60$ mmHgで$PaCO_2 > 45$ mmHgならII型と診断する．直ちに行えない場合や経過を評価する際にはパルスオキシメトリーでSpO_2を測定する．

画像診断：胸部単純X線，CT．

呼吸機能検査：スパイロメーターを用いて測定する．肺活量（VC）は最大限に息を吸った状態から完全に息を吐き出すまでに呼出された空気量であり，年齢・性別・身長から計算した予測値との比を％肺活量（％VC）という．1秒量（FEV1.0）は勢いよく息を吐かせた際の最初の1秒間に吐き出した空気量であり，VCに対するFEV1.0の割合

を1秒率（FEV1.0％）という．これらの因子から拘束性換気障害，閉塞性換気障害，混合性換気障害が判定される（図5）．拘束性換気障害とは肺の可動性が低下する状態や神経・筋障害であり，間質性肺炎，肺線維症が代表疾患である．閉塞性換気障害は気流制限がその病態であり，COPDや喘息が代表疾患である．実臨床では各疾患でこれらの病態が複雑に混在している．また吸入したCOの吸収速度から拡散能（DLCO）が算出される．

VI．治療

呼吸不全の治療の本幹は酸素投与，人工呼吸器管理，原因の除去・改善である．呼吸不全は疾患名ではなく病態名なので，治療は原因疾患によってさまざまである．治療に関してCO_2ナルコーシスには注意が必要である．慢性呼吸不全では慢性的に低O_2環境下にあるため身体がその環境に慣れた状態である．この状態にO_2を投与すると呼吸中枢が刺激されなくなり（酸素が十分と判断し），換気が減少してCO_2が蓄積する．高CO_2血症によって中枢神経系の症状（意識障害など）を発症することをCO_2ナルコーシスという．酸素投与が禁忌ということではなく，実際には低流量でO_2投与しながら換気を観察・補助していくことが多い．

（光岡正浩）

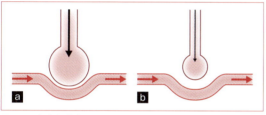

図1　肺胞低換気
(a) 正常，(b) 肺胞低換気（肺胞に十分な換気が供給できていない）．赤矢印は血流，黒矢印は換気を示す．

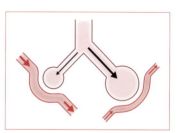

図2　換気・血流比の不均等分布
左側では血流は十分だが換気が不足しており，右側ではその逆である．

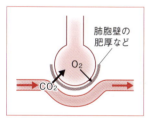

図3　拡散障害

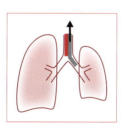

図4　分離肺換気麻酔
ダブルルーメンチューブを気道内挿管し，たとえば左肺の手術時には左肺を脱気させ，肺が虚脱した状態で手術を行う麻酔法のこと（灰色は左肺，赤は右肺の換気路）．

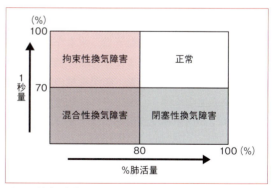

図5　換気障害の分類

3. 急性呼吸窮迫症候群
acute respiratory distress syndrome：ARDS

I．定義

先行する基礎疾患をもち1週間以内に発症した低酸素血症で，心不全や輸液過多では説明がつかない肺水腫を呈し，胸部X線写真では両側肺浸潤影を呈するもの．これは2012年に制定されたベルリン定義[1]であり，それ以前のAmerican-European Consensus Conferenceによる定義から改定された．

II．分類

軽症mild，中等症moderate，重症severeの3群に分類される（表1）．動脈血ガス分析からPaO$_2$（動脈血酸素濃度）/FiO$_2$（吸入気酸素濃度）比を計算して分類する．このPaO$_2$/FiO$_2$比の評価にはPEEPをかけて行うことを必須とする．

III．病態

原因となる病態には肺自体の病変と肺以外の病変がある．一般にARDSの誘因となるものには肺炎，敗血症，誤嚥，外傷，肺挫傷，膵炎，有毒ガス吸入，重症熱傷，非心原性ショック，薬物中毒，輸血関連肺障害，肺血管炎，溺水などがあげられる．これらによりびまん性炎症性肺障害が起こり，肺血管透過性の亢進，肺湿重量の増加，含気肺組織の減少を伴う．臨床的には低酸素血症と胸部X線上の両側肺浸潤影を特徴とする．

IV．症候

急に発症する呼吸困難が主な症状である．聴診で両側肺野に水泡音（coarse crackle，ブツブツ）を聴取する．

V．診断

胸部X線で両側肺野のびまん性浸潤影，動脈血ガス分析で低酸素血症（表1）．

VI．治療

①呼吸管理：人工呼吸器が必要である．1回換気量は最小限に抑えて肺胞損傷を減少させること，PEEPをかけて虚脱肺胞を少なくさせ酸素化を改善させることが基本である．

②薬物療法：有効性が確立した薬剤は今のところない．ステロイドは炎症を助長し筋萎縮をきたすという意見もあるが，実際にはステロイド，シベレスタットナトリウム（エラスポール®）などが投与されることが多い．

③基礎疾患の治療．

④DICや多臓器障害に対する治療．

> note **再膨張性肺水腫**（図1）：呼吸器外科で時折遭遇する病態である．胸水，気胸，血胸などに対して胸腔ドレナージを行った際に，虚脱していた肺が再膨張し，肺血流の再灌流・肺血管透過性亢進によって発生する肺水腫である．この機序はARDSに類似しているが，通常は一側性に発生するのでARDSではない．重症になれば両側性に移行することもあるが，これは再膨張性肺水腫が誘因となってARDSを発症したと考えられる．通常は一過性のことが多いが，肺水腫が高度な場合は致死的な場合もあり，人工呼吸器管理が必要である．急激にドレナージをするのではなく，陰圧をかけない，1,000 mL/日の排液量に制限するなどゆっくりドレナージを行ったほうがよい．

> note **間質性肺炎の急性増悪**：呼吸器外科手術，放射線治療，化学療法などで背景にある間質性肺炎が急性増悪をきたして重症化し致死率が高い（図2）．これもARDSである．呼吸器外科手術では，術後間質性肺炎急性増悪の発症予測スコアリング（表2）が用いられる[2]．術後の急性増悪発生率は0〜10点で10%以下，11〜14点で10〜25%，15点以上で25%の発症率と予測される．いったん発症すると死亡率は43.9%と報告されている．

（光岡正浩）

文献

1) ARDS Definition Task Force. Acute respiratory distress syndrome：the Berlin Definition. JAMA 2012；307：2526-2533.
2) Sato T, et al. A simple risk scoring system for predicting acute exacerbation of interstitial pneumonia after pulmonary resection in lung cancer patients. Gen Thorac Cardiovasc Surg 2015；63：164-172.

表1 ARDSの分類（The Berlin Definition）

	mild	moderate	severe
経過	危険因子曝露から，または呼吸症状の増悪・出現から1週以内		
酸素化	PEEP≧5 cmH$_2$Oで200＜P/F＜300	PEEP≧5 cmH$_2$Oで100＜P/F＜200	PEEP≧10 cmH$_2$OでP/F≦100
肺水腫	・心不全・輸液過多で説明がつかない呼吸不全 ・危険因子が明らかでない場合は心エコーなどの客観的評価で静水圧肺水腫の否定が必要		
胸部X線	両側肺浸潤影；胸水・無気肺・結節影などで説明がつかないもの		

表2 間質性肺炎合併肺癌手術後の急性増悪予測スコアリング

項目	内容	スコア
急性増悪の既往	無 有	0 5
術式	部分切除術 区域切除術以上	0 4
CT所見	non-UIP pattern UIP pattern	0 4
性別	女性 男性	0 3
術前ステロイド投与歴	無 有	0 3
KL-6	1,000 U以下 1,000 U以上	0 2
%VC	80%以上 80%以下	0 1

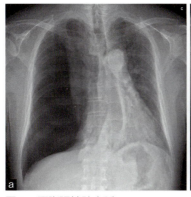
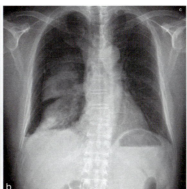
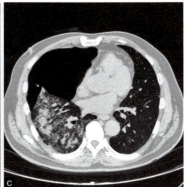

図1 再膨張性肺水腫
60歳代男性．右気胸で救急外来を受診し，胸腔ドレーンを挿入し入院となった．翌日の胸部X線写真と胸部CTで右肺に広範囲に粒状影，浸潤影を認める．右肺が膨らんだことによって右肺水腫を呈している．
(a) 初診時の胸部X線，(b) ドレーン挿入後の胸部X線，(c) ドレーン挿入後の胸部CT肺野条件．

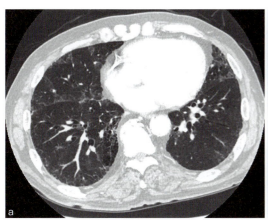
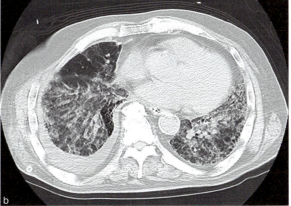

図2 間質性肺炎の急性増悪
肺癌にて右肺上葉切除術を施行された．aは術前CTで，両側肺野末梢の胸膜直下を主体に軽度のスリガラス様間質性陰影を認める．bは術後約1週間に急速に低酸素となった際のCTで，両側肺野に高度のびまん性スリガラス影を認める．いったん発症すると急速に進行する予後不良の病態である．

4. 原発性肺癌
primary lung cancer

Ⅰ. 定義
気管，気管支，および肺組織より発生する悪性新生物である．

Ⅱ. 分類
代表的な4つの組織型と特徴を表1に示す．治療方針・予後の違いにより非小細胞肺癌と小細胞肺癌に分ける．ほかに腺扁平上皮癌，カルチノイド，腺様囊胞癌，粘液癌，癌肉腫などがある．肺癌の約半数を占める腺癌はさらに細分類され臨床上重要である（表2）．

Ⅲ. 病態
肺癌患者の過半数は65歳以上であり加齢は最大の危険因子である．他の因子として喫煙，環境因子，アスベスト，サプリメントなどがある．喫煙者のほうが約3〜4倍罹患しやすく，扁平上皮癌と小細胞癌は喫煙との関連が非常に大きい．腺癌は喫煙者のほうが約1.4倍程度と差が小さい．肺癌は進行するにつれて周囲組織を破壊しながら増殖し，血行性またはリンパ行性に他臓器へ転移する．遠隔転移の好発部位は脳，骨，肝，副腎，肺（対側）である．

Ⅳ. 症候
咳嗽，血痰，胸痛，喘鳴，息切れ，嗄声，発熱，体重減少，倦怠感などの症状があるが肺癌に特異的なものではない．遠隔転移に伴う頭痛，嘔気，骨痛などもある．上大静脈に浸潤すると上大静脈症候群（顔面・頸部・上肢の浮腫や静脈怒張）をきたすことがある．診断時に無症状で胸部X線やCTで発見されることも多い．

Ⅴ. 診断
① 組織型の診断
①喀痰細胞診，②気管支鏡検査：生検，擦過・洗浄・穿刺細胞診，EBUS（超音波気管支鏡），③経皮的穿刺（CTガイド下など），④外科的生検：肺部分切除，術中迅速病理検査．

② TNM分類の診断
T（tumor）：腫瘍サイズや直接浸潤と，N（lymph nodes）：リンパ節転移と，M（metastasis）：遠隔転移との組み合わせでStageが決まる．詳細は規約を参照すること．T，N因子の決定には胸部造影CTが有用である．特にN2（2群リンパ節転移）の診断は治療方針と予後に大きく影響する（図1）．M因子は先に記載した遠隔転移好発5臓器を検査する．すなわち頭部MRIまたはCT，骨シンチ，胸腹部CT，PETが有用である．

③ 腫瘍マーカー
表1に示すが，他の組織型や健常者でも陽性に出ることがある．

④ 遺伝子検査
EGFR，ALKの遺伝子検査が治療に有用である．

Ⅵ. 治療
化学療法，分子標的治療，放射線療法，外科療法がある．肺癌取り扱い規約第7版の進行度に沿って解説する．

① 非小細胞肺癌の治療方針と予後（表3）
StageⅠ，Ⅱは病巣が局所にとどまっているので手術適応ある．StageⅢB，Ⅳは外に広がっているので手術適応はなく化学療法・放射線療法の適応である．StageⅢAは境界領域で症例ごとに検討する．StageⅠAで腫瘍サイズ2cm以上の症例では術後に化学療法の追加が検討される．StageⅢAやN1症例では微小転移巣の制御と腫瘍縮小による完全切除率の向上を目的として「術前導入療法」が施行されることがある．StageⅢA，ⅢBは化学・放射線療法の同時併用が逐次併用よりも推奨されている．StageⅣは遠隔転移があるので化学療法の適応であるが，症状緩和目的で放射線治療を行うことも多い．

② 小細胞肺癌の治療方針と予後（表4）
小細胞肺癌ではTNM分類のほかに限局型（limited disease：LD，胸郭内にとどまっているもの）と進展型（extended disease：ED，胸郭外に広がっているもの）の分類が用いられる．LDの中でもStageⅠのみが手術適応である．ただし手

術単独ではなく化学療法を追加する必要がある．また初期治療がよく効いた症例には予防的全能照射を施行する．

③ 肺癌の外科治療

術式には部分切除，区域切除，肺葉切除，二葉切除，片肺全摘除がある．標準術式は肺葉切除＋肺門・縦隔リンパ節郭清術である（図1）．区域切除や部分切除は縮小手術で，低肺・心機能，高齢，低悪性度腫瘍などに選択する．腫瘍の占拠部位によって安全な切除断端（サージカルマージン）の確保が重要で必要に応じて拡大手術を考慮する．アプローチ方法は開胸術，胸腔鏡補助下手術，完全胸腔鏡下手術などがあり施設によってさまざまである．胸腔鏡下手術の利点は操作部を拡大視できること，複数のスタッフが手技を確認できることであり，欠点は視野外での操作に注意を要すること，血管損傷など不測の事態への対応が遅れる可能性があることがあげられる．肺の手術は難易度・危険度が高いので，開胸・胸腔鏡にこだわらず安全かつ確実に適切な手術を完遂することが重要である．

④ 術後合併症

出血，空気漏れ，感染症（肺炎，膿胸，尿路感染症，菌血症，創感染など），乳び胸，不整脈，皮下気腫の増大，遅発性気胸，反回神経麻痺，横隔神経麻痺，疼痛，間質性肺炎の急性増悪，肺梗塞，心筋梗塞，脳梗塞などがある．

〔光岡正浩〕

表1　原発性肺癌の組織型別特徴

	組織型	発生頻度	主な発生部位	腫瘍マーカー
非小細胞肺癌	腺癌	50%	肺野	CEA，SLX
	扁平上皮癌	30%	肺門	シフラ，SCC
	大細胞癌	5%	肺野	
小細胞肺癌	小細胞癌	15%	肺門	NSE，ProGRP

表2　腺癌の組織亜型

1. 前浸潤病変：pre-invasive lesions
    ① 異型腺腫様過形成：atypical adenomatous hyperplasia (AAH)
    ② 上皮内腺癌：adenocarcinoma in situ (AIS)
2. 微小浸潤性腺癌：minimally invasive adenocarcinoma (MIA)
3. 浸潤性腺癌：invasive adenocarcinoma
    ① 置換性増殖優位型：lepidic pattern predominant
    ② 腺房性増殖優位型：acinar pattern predominant
    ③ 乳頭状増殖優位型：papillary pattern predominant
    ④ 微小乳頭状増殖優位型：micropapillary pattern predominant
    ⑤ 充実性増殖優位型：solid pattern predominant
4. 特殊型：variants
    浸潤性粘液腺癌：invasive mucinous adenocarcinoma

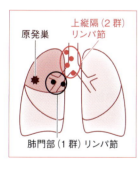

図1　右上葉肺癌に対する標準術式（右上葉切除術＋肺門・縦隔リンパ節郭清）

表3　非小細胞肺癌の治療方針と予後

Stage	治療方針	切除後5年生存率※
ⅠA	手術（2 cm＜では＋術後化学療法）	87%
ⅠB	手術（＋術後化学療法）	74%
ⅡA	手術（＋術後化学療法）	62%
ⅡB	手術（＋術後化学療法）	50%
ⅢA	化学・放射線療法（同時併用），一部の症例では手術	41%
ⅢB	化学・放射線療法（同時併用）	28%
Ⅳ	化学療法，緩和目的放射線療法	28%

※各Stageの治療後5年生存率はStageⅠ：約80%，StageⅡ：約55%，StageⅢA：約30%．StageⅢB，Ⅳは手術適応数が少ないので表の値は参考値程度と理解すればよい．

表4　小細胞肺癌の治療方針と予後

進行度	治療方針	中間生存期間	3年生存率	5年生存率
LD；StageⅠ	手術＋化学療法			40〜70%
LD；StageⅠ以外	化学・放射線療法	24ヵ月	40%	
ED	化学療法，緩和目的放射線療法	14ヵ月	10%	

5. 転移性肺腫瘍
metastatic lung tumor

Ⅰ．定義
他臓器に原発した悪性腫瘍が肺に転移し腫瘍が形成されたもの．

Ⅱ．分類
① 血行性転移
原発巣の悪性腫瘍が血管の中に入り込み血液の流れに乗って肺に定着する経路．
② リンパ行性転移
原発巣の悪性腫瘍がリンパ管の中に入り込みリンパ液の流れに乗って肺のリンパ節などに定着する経路．
③ 管腔性転移
肺にできた悪性腫瘍が気道の中を流れて他の肺に定着する経路．

Ⅲ．病態（図1）
転移性肺腫瘍の転移形式はほとんどが血行性転移で，直腸癌，子宮癌，頭頸部癌などは大静脈経由，肺癌の肺転移は肺動脈経由である．これらの経路では肺が血液中に流出した腫瘍細胞の最初のフィルターとなる．原発巣がコントロールされていれば，転移性腫瘍を取り除くことで予後の改善につながるという考え方がある．肺転移の他の経路として門脈経由，肝静脈経由があり，これらの経路では肝臓が最初のフィルター臓器となる．
肺転移，肝転移が併存する疾患でもフィルターがその先の転移を防いでいるのであれば，肺，肝臓それぞれの転移巣を切除することで予後が改善する症例もみられる．

Ⅳ．症候
転移性肺腫瘍は末梢肺野に出現することが多く，大半が無症状である．
① 腫瘍が増大すると血痰や無気肺，肺炎，呼吸困難などをきたす．
② まれであるが気管支腔内転移をきたすと早期から血痰や咳嗽などの症状を呈する．
③ 癌性リンパ管症を伴うと乾性咳嗽やガス交換障害による呼吸困難やチアノーゼをきたす．
④ 転移性肺腫瘍に伴う気胸を発症すると胸痛，息切れをきたす．

Ⅴ．診断
癌の原発病巣治療後の経過観察中に胸部単純X線写真や胸部CT検査で発見されることが多い．
多発肺結節（腫瘤）影：転移性肺腫瘍を疑う．
単発の結節：画像診断のみで原発性肺腫瘍，転移性肺腫瘍，炎症性肺腫瘍を厳密に鑑別することは難しい．経時的な観察で腫瘍径の増大があれば悪性腫瘍を疑う．原疾患に関連する腫瘍マーカーの上昇は鑑別の参考となる．大腸癌におけるCEA（癌胎児性抗原，carcinoembryonic antigen）値が高値の症例は肺転移切除後の再発のリスクが高い．
① 胸部単純X線写真（図2a,b）
悪性腫瘍症例の初診時，治療前後で頻回に使用される．5 mm以下の肺腫瘍は診断が難しい．
② CT検査（図2c）
高分解能CT（high-resolution：HRCT）や薄切りCT画像（thin slice CT）により詳細な形態検索を行う．転移性肺腫瘍の典型的な画像所見は境界明瞭な結節影であるが，発育の過程で原発性肺悪性腫瘍と同じく胸膜陥入像や血管の収束像，空洞形成を呈する結節もある．
③ PET検査
原発巣の局所再発や肺以外の転移巣の検索，他の原発悪性腫瘍の有無などが判断でき手術適応を決定するうえで有用である．

Ⅵ．治療
転移性肺腫瘍の原発疾患として手術対象となるのは大腸癌が多い．次いで骨軟部腫瘍，腎臓癌，頭頸部癌が適応となる頻度が高い（表1）．
手術適応：Thomfordらの基準を元に以下の項目を目安とする．
① 耐術可能な全身状態である．
② 原発巣がコントロールされているか，コントロール可能である．

③肺以外の転移巣があっても，手術や他の治療により腫瘍細胞がコントロール可能である．
④両側肺転移，反復手術であっても，肺機能上，切除可能である．

手術術式：
①腫瘍からの十分な切除範囲の確保が重要である．
②楔状切除・区域切除・肺葉切除・肺全摘術から選択するが縮小切除が選択されることが多い．
③リンパ節郭清はサンプリングとして診断的意義はあっても，治療効果としての意義は否定的である．
④手術アプローチは胸腔鏡下手術が増加している．開胸手術と比べて触診が困難なため，腫瘍からの十分な切除範囲の確保や腫瘍の見落としに注意が必要である．

手術はあくまで局所治療であり，転移性肺腫瘍を全身性疾患と捉えた場合は化学療法を中心とした全身治療の併用も考慮する．局所療法としてほかに凍結療法，ラジオ波焼灼療法（radiofrequency ablation：RFA），定位放射線療法，重粒子線療法などがある．

（樫原正樹・光岡正浩）

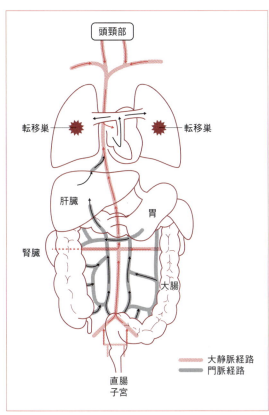

図1 肺転移の経路

表1 主な原発疾患に対する転移性肺腫瘍の手術適応

原発疾患	手術適応
大腸癌	両側や複数個であっても適応となる．化学療法の効果をみて，効果が乏しい腫瘍のみを切除対象とすることもある．
骨軟部腫瘍	完全切除，転移個数が少数，無再発期間が1年以上の症例が予後が良く，一般的に軟部肉腫のほうが予後良好．小さな転移巣の場合は経過観察を行いすぐに多発してこないか確認し手術適応を決める．
腎臓癌	有効な化学療法がなく，特に完全切除できる症例は積極的に手術適応となる．リンパ節転移が多い．
頭頸部癌	基本的には単発症例が適応となる．扁平上皮癌は病理学的にも肺原発と転移の鑑別が困難であり，原発性肺癌に準じた術式も選択される．
乳癌	肺転移切除による予後の改善は期待できない．

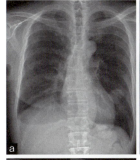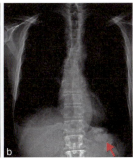
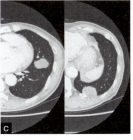

図2 結腸癌の肺転移
a, b：胸部単純X線写真．a：左肺野に複数の境界明瞭な腫瘤影を認める．b：条件を変更すると左横隔膜と重なる腫瘤影がわかりやすい．c：胸部CT（肺野条件）．左上葉と下葉に境界明瞭，一部辺縁不整な腫瘤影を認める．

6. 縦隔腫瘍・悪性胸膜中皮腫
mediastinal tumor/malignant pleural mesothelioma

[縦隔腫瘍 mediastinal tumor]

I. 定義

縦隔に発生する腫瘍の総称である．縦隔とは左右を肺に挟まれた領域で壁側胸膜に覆われる．上縁は胸郭入口部，下縁は横隔膜である．心・大血管，気管・気管支，食道から発生する腫瘍は縦隔腫瘍として扱わない．

II. 分類

縦隔の解剖的区分は縦隔上部，前縦隔，中縦隔，後縦隔に分かれ（図1），以下の疾患に分類される．①胸腺上皮性腫瘍：胸腺腫，胸腺癌，胸腺カルチノイド．胸腺腫は組織型で type A，AB，B（B1, B2, B3）に分類され，順に腫瘍の浸潤性が増す．病期分類は正岡分類がある（表1）．②胚細胞性腫瘍：良性は成熟奇形腫，未熟奇形腫，悪性はセミノーマ：精上皮腫，非セミノーマ：絨毛癌，卵黄嚢腫瘍，胎児性癌，混合性胚細胞腫瘍がある．③神経原性腫瘍：肋間神経，交感神経神経幹からの発生が多い．腫瘍が脊椎管内進展するものをダンベル型腫瘍とよぶ．成人ではほとんどが良性であり，神経鞘腫，神経節腫瘍，神経線維腫の頻度が高い．幼児期から学童期においては悪性の神経節芽細胞腫がみられる．④縦隔嚢胞性疾患：気管支嚢胞，心膜嚢胞，胸腺嚢胞，消化管嚢胞などがある．⑤悪性リンパ腫．⑥胸腔内甲状腺腫，副甲状腺腫．

III. 症候

腫瘍の呼吸器・循環器・神経・食道への圧迫や直接浸潤，リンパ節転移や遠隔転移による症状を呈する．以下のような疾患が合併することがある．胸腺腫には重症筋無力症，赤芽球癆，低ガンマグロブリン血症（Good 症候群），全身性エリテマトーデス．胸腺カルチノイドには Cushing 症候群，多発性内分泌腺腫症（multiple endocrine neoplasia：MEN）I 型，胸腺 MALT リンパ腫には Sjögren 症候群，縦隔副甲状腺腫では副甲状腺ホルモンの過剰産生による高カルシウム血症．

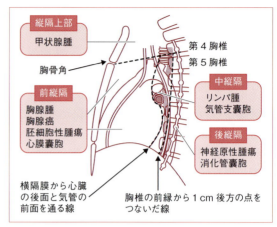

図1 縦隔の胸部X線側面像による解剖的区分と好発腫瘍

表1 正岡（病期分類）

I 期	完全に被包されている．
II 期	周囲の胸膜，脂肪組織，縦隔胸膜へ浸潤する．
III 期	周囲臓器（心臓，肺，大血管など）に浸潤する．
IVa 期	心膜播種あるいは胸膜播種がある．
IVb 期	リンパ行性あるいは血行性転移がある．

IV. 診断

CT・MRI 画像や血清マーカーが有用である．卵黄嚢腫や胎児性癌で α-フェトプロテイン（AFP），絨毛癌で β-ヒト絨毛性ゴナドトロピン（β-HCG）が異常高値となることが多い．精上皮腫でも β-HCG が5～10％で軽度上昇する．悪性リンパ腫では可溶性インターロイキン2受容体（sIL-2R）を参照する．重症筋無力症は多くの症例でアセチルコリン受容体（AchR）に対する抗体が上昇する．単純性嚢胞にわずかでも結節や壁肥厚を認めれば胸腺腫・胸腺癌の合併や奇形腫を疑う．多房性嚢胞は MALT リンパ腫と多房性胸腺嚢胞との鑑別が困難である．

V. 治療

単純性嚢胞以外は悪性疾患や腫瘍による穿破のおそれがあり手術適応となる．悪性胚細胞性腫瘍や悪性リンパ腫を強く疑う場合は，化学療法が主な治療法となるため生検を優先する．その他の腫

瘍は完全切除が可能であれば手術適応で，他臓器合併切除も施行される．完全切除ができない症例でも治療方針決定のため生検の適応となる．重症筋無力症に対しては拡大胸腺摘出術を行う．前縦隔腫瘍に対するアプローチは胸骨正中切開が多いが，近年では鏡視下手術が増加している．中縦隔・後縦隔の良性腫瘍に対しては鏡視下手術が多く行われる．巨大な前縦隔腫瘍は全身麻酔による気道閉塞が懸念されるため麻酔科との連携が重要である．

[悪性胸膜中皮腫 malignant pleural mesothelioma]

Ⅰ．定義

胸膜の中皮細胞に発生する悪性腫瘍である．

Ⅱ．分類

組織型で上皮型，肉腫型，二相型（混合型）に分類する．上皮型は他の組織型より予後が良い．病期はTNM分類によりⅠ～Ⅳ期に分類する．

Ⅲ．病態

患者の70～80％に石綿，アスベストの曝露があり発生の原因と考えられている．

腫瘍は胸膜の肥厚として認められ胸水が貯留する．腫瘍が増大すると，近接臓器への直接浸潤，高率なリンパ節転移をきたす．遠隔転移は少ないが予後は悪い．

Ⅳ．症候

初期は無症状だが，胸水の増加に伴い咳嗽，胸部圧迫感や労作性呼吸困難が出現する．胸壁浸潤があれば胸痛，背部痛が出現する．さらに進行すると上大静脈症候群や心タンポナーデなどを呈する．

Ⅴ．診断

胸部X線やCTで胸水貯留，胸膜肥厚や腫瘤を認める．縦隔軟部組織，胸壁，横隔膜への局所浸潤はCTやMRIで評価し，リンパ節転移，遠隔転移はCTやPETで評価する．確定診断には病理組織診が必要で，経胸壁針生検より組織を十分採取でき診断率が高い胸腔鏡下生検が勧められる．

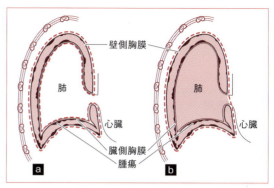

図2　悪性胸膜中皮腫に対する手術術式
(a) 胸膜切除/剥皮術，(b) 胸膜肺全摘術．
赤色の点線で囲まれた領域を腫瘍とともに切除する．

悪性胸膜中皮腫は生検創に浸潤するので創は小さくする．胸水細胞診は免疫組織化学染色で診断に至る場合がある．血清可溶性メソテリン関連ペプチド（SMRP），胸水中のヒアルロン酸の上昇は補助診断マーカーとなる．胸水中のCEAは上昇しない．

Ⅵ．治療

標準的治療は確立されてなく，手術・化学療法・放射線療法を組み合わせた集学的治療を行う．

① 手術（図2）：Ⅰ～Ⅲ期で肉眼的完全切除を目標に行われることがあるが，手術単独では有効でない．腫瘍の浸潤で心膜や横隔膜を合併切除した場合，欠損部は人工膜などで再建する．
- 胸膜肺全摘術（extrapleural pneumonectomy：EPP）：壁側臓側胸膜を一側肺とともに摘出する術式．患者は術後片肺となるため心肺機能に与える影響が強い．
- 胸膜切除/剥皮術（pleurectomy/decortication：P/D）：壁側臓側胸膜を剥離摘出し，肺実質を温存する術式．EPPに耐えられない患者に行うことが多い．

② 化学療法：シスプラチンとペメトレキセド併用療法が第一選択である．

③ 放射線療法：単独では有効でない．EPPでは患側全胸郭に対する照射が追加されるが，P/Dでは放射性肺臓炎をきたすので残存肺への照射は制限される．胸膜生検やドレーン挿入部への腫瘍の増大・進展を防ぐ目的，また局所の疼痛を抑える目的などで使用される．

（樫原正樹・光岡正浩）

7. 気胸　pneumothorax

I. 定義
胸腔内に空気が貯留し肺が虚脱した状態である．

II. 分類 (図1, 図2)
①自然気胸：内因性の原因により発症する気胸．
- 原発性気胸：胸膜瘢痕を含む気腫性肺嚢胞（ブラ，ブレブ）の破裂による気胸．
- 続発性気胸：患者が有する基礎疾患（慢性閉塞性肺疾患，びまん性肺疾患など）に起因する気胸．特殊な続発性気胸として異所性子宮内膜症により起こる月経随伴性気胸，LAM (lymphangioleiomyomatosis)細胞により肺に嚢胞性病変を形成するリンパ脈管筋腫症（LAM），肺Langerhans細胞組織球症（pulmonary Langerhans' cell histiocytosis：LCH），全身性疾患ではBirt-Hogg-Dubé (BHD)症候群，Marfan症候群，Ehlers-Danlos症候群（EDS）などに合併する．

②外傷性気胸：胸壁，肺，気管・気管支，横隔膜，食道などの外傷性損傷による気胸．
③医原性気胸：医療行為（穿刺操作や人工呼吸器など）による意図しない気胸．
④人工気胸：診断・治療目的の経皮的穿刺による気胸．過去には活動性肺結核患者で頻用された．

III. 病態 (図3)
臓側胸膜や胸壁などの破綻により空気が胸腔内へ流入すると，肺を膨張させるために必要な胸腔内の陰圧が保てなくなり肺は虚脱する．損傷部がチェックバルブとなり空気が一方向性に胸腔内へ移動し，胸腔内への空気貯留が進行する．胸腔内が陽圧になり静脈還流が妨げられ緊張性気胸となる．

IV. 症候
突然に発症する呼吸困難，胸痛，咳嗽を主訴とする．肺の虚脱が進むと呼吸苦となる．緊張性気胸では血圧低下，頻脈，ショックなど循環障害を起こすため，ドレナージなどの緊急の対応を要する．

V. 診断
①胸部単純X線写真：患側肺の虚脱を認める（図2）．緊張性気胸では患側での胸腔内圧の上昇により横隔膜の降下，平定化，縦隔の健側への変位を認めるようになる．
②胸部CT検査：胸部単純X線写真で指摘できないような軽度の気胸や癒着により肺尖が虚脱しない気胸でも診断することができる．CTにより指摘されるブラ・ブレブの存在は手術適応に重要である．

VI. 治療 (図4)
①安静もしくは胸腔内脱気
　軽度の気胸で適応となる．
②胸腔ドレナージ（図5）
　中等度以上の気胸で適応となる．[注意]過去に気胸の既往がある症例や胸壁への肺の癒着を画像で認める症例では，ドレーン挿入時に肺損傷を起こさぬよう，CT画像による穿刺部位の確認や透視下での施行が安全である．3～4日以上経過した高度虚脱例では再膨張性肺水腫を防ぐため急速な脱気は避ける．
③手術
　手術適応は①再発を繰り返す気胸，②気漏の持続，③両側気胸，④著明な血胸，⑤肺膨張不全，⑥CTでの明らかな（肺）嚢胞所見，⑦社会的適応（パイロット，潜水夫等）などがある．手術では臓側胸膜が破綻して空気漏れをきたしている部位を特定した後に下記のような処置を行う．
- 肺（嚢胞）部分切除術：最も多く適応される．健常肺で切離するように心がける．
- 肺（嚢胞）結紮術．
- ボール電極による凝固術．
- 被覆術：酸化セルロースシート，ポリグリコール酸シート，シート状生物学的組織接着閉鎖剤などを使用する．

再発率は開胸術で1～4％，胸腔鏡下手術で2～

17%といわれ，術後再発の原因として新生嚢胞が多くみられる．

④ 癒着療法

癒着剤を胸腔内に注入し破綻部した胸膜の肥厚や胸壁への癒着をきたす．一般的には手術非適応例や術後に気漏が止まりきれない症例が適応となる．注入癒着剤にはOK-432，抗菌薬（テトラサイクリン，ミノサイクリンなど），自己血，50％ブドウ糖液などが使用される．癒着剤注入時，注入後に体位変換を行い原因と考える部位に薬液が接触するようにする．発熱や疼痛などの副作用がみられる．

⑤ 気管支充填術

固形シリコン製気管支充填剤（endobronchial Watanabe spigot：EWS）を用いて責任気管支を閉塞する．一般的には手術非適応例に行う．嚢胞性変化が高度の肺に発症した肺瘻は責任気管支が複数となる．一般的には手術非適応例に行う．単独で気漏が止まらない場合は癒着療法などを併用する．

（樫原正樹・光岡正浩）

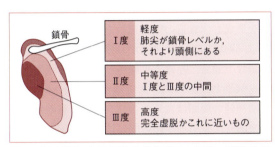

図1　肺虚脱による気胸の分類（日本気胸・嚢胞性肺疾患学会）

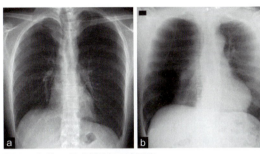

図2　気胸の胸部単純X線写真
(a) 左気胸（Ⅱ度），(b) 右気胸（Ⅲ度）．

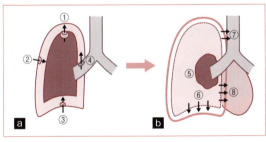

図3　気胸の病態
(a) 胸腔内へ空気が流入する．①肺から，②胸壁から，③横隔膜から，④気管・気管支から．
(b) 空気がたまり胸腔内圧が上昇する．⑤肺の高度虚脱，⑥横隔膜の降下，⑦気管の偏位，⑧心臓の圧迫．

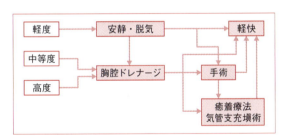

図4　気胸治療におけるフローチャート

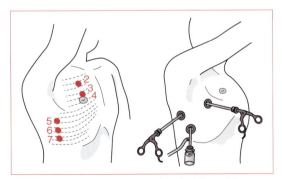

図5　胸腔ドレーンの挿入部位と胸腔鏡下手術
胸腔ドレーンの挿入部位は脱気を目的とした場合，特に救急時において仰臥位で第2〜3肋間中鎖骨線上で行うことが多い．手術になる可能性がある場合は半側臥位で第5〜7肋間前〜中腋窩線上に留置すると手術の際にポート孔として利用できる．挿入の際は壁側胸膜に局所麻酔を十分に効かせ，肋骨上縁を走行させる．

1. 食道の構造と機能
structure and function of the esophagus

I. 食道の構造(図1)

食道は輪状軟骨の高さ(第6頸椎)で咽頭に続いて始まり,胸部では気管支,大動脈弓などの背側を通り,噴門(第10～11胸椎)に終わる長さ25～30 cmの管腔臓器である.食道は気管とともに前腸由来の臓器であり,胎生4週に原腸が形成され,5週目に前腸側壁隆起が生じて内腔が折り込まれ,7週頃には前腸から食道原基と呼吸器原基が分離する.気管は,食道と緊密な関係があり,全長にわたり背側の気管膜様部で食道と接し,左気管支膜様部も食道と接する.よって,食道癌は気管への浸潤をきたしやすい.食道は,ほぼ全長にわたり椎体前縁に位置するが椎体との間には脈管などの解剖学的関連はみられない.

食道には3ヵ所の生理的狭窄部がある.第1狭窄部位は輪状軟骨狭窄部で,食道入口部(切歯列より約15 cm)に位置し,輪状軟骨と輪状咽頭筋で構成される.第2狭窄部位は大動脈狭窄部(切歯列より25 cm)で,大動脈弓と左気管支が交叉する部位での圧排による.第3狭窄部位は食道裂孔部で,横隔膜を貫く部位にあたる(切歯列より38～40 cm).

日本食道学会編集の食道癌取扱い規約では,食道を頸部食道(食道入口部より胸骨上縁まで),胸部食道(胸骨上縁から食道裂孔上縁まで),腹部食道〔腹腔内食道(食道裂孔上縁から食道胃接合部まで)〕に分類している.さらに,胸部食道は胸部上部食道(胸骨上縁より気管分岐部下縁まで),胸部中部食道(気管分岐部下縁より食道胃接合部までを2分した上半分),胸部下部食道(気管分岐部下縁より食道胃接合部までを2分した下半分の胸腔内食道)と亜分類される.日本人の食道癌の占拠部位は,胸部中部食道が52%と最も多く,次に胸部下部食道(24%),胸部上部食道(13%)と続く.

食道に流入する動脈は下甲状腺動脈,食道固有動脈,噴門動脈上行枝,気管支動脈食道枝である.頸部および胸部上部食道は鎖骨下動脈より分枝する下甲状腺動脈により,気管分岐部付近は気管支動脈,その下方は大動脈からの直接枝である食道固有動脈によって主に栄養される.食道の静脈血流は,上部は上大静脈系に,中部は奇静脈・半奇静脈を介して上大静脈系に,下部は門脈系に還流する.食道壁内は食道静脈叢が発達しており,これは奇静脈・半奇静脈と門脈とを連絡している.したがって,肝硬変などが原因で門脈圧が亢進すると食道静脈瘤が形成される.

食道は,副交感神経である迷走神経と交感神経により支配されており,これらの神経が食道神経叢を形成し,食道の蠕動運動を制御する.反回神経は,胸腔内で迷走神経から分枝する神経で,右は鎖骨下動脈,左は大動脈弓を前方から後方へ回り,気管と食道の間の溝を通って喉頭へ向かう.反回神経の周囲は食道癌のリンパ節転移の好発部位であり,食道癌手術の際には解剖学的理解が重要である.反回神経は声帯の運動支配神経であるので,食道癌の手術で反回神経が障害を受けると嗄声などの症状が生じる.

食道壁は,内側から外に向かって同心円状に,粘膜,粘膜下層,固有筋層および外膜から構成され,漿膜を有さないのが特徴である.粘膜はさらに粘膜上皮(重層扁平上皮),粘膜固有層,および粘膜筋板の3層からなる.粘膜下組織はやや粗大な膠原線維が疎に配列する厚い層である.筋層は内輪走筋,外縦走筋であるが,食道上部1/3が横紋筋(随意筋)からなり,下部1/3は平滑筋(不随意筋)からなる.その中間部の1/3では横紋筋と平滑筋が混在する.筋層は内輪筋層が厚く,内輪筋層と外縦筋層の間には発達した筋間神経層(Auerbach神経叢)が存在して,食道の運動を制御する.外膜は疎性結合織で,気管・大動脈などの外膜に連続している.

食道の下部には粘膜固有層に単管状腺が存在し,食道噴門腺とよばれる.食道噴門腺は粘液を分泌し,食塊の通過を助けるとともに,分泌された粘液が扁平上皮の表面を覆い,酸や酵素による消化から食道粘膜を保護する.下部食道には,粘膜下層に固有食道腺とよばれる複合管状胞状腺が存在する.固有食道腺は粘液腺または混合腺であ

り，粘液を分泌する．

II．食道の機能

食道の機能は，"嚥下"の一環として，蠕動運動により食塊を口腔から胃内へ輸送することであり，消化機能は有さない．"嚥下"は，食塊を口腔から咽頭に送り込む過程（口腔期：嚥下第1期），喉頭蓋を越えて食道入口部に達するまでの過程（咽頭期：嚥下第2期），さらに食道から胃に達するまでの過程（食道期：嚥下第3期）からなり，口腔期が随意運動で，咽頭期と食道期は不随意運動である．食道期において，食塊が咽頭から送られてくると上部食道括約筋（輪状咽頭筋を中心とした昇圧帯）が一過性に弛緩して蠕動運動が誘発され，食塊を食道へと送り込む．その後の上部食道括約筋の閉鎖が不完全であると，胃酸，細菌，食物塊などが咽頭に逆流し，誤嚥性肺炎の原因となる．

蠕動運動は，一次蠕動と二次蠕動とに分けられ，一次蠕動は，食塊を嚥下したときに起こる蠕動性収縮で，収縮は食道上部から始まり下部へと食道全体に伝わる．二次蠕動は，嚥下運動に続発するのではない蠕動性収縮で，胃内容物が食道内に逆流して食道壁の一部が伸展された場合，伸展した部位から肛門側の食道にかけて起こる．一次蠕動は嚥下した食塊を胃内に運ぶため，二次蠕動は食道内に逆流した胃内容物を胃内へ再度運ぶために重要な機能である．食道の蠕動運動は，食塊の口側での内輪走筋の収縮と，肛門側の内輪走筋の弛緩の繰り返しによって起こる．

食道胃接合部には下部食道括約筋（lower esophageal sphincter：LES），横隔膜食道靱帯，His角，横隔膜脚などから構成される逆流防止機構が存在する．LESは横隔膜食道裂孔より1 cm程度頭側にある括約筋で，胃内容物の逆流を防止するために胃内圧より高い緊張状態にある．LESは嚥下運動の開始とともに弛緩し蠕動がLESに到達するまでに完全に弛緩し，食塊の胃内への移送を容易にする．また，胃で食塊が消化される際には，LESは収縮して胃内容物の逆流を防止する．一過性LES弛緩が胃食道逆流症（gastroesophageal reflux disease：GERD）の原因となるが，GERDには内視鏡的に食道炎を認める逆流性食道炎と内視鏡的には食道炎がないのに逆流症状のある非びらん性胃食道逆流症（NERD）がある．また，LESの嚥下性弛緩の消失は，食道体部の蠕動運動の消失とともに食道アカラシアの特徴の1つであり，嚥下障害の原因となる．

（馬場祥史）

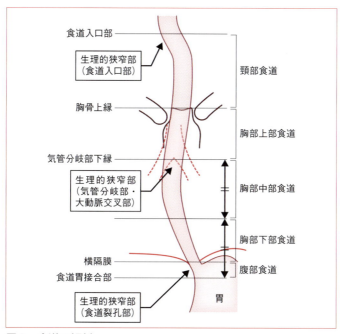

図1　食道の解剖

2. 食道癌　esophageal cancer

Ⅰ．定義
食道にできた悪性腫瘍のこと．

Ⅱ．分類

① 組織型による分類
日本においては扁平上皮癌が90%と最も多く，次いで腺癌が5%となっている．胃食道逆流症（gastroesophageal reflux disease：GERD）を背景とした下部食道腺癌の増加が危惧されている．

② 発生部位による分類
食道は口側から頸部，胸部上部，胸部中部，胸部下部，腹部と区分され，癌ができた部位によって頸部食道癌，胸部上部食道癌など分類される．

③ 癌の深達度による分類
原発巣の深達度が粘膜内にとどまるものを早期食道癌とよぶ．また粘膜下層までにとどまる食道癌を表在癌とよぶ．粘膜下層およびそれより深いものを進行食道癌とよぶ．いずれもリンパ節転移の有無は問わない．

④ 形態学的（肉眼型による）分類
0型：表在型（亜分類：0-Ⅰ型：表在隆起型，0-Ⅱa型：表面隆起型，0-Ⅱb型：表面平坦型，0-Ⅱc型，表面陥凹型，0-Ⅲ型：表在陥凹型），1型：隆起型，2型：潰瘍限局型，3型：潰瘍浸潤型，4型：びまん浸潤型，5型：分類不能型．

⑤ 進行度による分類（表1）
日本食道学会の食道癌取扱い規約（第11版）とTNM分類（UICC第7版）によって，0～Ⅳ期までの進行度に分類されている．両者の主な違いはリンパ節転移に関する内容で，食道癌取扱い規約が転移領域で規定されているのに対し，TNM分類では転移個数で規定されている．

Ⅲ．病態
60歳代に発生のピークがある．男女比は7：1で男性に多い．さまざまな遺伝的要因と環境要因によって発生すると考えられている．扁平上皮癌と関連がある環境因子には，飲酒，喫煙があげられる．またアルコールの代謝産物であるアセトアルデヒドを分解するアルデヒド脱水素酵素2（ALDH2）の遺伝子多型が，発癌のリスクと関連している．このほか果物や野菜を摂取しないことによるビタミン欠乏も危険因子とされる．食道アカラシア，Plummer-Vinson症候群，アルカリ誤飲による腐食性食道炎も扁平上皮癌の危険因子である．腺癌と関連がある環境因子には，生活習慣の欧米化による肥満とそれに伴うGERD，下部食道のバレット上皮，喫煙があげられる．

Ⅳ．症候
早期食道癌はほぼ無症状であり，検診やその他の症状に対する内視鏡検査によってたまたま発見されることが多い．食道癌の進行により原発巣が大きくなると，食事のつかえ感，しみる感じ，痛みが，さらに増大すると食事や唾液の逆流がみられるようになる．また原発巣やリンパ節転移が反回神経に浸潤すると嗄声（声がれ）がみられる．食道癌が気管や気管支，肺に浸潤し，それぞれの臓器が食道と交通する（食道気管瘻，気管支瘻，肺瘻）と，嚥下時の咳嗽，発熱，肺炎，血痰がみられる．食道と血管が交通すると，血痰のほか，時に大量出血による急死が起こりうる．遠隔臓器に転移すると転移部位によってさまざまな症状がみられる．

Ⅴ．診断（図1）
食道内視鏡検査，食道造影検査により，大きさ，部位，深達度の診断が行われる．これらに加えCT検査，PET-CT（positron emission tomography CT）検査によりリンパ節転移や遠隔転移の診断が行われる．体表超音波検査は頸部リンパ節転移や肝転移の診断に有用である．超音波内視鏡検査は壁深達度診断や食道，胃周囲のリンパ節転移診断に用いられる．MRIは他臓器への浸潤の有無を診断する際に用いられる．最終的には，内視鏡検査の際の生検によって病理学的に食道癌の診断がなされる．

食道内視鏡検査において中心波長を415～540nmに最適化した狭帯域光観察（narrow band

表1 食道癌の進行度分類

		リンパ節転移					遠隔転移
		N0	N1	N2	N3	N4	M1
壁深達度	T0, T1a（粘膜）	0	II	II	III	IVa	IVb
	T1b（粘膜下層）	I	II	II	III	IVa	IVb
	T2（固有筋層）	II	II	III	III	IVa	IVb
	T3（食道外膜）	II	III	III	III	IVa	IVb
	T4a（胸膜，心膜，横隔膜，肺，胸管，奇静脈，神経への浸潤）	III	III	III	III	IVa	IVb
	T4b（大動脈，大血管，気管，気管支，肺静脈，肺動脈，椎体への浸潤）	IVa	IVa	IVa	IVa	IVa	IVb

（日本食道学会編．食道癌取扱い規約　第11版．2015；金原出版，21より改変）

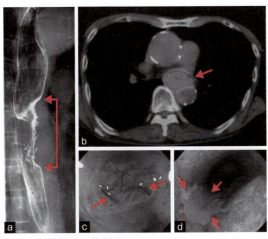

図1　食道癌の画像所見
(a) 食道造影検査，(b) PET-CT検査，(c) NBI拡大内視鏡（B3血管＝粘膜下層深部浸潤疑い），(d) ルゴール不染帯

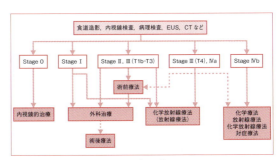

図2　食道癌治療のアルゴリズム
進行度は食道癌取扱い規約　第10版に基づく．
（日本食道学会編．食道癌診断・治療ガイドライン　2012年4月版．2012；金原出版，2より改変）

imaging：NBI）と拡大内視鏡を組み合わせ，食道癌の粘膜表面の血管や微細構造，無血管領域の大きさを観察することにより，食道癌の壁深達度を予測することができる．またルゴールを用いて食道粘膜を染色すると，食道癌がルゴールに染まらないため，癌の範囲を診断するのに有用である．このほかルゴール染色後に空気量を調整することで出現する輪状ひだ（タタミ目サイン）によって，壁深達度EP（M1）もしくはLPM（M2）を予測することが可能である．

VI. 治療（図2）

食道癌治療のアルゴリズム（食道癌診断・治療ガイドライン2012年4月版）を参考に，おおむね癌の進行度によって治療を選択していく．食道癌に対する手術，化学放射線療法は身体の負担が大きいため，患者の年齢や併存症の程度，耐術能も治療法の選択に影響を与える．進行度0の内視鏡治療に関しては，深達度が浅いM1～M2が絶対的適応となる．MM癌（M3）はリンパ節転移が約10％に認められ，内視鏡治療の相対的適応となる．進行度II，IIIに対する術前治療は，日本では化学療法が，欧米では化学放射線療法が行われることが多い．標準的な根治手術では食道と所属リンパ節を切除する．手術法は従来の開胸手術に代わって胸腔鏡手術が増加してきているが，予後に関して開胸手術と胸腔鏡手術が同等であるかはまだ明らかになっていない．根治を目指した化学放射線療法は進行度I～IVaに対して行われる．50 Gy以上の放射線を照射した後の食道癌手術をサルベージ手術といい，手術後の合併症や手術関連死亡のリスクが高いことが報告されている．

（吉田直矢）

3. 噴門無弛緩症　achalasia

I. 定義

下部食道括約部の弛緩不全と食道体部の蠕動運動の障害を呈する食道運動機能障害.

II. 分類（表1）

① 食道X線造影による分類
- 拡張型：食道の蛇行が少ない直線型（straight type：St型）と蛇行の大きいシグモイド型（sigmoid type：Sg型）に分類される. 特に食道右側への蛇行が強く, L字型を呈する場合は進行シグモイド型（advanced sigmoid type：aSg型）とよぶ. 従来の紡錘型（spindle type）, フラスコ型（flask type）は直線型に含まれる.
- 拡張度：食道長軸に直行する最大食道横径によりI～III度に分類する（表1）.

② 内視鏡像による分類（表1）

③ 食道内圧検査による分類
- 完全型：下部食道括約部の弛緩不全と食道蠕動波の消失を認める.
- 不完全型：上記を満たさないもの.

III. 病態

下部食道括約筋（LES）の弛緩不全および食道体部の蠕動障害により嚥下障害をきたす疾患である. 原因は不明であるが, 食道胃接合部の神経叢の変性や酸化窒素合成酵素の欠損が原因と考えられている.

IV. 症候

頻度としては10万人に1人の疾患で20～40歳代に多く, やや女性に多い. 嚥下困難, 口腔内逆流, 体重減少, 夜間咳嗽など食べ物が胃に入らず食道内に停滞することによって生じる症状が主である. 食道が異常収縮を起こすと強い胸痛が生じ, 約半数に認められるとされ, 心筋梗塞との鑑別も重要となることがある. また, アカラシアでは食道癌のリスクが10倍になる.

V. 診断（表2, 図1）

食道X線造影検査, 上部消化管内視鏡検査, 食道内圧検査が有用である. X線造影による食道の拡張・蛇行, 内視鏡検査による内腔の拡張, 食道内食物残渣の貯留を認める. 食道内圧測定検査ではLES弛緩不全と一次蠕動波の消失により確定される.

VI. 治療（表3, 図2）

① 薬物療法

下部食道括約部を弛緩させる薬剤として, カルシウム拮抗薬や亜硝酸薬が使用されているが, 進行型ではほとんど効果がない. 海外ではボツリヌス毒注入も行われているが日本では適応外である.

② 内視鏡的治療

内視鏡下にLESをバルーンで拡張する方法が行われている. 比較的軽い症例には有効であるが, 拡張後4～6年後には3割程度が再発し繰り返し行われることがある. 合併症として逆流性食道炎, 胸痛, 発熱, 穿孔がある. 最近では内視鏡技術の発達により, 経口内視鏡下筋層切開術（peroral endoscopic myotomy：POEM）が行われている.

③ 外科治療

手術が現在では最も確実で有効な治療法である. 通過障害を解除するための食道筋層切開術（Heller法）を行い, 筋層切開後の胃食道逆流を防止するために胃壁の一部を筋層切開部にパッチする噴門形成術（Dor法）を併用するHeller-Dor手術が広く用いられている. その奏効率は90％前後と良好である. 従来は開腹で行うのが一般的であったが, 最近では腹腔鏡で行うことが多い.

（原田和人）

表1 アカラシアの分類

食道X線造影				
拡張型				
	直線型（straight type：St型）	シグモイド型（sigmoid type）		
食道の屈曲角度（α）	α≧135°	90°≦α<135°：シグモイド型 α<90°：進行シグモイド型		
拡張度				
	Ⅰ度（Grade Ⅰ）	Ⅱ度（Grade Ⅱ）		Ⅲ度（Grade Ⅲ）
食道横径（d）	d<3.5 cm	3.5≦d<6.0 cm		6.0 cm≦d
内視鏡像				
	正常タイプ	貯留タイプ	拡張タイプ	貯留拡張タイプ
特徴	貯留物や拡張所見が明らかでない	食物や液体の貯留があるが，明らかな拡張はない	食道の拡張はあるが，貯留物がない	食道が拡張し，貯留物がある

表2 アカラシアの診断

食道X線造影による診断項目
1. 食道の拡張・蛇行
2. 食物残渣やバリウムの食道内停滞
3. 食道胃接合部の平滑な狭小像（bird beak sign）
4. 胃泡の消失あるいは減少
5. 食道の異常運動の出現

上部消化管内視鏡による診断項目
1. 食道内腔の拡張
2. 食物残渣や液体の貯留
3. 食道粘膜の白色化・肥厚
4. 食道胃接合部の機能的狭窄
5. 食道の異常収縮波の出現

食道内圧測定による診断項目
1. 下部食道括約部の嚥下性弛緩不全
2. 一次蠕動波の消失
3. 食道内静止圧の上昇
4. 下部食道括約部圧の出現
5. 同期性収縮波の出現

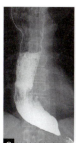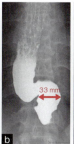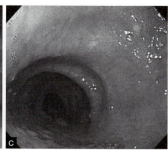

図1 アカラシアの画像所見
(a)食道X線造影(直線型)，(b)食道X線造影(シグモイド型)，(c)内視鏡像．食道内腔の拡張，食物残渣の貯留を認める．

表3 アカラシアの治療

薬物治療
1. カルシウム拮抗薬
2. 亜硝酸薬

内視鏡的治療
1. バルーン拡張術
2. 経口内視鏡下筋層切開術（POEM）

外科治療
1. Heller-Dor手術

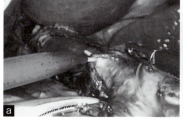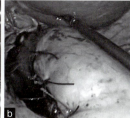

図2 腹腔鏡下Heller-Dor法
(a)食道筋層切開術(Heller法)，(b)噴門形成術(Dor法)．

4. 胃食道逆流症（GERD）・食道裂孔ヘルニア
gastroesophageal reflux disease：GERD/hiatal hernia

[胃食道逆流症（GERD）]

Ⅰ．定義
胃食道逆流により引き起こされる食道粘膜傷害と煩わしい症状（胸焼けなど）のいずれかまたは両者を引き起こす疾患．

Ⅱ．分類
食道粘膜傷害を有する「びらん性GERD」と，症状のみを認める「非びらん性GERD」に分類される．GERDの約1/3がびらん性で，約2/3が非びらん性である．

Ⅲ．病態
主な原因は下部食道括約筋（LES）圧の低下があげられる．その他の原因として胃酸分泌の亢進，食道運動の低下，唾液分泌の低下があげられる．

Ⅳ．症候
① 定型症状（食道症状）：胸焼けと呑酸*．特に大量摂取や高脂肪食で誘発されやすい．また，前屈，重い物を持つなど，腹圧を上昇させる動作や臥床などで誘発されることがある．
② 非定型症状（食道外症状）：慢性咳嗽，喘鳴などの呼吸器症状，咽頭痛などの耳鼻咽喉科症状，非心臓性胸痛などの循環器症状があげられる．

*呑酸：喉の辺りや口の中が酸っぱい，胃の中身が逆流する感じがすること．

Ⅴ．診断
臨床症状と内視鏡検査（食道粘膜の発赤，びらん，潰瘍など）．内視鏡所見の分類としてロサンゼルス分類が普及している．

胸焼けなどの症状があり，内視鏡検査で逆流性食道炎があれば診断確定する．内視鏡検査で特に所見なく，臨床症状と一致しない場合には24時間食道pHモニタリングが有用である．

Ⅵ．治療
① 生活様式の改善
● 食事：高脂肪食，甘味類，酸味の強い食品やアルコールを避け，暴飲暴食や早食いをしない．就寝前3時間に食事をしない．
● 動作：食後すぐの臥床，前屈姿勢，腹圧のかかる動作を避ける．寝るときに上体を高くする．
② 薬物療法（表1）
PPI（プロトンポンプ阻害薬），H_2RA（ヒスタミンH_2受容体拮抗薬）が主に使用されるが，PPIが第一選択である．症状に合わせて補助的に粘膜保護薬や消化管運動機能改善薬などを用いる．
③ 手術療法
薬物療法や生活様式の改善で不十分な時に行う．
● Nissen手術：腹部食道を胃穹窿部で全周性に被覆する．
● Toupet手術：腹部食道を後壁中心に非全周性に被覆する．
● Dor手術：腹部食道を前壁中心に非全周性に被覆する．

note Barrett食道：食道上皮は体表の皮膚と同じ（重層）扁平上皮であるが，逆流性食道炎では円柱上皮化生が生じることがあり，これに特殊腸上皮化生が合併したものをBarrett食道とよぶ．このBarrett食道は食道腺癌の前癌状態とされる．

[食道裂孔ヘルニア　hiatal hernia]

Ⅰ．定義
横隔膜の食道裂孔をヘルニア門として胃の一部あるいは大部分が後縦隔へ脱出した状態．

Ⅱ．分類（表2）
① 滑脱型 sliding type（Ⅰ型）
② 傍食道型 paraesophageal type（Ⅱ型）
③ 混合型 mixed type（Ⅲ型）

Ⅲ．病態
① 滑脱型：加齢による横隔膜食道靱帯の脆弱化や肥満，嘔吐などの腹腔内圧上昇機転により，食道胃噴門部が横隔膜を越えて後縦隔に位置するようになったものである．ヘルニアにより逆流防止

力が低下し，胃食道逆流が生じやすくなる．
② **傍食道型**：横隔膜食道靱帯の脆弱部や欠損部に胃の一部が嵌入したものである．固定異常がなく，逆流防止機構は比較的保たれている．胸腔の陰圧により進行性に増大し，胃の捻転，嵌頓，絞扼，穿孔などを合併し致死的となることがある．

IV. 症候

滑脱型では無症状のことが多いが，胃食道逆流を伴うものでは食後不快感や胸焼けなどの症状を伴うことがある．傍食道型や混合型では初期は無症状であるが，ヘルニアが増大するにつれて間欠的な通過障害を生じたり，脱出した胃に潰瘍を生じ出血したりすることがある．鋭い心窩部痛は胃捻転によるものであることがあるので注意を要する．

V. 診断

食道造影や内視鏡検査で容易に診断ができる．患者の症状の原因となっていることを確認するには食道内圧検査やpHモニタリングが必要である．
① **食道造影**：ヘルニアの大きさや形を知るうえで最も有用である．
② **内視鏡検査**：見下ろしや反転見上げ像でヘルニアを確認できる．合併する食道炎の程度や出血や悪性疾患の有無も評価できる．
③ **CT**：横隔膜の頭側に胃が確認できる．他の病気の診断目的に撮影した胸部CTで偶然発見されることもある．
④ **食道内圧検査，pHモニタリング**：治療方針の決定にはLESの静止圧低下，酸逆流や酸排泄能の異常を知ることが必要となる．

VI. 治療

無症状のものであれば治療の必要はない．滑脱型でGERDを伴うものはGERDに準じた内科的治療（薬物療法，生活様式の改善）が第一選択となる．内科的治療に反応しなかったり，難治性の出血や狭窄などがあれば手術適応となる．

傍食道型は進行性であることが多く，経過観察を行い，通過障害や出血が出現すれば根治手術を行う．滑脱型と混合型の手術の原則は食道裂孔の縫縮と逆流防止術である．純粋な傍食道型では逆流防止機構が保たれており，逆流防止術を付加する必要はない．逆流防止術にはNissen手術，Toupet手術，Dor手術があり，最近では腹腔鏡下手術で行われることも多い．

（木下浩一）

表1 GERDの治療に用いられる主な薬剤

	主な薬剤	作用
PPI(プロトンポンプ阻害薬)	オメプラゾール ランソプラゾール ラベプラゾール エソメプラゾール ボノプラザン　など	胃酸の分泌を抑える
H_2RA (ヒスタミンH_2受容体拮抗薬)	シメチジン ファモチジン　など	胃酸の分泌を抑える
消化管運動機能改善薬	モサプリド	蠕動運動の改善
粘膜保護薬	アルギン酸ナトリウム	機械的な粘膜保護
制酸薬	水酸化アルミニウムゲル 酸化マグネシウム 沈降炭酸カルシウム　など	胃酸を中和する

表2 食道裂孔ヘルニアの分類

	滑脱型　Ⅰ型	傍食道型　Ⅱ型	混合型　Ⅲ型
特徴	ヘルニアにより噴門が頭側に偏位しており，逆流防止力が低下してGERDの要因となる	噴門の偏位は認めない．進行性に増大して嵌頓，絞扼，穿孔の危険あり	滑脱型と傍食道型の形態が混在している
頻度	約90%	約10%	まれ

5. Mallory-Weiss症候群・Boerhaave症候群

[Mallory-Weiss（マロリー・ワイス）症候群]

Ⅰ．定義

繰り返す激しい嘔吐に起因する食道胃接合部付近（下部食道，および胃噴門部）の非穿孔性縦走裂傷により吐血を呈する疾患．

Ⅱ．分類

発生部位別分類としてZeifer分類があり，Ⅰ型：食道限局型，Ⅱ型：食道胃併存型，Ⅲ型：胃限局型に分類される．

胃側を主体とするⅡ型が80％を占め，Ⅰ型はきわめてまれである．壁在性では，小彎側が51％と最も多く，後壁側が22％，前壁側18％，臨床的にまれな大彎側は9％と少ない．

Ⅲ．病態

腹腔内圧の急激な上昇が誘因であり，嘔吐のほか，悪心，咳嗽，妊娠悪阻，分娩，上部消化管内視鏡検査時の過度の送気などでも発症する．上昇した腹腔内圧により，食道胃接合部が粘膜下層まで縦方向に裂け，吐血を呈する．

Ⅳ．症候

上部消化管出血の5〜10％にみられ，男性が90％を占める．多くは大量飲酒後に，嘔吐を繰り返し，突然吐血するのが特徴である．通常，胸痛や腹痛は伴わない．

Ⅴ．診断

上部消化管内視鏡検査にて，食道胃接合部付近の粘膜に縦走した裂傷を認める（図1）．内視鏡検査により病態が悪化することがあるので検査は慎重に行う必要がある．

Ⅵ．治療

90％が自然に止血するが，出血が持続する場合には内視鏡的止血術〔クリッピング，エタノールやアドレナリン（ボスミン®）注入，電気焼灼など〕を行う．内視鏡的に止血困難な場合には，経動脈的塞栓術（interventional radiology：IVR*）や手術も考慮する．

* IVR：画像診断（X線透視，超音波，CTなど）を駆使して，主にカテーテルや穿刺術を利用した放射線医学の1つ．低侵襲治療，血管内治療，血管内手術などと同義語として使われる．

[Boerhaave（ブールハーフェ）症候群]

Ⅰ．定義

器質的な基礎疾患のない食道において急激な内圧の上昇により食道壁が破裂する疾患．特発性食道破裂ともいう．

Ⅱ．分類

破裂内容物（唾液，胃液，胆汁，膵液など）が縦隔内に限局する縦隔内限局型と，胸腔内に穿破する胸腔内穿破型に大別される．

Ⅲ．病態

約70％が嘔吐に起因して食道壁に全層性に裂傷が生じる．好発部位は下部食道左側であり，最も脆弱な部分であるためである．

胸腔内穿破型では，胸腔内が陰圧であるため縦隔炎に加え，胸膜炎を併発する．

Ⅳ．症候

典型的な初発症状としては大量飲酒後や大食後の激しい嘔吐に続いて起こる強烈な胸痛や腹痛が多く，続いて呼吸困難や背部痛をきたす．また，頸部や前胸部の皮下気腫を認めることもあるので，触診も重要である．

胸腔内穿破型では水気胸や膿胸を併発し，短時間で敗血症，ショック状態となり重篤な全身状態で来院することもある．

Ⅴ．診断

発症後早期の治療が非常に重要であり，24時間以内に適切な治療が施されるか否かが予後に大きく影響する．食道破裂を疑ったら，速やかに胸

部X線検査，胸腹部CT検査を行い，全身状態が許容できれば，食道穿孔部位の確認のために食道造影検査や上部消化管内視鏡検査を行う．

① 胸部X線検査（図2）
典型的には縦隔気腫，胸水，気胸を認める．縦隔気腫の進展により，頸部や胸壁に皮下気腫を認める．

② 胸腹部CT検査（図3）
胸部X線では確認できなかった縦隔気腫や皮下気腫の同定に有用である．胸水の程度，膿胸の有無なども評価できる．

③ 食道造影検査（図4）
水溶性造影剤を用いる．穿孔部位，大きさ，破裂の方向，胸腔内への穿破の有無などが評価可能で，治療方針決定のため非常に有用である．

④ 上部消化管内視鏡検査
穿孔部位，長さ，穿孔個数など確定診断に有用である．しかし，送気により縦隔気腫や気胸を増悪させ，炎症を波及させる可能性があるため，適応は慎重に検討する必要がある．

VI. 治療

縦隔内限局型で，全身状態が保たれており，炎症が限局している場合には，保存的加療の適応がある．保存的加療は，絶食管理のもと，中心静脈栄養，抗菌薬投与，経鼻胃管の留置，胸腔ドレナージ，プロトンポンプ阻害薬の投与を行う．

一方，胸腔内穿破型や保存的加療で改善がみられない症例では，外科的治療の適応となる．外科治療の原則は，①穿孔部の閉鎖・修復・補強，②洗浄ドレナージ，③栄養管理のための胃瘻や腸瘻の造設である．

（中村健一）

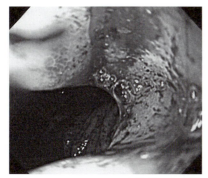

図1　Mallory-Weiss症候群　上部消化管内視鏡所見
下部食道粘膜に縦走裂傷を認める．

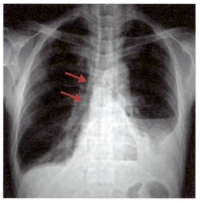

図2　Boerhaave症候群　胸部X線検査
胸水貯留と縦隔気腫（矢印）を認める．

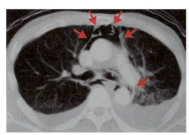

図3　Boerhaave症候群　胸腹部CT検査
縦隔条件（左）にて縦隔気腫を認める（矢印）．

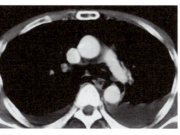

図4　Boerhaave症候群　食道透視検査
胸腔内への造影剤流出を認める．

1. 胃の構造と機能
structure and function of stomach

Ⅰ．胃の構造

① 胃の解剖（図1）

　胃は食道と十二指腸の間に位置する袋状の臓器であり，食道との境目を噴門cardia，十二指腸との境目を幽門pylousといい，大きく胃底部（穹隆部）fundus，胃体部corpus，幽門部pyloric antrumの3つの部分に分けられる．胃には2つのカーブがあり上縁を小彎lesser curvature，下縁を大彎greater curvatureとよぶ．胃底部は噴門を通る水平線より上にあり，左横隔膜に接しており，腹部単純X線の立位では，胃泡として観察され背臥位でバリウム二重造影を行うと造影剤がたまる．胃体部の小彎では下1/3程度の位置で折れ曲がり，角切痕incisura angularisを形成し，胃角gastric angleともよぶ．ここを頂点とした三角形の領域を幽門洞pyloric antrumといい，幽門洞より肛門側を胃幽門部とよぶ．胃は，粘膜，粘膜下層，筋層，漿膜よりなる層構造をとるが，胃の筋層は他の消化管とは違い，外：縦走，中：輪走，内：斜走の3層からなる．

② 胃の血管（図1）

　胃に分布する動脈は腹腔動脈の枝である．小彎側では腹腔動脈から直接分岐する左胃動脈left gastric arteryと，固有肝動脈から分岐する右胃動脈right gastric arteryとが吻合する．大彎側では脾動脈から分岐する左胃大網動脈left gastroepiploic arteryと，胃十二指腸動脈から分岐する右胃大網動脈right gastroepiploic arteryとが吻合する．上記以外に脾動脈から胃底部に数本の短い短胃動脈short gastric artery，胃の後壁に後胃動脈post gastric artery，胃十二指腸動脈から幽門下動脈が，下横隔動脈の分枝が胃に流入する．

③ 胃粘膜の構成（図2）

　胃粘膜の最表層の粘膜上皮は1層の円柱上皮細胞で覆われている．その下は疎な結合織からなる粘膜固有層，次いで粘膜筋板という平滑筋層，最後に再び疎な結合織からなる粘膜下組織がある．胃粘膜の表面は浅い溝で細かく区切られており胃小窩gastric pitを形成する．胃小窩の底にはその下にある胃腺gastric glandが開口している．胃腺は部位により噴門腺cardiac gland，胃底腺fundic gland，幽門腺pyloric glandとよばれている．胃底腺は機能の異なる主細胞chief cell，壁細胞parietal cell，副細胞，内分泌細胞の4種類の細胞が存在する．

　主細胞：胃底腺の最深部に存在し，ペプシノーゲンを分泌する．**壁細胞**：胃底腺の主細胞，副細胞の間の中間部に孤立性に散在する．壁細胞は酸分泌細胞ともよばれ塩酸-蛋白複合体を分泌する．またビタミンB_{12}の吸収に必要な内因子を分泌する．**副細胞**：胃底腺の最も浅い部分に存在し粘液（ムチン）を分泌する．**内分泌細胞**：胃底腺にはペプチドホルモンや活性アミンを分泌する5種類の内分泌細胞が存在する．①EC細胞enterochromaffin cell：セロトニンを分泌する．②ECL細胞EC-like cell：セロトニン，ヒスタミンを分泌する．③G細胞：ガストリンを分泌する．④D細胞：ソマトスタチンを分泌する．⑤A-like細胞：エンテログルカゴンを分泌する．胃腺から分泌される種々の成分の総和が胃液であり，分量は1日2.5Lに達する．

Ⅱ．胃の機能

① 胃の消化運動

　食道から胃に食塊が流入すると，筋層が蠕動運動を行い食塊と胃液を混ぜ合わせて，適量ずつを十二指腸へ送る．まず胃に食塊が入ると迷走神経反射により胃の上部が弛緩する．次いで胃体中部から幽門部にかけて中輪筋の収縮が起こり，蠕動運動が生じる．この収縮運動により胃内容の一部は十二指腸へ出るが，幽門括約筋の収縮により幽門が閉じ，胃内容物の大部分が胃内へ後戻りする．この一連の動きで食塊は撹拌，粉砕される．蠕動運動は消化管壁を構成する平滑筋の収縮運動であり，消化管内容物からの直接刺激のほかに迷走神経，副交感神経やホルモンにより調節される．

② 胃酸分泌

　胃液には，胃腺の壁細胞が分泌する塩酸と主細

胞が分泌するペプシノーゲンのほかに，副細胞が分泌する粘膜保護作用をもつ粘液（ムチン）などが含まれる．胃腺は胃粘膜内に存在する外分泌腺である．胃液の分泌量は1日約2.5Lである．胃液の分泌量は，食物の分解産物による粘膜への直接刺激のほか，粘膜下神経叢，自律神経およびホルモンにより調整されている．胃液はpH約1.5と強酸性であり強い殺菌作用をもつ．また胃腺の主細胞から分泌された不活性のペプシノーゲンを活性型ペプシンへ変換する．胃粘膜自身も蛋白質からなるが，胃腺の副細胞から分泌される粘液とHCO_3^-に覆われ，胃酸とペプシンから保護されている．

胃腺の壁細胞にはH^+とK^+を交換するポンプが存在しており，このポンプにより胃内に塩酸が供給される．また壁細胞にはアセチルコリン（ムスカリン）を受容するM_3受容体，ヒスタミンを受容するH_2受容体，ガストリンを受容するガストリン受容体が存在する．これらの受容体に刺激が加わり，H^+/K^+ポンプが活性化して塩酸の分泌が促進する．胃酸分泌抑制薬は，この壁細胞の胃酸分泌機構を阻害し，効果を発揮する．主にプロトンポンプ阻害薬とH_2受容体拮抗薬が胃酸分泌抑制薬として使用される．

③ 胃酸分泌に関わる消化管ホルモン

胃酸の分泌は下記の局所ホルモンによって調整されている．ガストリンgastrin：胃の幽門付近の幽門腺や十二指腸球部にあるG細胞で合成され，局所刺激あるいは自律神経系の活動に応答して粘膜下の血液中に分泌される．胃腺に作用し塩酸とペプシノーゲンの分泌を促進するほか，胃壁の平滑筋の運動を促進する．胃および小腸，大腸の粘膜の成長促進作用もある．ガストリンは，食物刺激，消化産物，特にペプチドやアミノ酸により強い分泌刺激を受ける．逆に，胃酸が十分に行き渡り幽門部のpHが低下すると，D細胞からソマトスタチンの分泌が増加しフィードバックがかかりガストリンの分泌が抑制される．コレシストキニン-パンクレオザイミン（cholecystokinin-pancreozymin：CCK-PZ）：元々別の物質と思われていたコレシストキニンとパンクレオザイミンが同一の物質であることがわかり，CCK-PZやCCKとよばれる．十二指腸や空腸などの上部小腸に存在するI細胞から分泌されるガストリンと類似のペプチドホルモンである．小腸，大腸の運動性を高めるとともに，幽門括約筋を収縮させる．セクレチンsecretin：十二指腸や空腸粘膜腺の深部に位置するS細胞から分泌される．酸性の胃内容物が十二指腸へ流入してくるとセクレチンが分泌され幽門括約筋を収縮させ，胃内容物が一気に十二指腸へ流れ込むのを防ぐ．また膵液中に大量のアルカリ液を分泌し，胃酸を中和する．胃抑制ペプチド（gastric inhibitory polypeptide：GIP）：GIPは，上部小腸のK細胞から分泌されるペプチドホルモンであり，胃液の分泌と蠕動運動を抑制する．

（藏重淳二）

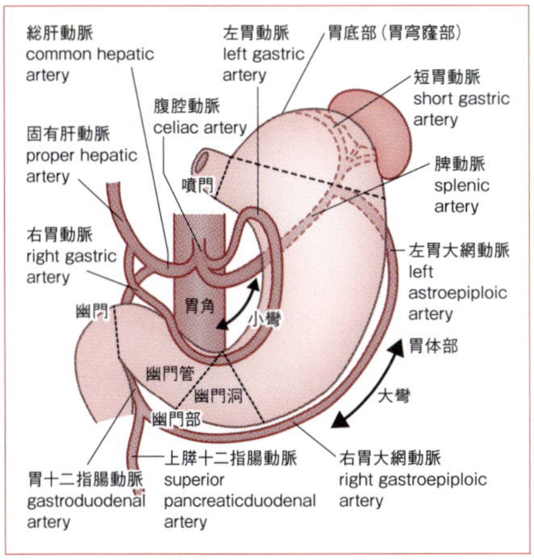

図1　胃の解剖・動脈

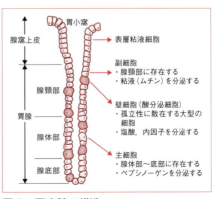

図2　胃底腺の構造

2. 胃癌　gastric cancer

I. 定義
胃粘膜上皮から発生した癌腫．

II. 分類
　国際的にはUICC (International Union Against Cancer) のTNM分類が汎用されているが，わが国では日本胃癌学会による胃癌取扱い規約（第14版）を用いる．進行度のほかに，外科治療，内視鏡的治療，化学療法，放射線療法の記載法も含まれており，病理診断から治療まで記載されている．いずれの分類でも進行度はT，N，Mの3つの因子から決定される．T因子は腫瘍径ではなく深達度で決定される．また，原発巣の肉眼型を0〜5型まで分類する．N因子は領域リンパ節の転移個数で決定される．しかし，鎖骨上リンパ節や大動脈周囲リンパ節などの領域外リンパ節は遠隔転移とみなされる．M因子のうち肝転移（H因子），腹膜転移（P因子），腹腔内洗浄細胞診（CY）は，別途に扱っている．TNM因子に基づいて，胃癌取扱い規約では進行度をIA～IVの8段階で定める．また，胃癌の大部分は腺癌である．胃癌取扱い規約では病理組織学的に分化度の高いもの（乳頭腺癌，管状腺癌）と低いもの（低分化腺癌，印環細胞癌）に分類されるが，複数の組織型が混在することが多く，その場合は量的に優勢な組織像に従って診断する．

III. 病態
　胃癌の発生には環境要因として，食塩の過剰摂取，喫煙などのほかに，*Hericobacter pylori*や*Epstein-Barr virus*などの微生物の持続感染が関与している．特に*H. pylori*の感染は胃癌の発癌リスクを高め，除菌により発症率や死亡率が低下する．また頻度は低いながらも，E-cadherin遺伝子の生殖細胞変異による家族性胃癌の報告もある．

IV. 症候
　早期胃癌では無症状のまま検診などで発見されることがある．空腹時の心窩部痛や不快感などが診断の契機となるが，随伴する胃炎や潰瘍の症状であると考えられる．一方，癌が進行すると，出血による貧血，狭窄に伴う食思不振，嘔気，嘔吐，体重減少などの症状が出現する．さらに腹膜播種による腸閉塞や腹水による腹部膨満，水腎症による腎不全，肝転移，肝門部リンパ節転移による黄疸などが初発症状になる場合もある．

V. 診断
　消化管二重造影や上部内視鏡検査で，存在診断，質的診断が行われる．前者は壁の硬化や食道や十二指腸への粘膜下浸潤などの評価に有用である．後者では微小な病変の診断が可能であり，生検により病理組織学的に確定診断を得ることができる．病変の境界が不明瞭である場合は，ステップ生検が必要である．近年，狭帯域光観察（narrow band imaging：NBI）を併用した拡大内視鏡検査が普及し，微小血管と微細構造の異常所見に基づいて，胃癌の鑑別診断や範囲診断が行われている．また，超音波内視鏡（endoscopic ultrasound sonography：EUS）は，胃壁の断層像をリアルタイムで描出し，深達度診断に有用である．

　病期診断には造影CTが有用である．リンパ節転移や肝，肺転移，腹膜播種の診断に有用である．しかし，少量の腹水や軽度の脂肪織濃度の上昇などのわずかな所見では播種の診断は困難なことが多く，審査腹腔鏡による正確な病期診断が治療方針の決定のために必要である．また，肝転移の診断には造影MRIや造影超音波検査が有用である．

VI. 治療
　進行度に応じて，胃癌治療ガイドライン（第4版）に定められた治療法を選択する（治療法のアルゴリズムはガイドライン参照）．

① 内視鏡的切除
　リンパ節転移の可能性がきわめて低く，腫瘍の一括切除が技術的に可能な早期胃癌に対して，胃

の粘膜病変を挙上してスネアをかけ，切除するEMR（endoscopic mucosal resection）と，高周波ナイフを用いて粘膜下層を剥離して切除するESD（endoscopic submucosal dissection）の適応となる．腫瘍径が2cm以下で粘膜内にとどまる分化型癌で，かつ潰瘍を有さないものが絶対適応病変である．腫瘍が一括切除され，2cm以下で分化型の粘膜内癌で垂直，水平断端，脈管侵襲がすべて陰性であれば治癒切除となる．非治癒切除であった場合には原則として追加外科切除を考慮する．分化型の粘膜内癌で潰瘍を有さないが2cm以上，潰瘍を有するが3cm以下，2cm以下の未分化型で潰瘍を有さないものは適応拡大病変とされ，現時点ではESDの臨床研究の対象である．

② **外科的治療**

手術術式は治癒を目的に定型手術として，胃の2/3以上の切除とD2郭清を行う（胃全摘術，幽門側胃切除術）．早期胃癌（cT1 N0）には，腫瘍の位置に応じて，縮小手術として噴門側胃切除術，幽門保存胃切除術も考慮する．リンパ節郭清は術式ごとにD1郭清，D2郭清，その間に位置するD1+郭清を行う．手術のアプローチ法として開腹手術と腹腔鏡下手術がある．cStage I 症例に対する腹腔鏡下幽門側胃切除術については第II相試験で安全性が示され，胃癌治療ガイドラインでは日常診療の選択肢として明記されている．cStage II 以上の症例においては生存期間を主要評価項目に置いた開腹と腹腔鏡下手術のランダム化比較試験が行われており，結果が待たれる．また，胃全摘術については安全性を指標とした第II相試験が行われており，腹腔鏡下胃全摘術は研究的治療の位置づけである．遠隔転移を有するStage IV 胃癌は原則として根治手術の適応とならず，化学療法を行う．しかし，出血や狭窄などの切迫症状を改善するために姑息切除やバイパス手術は選択肢の1つとなる．

③ **化学療法**

切除不能・再発胃癌に対しては化学療法の適応であり，化学療法前にHER2検査を行う．HER2陰性胃癌に対し，わが国では第III相試験の結果を受けてS-1/シスプラチン（ブリプラチン®，ランダ®）療法が第一選択である．また，HER2陽性胃癌についてはカペシタビン（ゼローダ®）/シスプラチンに加えてトラスツズマブ（ハーセプチン®）の併用が推奨されている．腎毒性の少ないオキサリプラチン（エルプラット®）も適応となり，S-1またはカペシタビンと併用する外来化学療法も普及している．

一次治療に不応となった症例に対する二次治療は全身状態が良好な症例では行うことが推奨される．二次治療としてパクリタキセル（タキソール®）にVEGFR-2に対するヒト化モノクローナル抗体であるラムシルマブ（サイラムザ®）を併用するレジメンが推奨される．

周術期化学療法として，Stage II/IIIの進行胃癌に対しては術後にS-1による1年間の補助化学療法を行う．一方，術前補助化学療法については，現時点では明確なエビデンスは存在しない．

（岩槻政晃）

3. 悪性リンパ腫
malignant lymphoma

Ⅰ. 定義

胃悪性リンパ腫は，胃のリンパ組織から発生した悪性腫瘍のこと．

Ⅱ. 分類

悪性リンパ腫は，組織学的にホジキン病Hodgkin's diseaseと非ホジキン病non-Hodgkin's diseaseに分類される．胃リンパ腫の多くは非ホジキンリンパ腫である．また，発生部位により，リンパ節から発生する節性リンパ腫と，ほかの臓器から発生する節外性リンパ腫に分類される．節外性リンパ腫の中では，消化管悪性リンパ腫が最も頻度が高い．

胃リンパ腫の多くは，①MALT (mucosa associated lymphoid tissue) リンパ腫，あるいは②びまん性大細胞B細胞性リンパ腫 (diffuse large B-cell lymphoma: DLBCL) である．濾胞性リンパ腫，マントル細胞リンパ腫などのB細胞リンパ腫，または成人T細胞白血病リンパ腫などT細胞リンパ腫はまれである．

Ⅲ. 病態

胃悪性リンパ腫において，MALTリンパ腫の発生病因の多くはピロリ菌感染によるリンパ濾胞性胃炎であり，ピロリ菌除菌により胃MALTリンパ腫の多くは退縮する．DLBCLはピロリ菌と関連はなく，発生病因は単一ではない．

Ⅳ. 症候（表1）

① MALTリンパ腫

胃の悪性リンパ腫の約40％を占める．男女比はほぼ同じであり，発症年齢は平均60歳であるが若年から老年まで幅広い．腹痛や上腹部不快感など自覚症状を有するものが多いが，症状を有さず検診で異常を指摘される場合もある．

② びまん性大細胞B細胞性リンパ腫 (DLBCL)

胃リンパ腫の45～50％を占める．発症年齢は60歳前後である．自覚症状としては腹痛が多いが，嘔吐などの狭窄症状や下血など出血症状を呈する場合もある．

Ⅴ. 診断

悪性リンパ腫の診断において，治療法選択のために，①病理診断，②臨床病期診断，③予後予測因子が重要である．

① 病理診断

病変部の生検により組織診断〔HE染色，免疫組織化学染色（CD3，CD5，CD10，CD19，CD20，CD23，CD79a，CyclinD1，Bcl2など）〕を行う．表面マーカーの検索にフローサイトメトリーを用いる．MALTリンパ腫に特異的に認められるt (11;18) (q21;q21) 染色体転座，すなわち*API2-MALT1*融合遺伝子の有無（胃では約20％）をFISH法・PCR法で検索する．

② 臨床病期診断：Lugano分類（表2）

臨床病期診断に必要な検査は，上下部消化管内視鏡検査，全身CT検査，PET検査，腹部超音波検査，末梢血血算，生化学検査，s-IL2R，骨髄穿刺生検などである．胃超音波内視鏡検査とピロリ菌の検索も行う．

③ 予後予測因子：International Prognostic Index (IPI)（表3）

予後予測因子は，年齢，病期，血清LDH，performance status (PS)，節外病変数，の5つの因子から構成される．

Ⅵ. 治療（表1）

① 胃MALTリンパ腫（限局期：Lugano分類で病期Ⅱ1期まで）

ピロリ菌除菌が第一選択である．除菌療法による奏効率は70～80％前後である．除菌療法後，MALTリンパ腫が消失するまでの期間は，2～3ヵ月から数年と差がある．

② 胃MALTリンパ腫：除菌治療以外の治療

除菌療法以外の治療では，放射線治療や化学療法が有効である．放射線治療は，限局期低悪性度悪性リンパ腫と同様に30 Gy/20回の照射，化学療法はCHOP，リツキシマブ（リツキサン®）などを用いる．MALTリンパ腫は，びらん状の浅い

病変が主体であり，非外科的療法の合併症として重篤な出血や穿孔をきたす可能性は低い．初期治療での手術の適応は，生命に危険があるような出血がみられる場合など限られた症例だけである．

③ **びまん性大細胞B細胞性リンパ腫（限局期：Lugano分類で病期Ⅱ1期まで）**

化学療法放射線と胃切除術では治療成績が変わらないため，手術の適応は穿孔や止血困難な出血がある場合などに限られる．化学療法における投与薬剤，および期間は，予後予測因子（IPI）に従い決定される．

④ **びまん性大細胞B細胞性リンパ腫（進行期：Lugano分類で病期Ⅱ2期以上）**

進行期であっても治癒が望める悪性腫瘍であり，全身性のDLBCLと考え，手術や放射線治療のような局所療法単独治療は行わず，全身化学療法を行う．R-CHOP療法〔抗CD20モノクローナル抗体（リツキシマブ）＋CHOP（シクロホスファミド（エンドキサン®），ドキソルビシン（アドリアシン®），ビンクリスチン（オンコビン®），プレドニゾロン（プレドニン®））療法〕が標準治療である．

DLBCLが再発したときでも，救援化学療法が奏効する場合は根治が望めるため，高齢者を除いては，自家造血幹細胞移植併用の大量化学療法が推奨される．

（澤山　浩）

表1　MALTリンパ腫とびまん性大細胞B細胞性リンパ腫（DLBCL）の特徴と治療法

		MALTリンパ腫	DLBCL
特徴	頻度	約40%	45〜50%
	症状	①腹痛 ②胃部不快感 　（健診で異常を指摘）	①腹痛 ②嘔吐（狭窄症状） ③下血（出血所見）
	内視鏡所見	同時に複数病変・所見 所見は多彩 ①多発びらん・潰瘍 ②早期胃癌類似様 ③粘膜下腫瘍様隆起	①潰瘍形成 ②進行癌様の所見 ③皺襞肥厚
	ピロリ菌との関係	関係あり	関係なし
治療法	Lugano分類 病期Ⅱ1期まで	第一選択：ピロリ菌除菌 （除菌療法奏効率70〜80%前後） 除菌後増悪症例：放射線療法，化学療法	第一選択：化学療法 （＋化学療法後放射線療法） 手術療法は穿孔や止血困難な出血がある場合に行う
	Lugano分類 病期Ⅱ2期以上	R-CHOP療法 通常化学療法では根治は困難	R-CHOP療法 ・期間は予後予測因子（IPI）に従い決定 ・局所療法単独治療は行わない 進行期であっても治癒が望める

表2　Lugano分類

病期Ⅰ	消化管に限局した腫瘍で，漿膜への浸潤を認めない． 　単発 　多発（非連続性）
病期Ⅱ	原発巣から腹腔へ進展 ・リンパ節浸潤 　　Ⅱ1：限局性（胃または腸管所属リンパ節にとどまる） 　　Ⅱ2：遠隔性（大動脈周囲，下大静脈周囲，骨盤腔内，腸管膜リンパ節）
病期ⅡE	漿膜から隣接臓器やリンパ節以外の周辺臓器に浸潤する． 浸潤臓器を病期ⅡE（pancreas），病期ⅡE（large intestine），病期ⅡE（postabdominal wall）などと記載． 穿孔や腹膜炎を合併． リンパ節浸潤と周辺臓器への浸潤が併存する場合，Ⅱ1E（pancreas）などのように記載．
病期Ⅳ	リンパ節外への浸潤が播種状に認められる． 消化管病変とともにリンパ節浸潤が横隔膜を越えて認められる．

表3　国際予後指標（International Prognostic Index：IPI）

年齢	61歳以上
病期	Ⅲ期以上
PS	2以上
血清LDH	高値
節外病変	2個以上

0〜1：low risk，2：low/intermediate risk，
3：high/intermediate risk，4〜5：high risk．

4. 消化性潰瘍　peptic ulcer

Ⅰ. 定義

胃や十二指腸の粘膜が欠損し，欠損が粘膜下層まで及ぶと潰瘍とよぶ．

Ⅱ. 分類（図1，表1）

傷がどの層にまで達しているかにより，4段階に分類（Ⅰ度：粘膜層，Ⅱ度：粘膜下層，Ⅲ度：筋層，Ⅳ度：漿膜）される．Ⅰ度（粘膜層）を"びらん"，Ⅱ度以上を"潰瘍"，Ⅳ度以上で壁に穴があいた状態を"穿孔"とよぶ．

潰瘍の治る過程において，潰瘍ができたばかりの時期を活動期（active stage, A1/A2），治っていく時期を治癒期（healing stage, H1/H2），傷跡となった時期を瘢痕期（scarring stage, S1/S2）に分類する．

Ⅲ. 病態

胃粘膜は，①胃酸分泌，②ペプシンなどの胃の粘膜を障害する攻撃因子から，①粘液分泌，②重炭酸分泌，③粘膜血流，④粘膜細胞を保護する物質（プラスタグランジン類）などの防御因子により守られている．ピロリ菌感染，鎮痛薬（NSAIDs*），喫煙，ストレスなどにより胃粘膜が障害される．また，副腎皮質ステロイド薬は治癒を遷延させる．

十二指腸は，アルカリ性の腸液を分泌して胃酸を中和するが，胃酸の影響で潰瘍ができる．潰瘍が深くなると，動脈からの出血（出血性潰瘍）や壁に穴があき（穿孔），内視鏡的処置や手術が必要となる．

消化性潰瘍の原因の中で，NSAIDs内服とピロリ菌感染が重要である．特に，胃潰瘍の約70%，十二指腸潰瘍の約95%の原因がピロリ菌感染とされる．ピロリ菌感染がなく，NSAIDs内服もない潰瘍に関しては，クローン病やゾリンジャー－エリソン症候群*などを念頭に置く必要がある．

基礎疾患〔①慢性閉塞性肺疾患（COPD），②肝硬変，③慢性腎不全，④副甲状腺機能亢進症〕があると潰瘍の頻度が高い．

* **NSAIDs**：非ステロイド性消炎鎮痛薬non-steroidal anti-inflammatory drugs．鎮痛薬として一般的に使用されるが，プロスタグランジン（防御因子）の合成を抑制し潰瘍ができやすい状態になる．
* **ゾリンジャー－エリソンZollinger-Ellison症候群**：膵ランゲルハンス島非β細胞腫瘍でガストリン異常分泌を伴う疾患．ガストリンにより治療困難な消化性潰瘍が多発する．

Ⅳ. 症候

十二指腸潰瘍は若年者に多く，胃潰瘍は中高年者に多い．心窩部痛や上腹部痛を生じ，胃潰瘍は食後に多く，十二指腸潰瘍は空腹時や睡眠中に多い．

潰瘍が深くなり，出血すると黒色便*となり，コーヒー残渣様嘔吐をきたすこともある．穿孔すると腹膜炎を起こし強い腹痛を訴える．腹膜炎を起こすと筋性防御を認め，炎症が広がると腹部全体が板状硬となる．

* **黒色便**：上部消化管からの出血では，血液に胃酸が混じり黒色になる．

Ⅴ. 診断

診断は，バリウム造影検査，内視鏡検査にて行う．慢性胃炎や潰瘍を伴う場合はピロリ菌検査を行う．腹膜炎を疑う場合は，CT検査も行う．

① バリウム造影検査

潰瘍の形，大きさ，位置を診断．ニッシュniche*，ひだ集中，変形，小彎短縮，彎入などの所見がみられる（図2）．診断精度は内視鏡検査が優れる．

* **ニッシュniche**：潰瘍の粘膜欠損部へのバリウムのたまりのこと．

② 内視鏡検査

上部内視鏡検査（胃カメラ）では潰瘍の形，大きさ，粘膜の色調を見ることができ，生検検査による確定診断も可能である．最近は鼻から挿入する経鼻内視鏡検査も行われ，検査に伴う苦痛が少なくなった．

消化性潰瘍と癌や胃悪性リンパ腫に伴う潰瘍を鑑別することは重要である．潰瘍の形や周囲の粘膜の性状で鑑別するが，最終診断は生検による病理診断にて行う．潰瘍と鑑別が困難な癌もあり，

潰瘍が治癒しても経過観察を行い，必要に応じて生検を繰り返し行う．

③ ピロリ菌検査

胃潰瘍，十二指腸潰瘍の原因検索，治療方針の決定に重要な検査．生検にて胃粘膜組織を採取し調べる方法，血液，尿，便から調べる方法，尿素呼気試験*がある．

*尿素呼気試験（urea breath test：UBT）：尿素を含んだ検査薬を内服し，呼気を採集する検査．ピロリ菌はウレアーゼを放出するため，胃の中にある尿素はアンモニアと二酸化炭素に分解される．ピロリ菌がいると二酸化炭素が多く発生することで検出できる．

④ CT検査

胃潰瘍穿孔，十二指腸潰瘍穿孔では，腹腔内遊離ガス（free air）を認める．腹膜炎をきたすと，腹腔内脂肪織濃度上昇，腹水を認める．

VI. 治療

① 制酸薬・防御因子増強薬

制酸薬にはヒスタミン2受容体拮抗薬（H_2ブロッカー）とプロトンポンプ阻害薬（PPI）がある．PPIのほうがより強く胃酸分泌を抑制する作用がある．また，胃粘膜の修復促進や保護作用のある防御因子増強薬も有効である．

② ピロリ菌除菌

潰瘍再発にはピロリ菌が関与しており，ピロリ菌除菌治療が推奨される．一次治療として，ペニシリン系抗菌薬（アモキシシリン：AMPC），マクロライド系抗菌薬（クラリスロマイシン：CAM），プロトンポンプ阻害薬（PPI）の3種類の薬を7日間内服する．CAM耐性菌が一次治療不成功の最大の原因とされる．一次治療が失敗に終わった場合は，二次治療を行う．

③ 内視鏡治療

出血に対しては，内視鏡的治療（クリップ止血法，ヒートプローブ法，エタノール局注法）を第一選択として行う．狭窄に対しては，内視鏡下にバルーン拡張術を検討する．

④ 手術療法

制酸薬により消化性潰瘍の内科的治療成績が向上し，外科的切除例は激減した．①高度狭窄症，②内科的治療が無効な出血，③穿孔などの症例に限られる．穿孔に対しては，腹腔洗浄と穿孔部縫合閉鎖，大網充填を行う．

（澤山　浩）

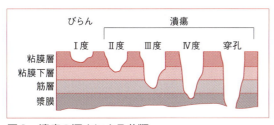

図1　潰瘍の深さによる分類

表1　潰瘍の時期による分類

活動期　active stage
　A1：潰瘍底に凝血が付着
　A2：潰瘍底に厚い白苔が付着
治癒期　healing stage
　H1：潰瘍底の辺縁に再生上皮が出現
　H2：潰瘍底の半分以上を再生上皮が被覆
瘢痕期　scar stage
　S1：赤色瘢痕
　S2：白色瘢痕

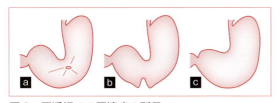

図2　胃透視での胃潰瘍の所見
(a) ニッシュとひだ集中，(b) 大彎彎入，(c) 小彎短縮．

5. 胃切除後症候群
postgastrectomy syndrome

I. 定義
胃切除後にみられる臓器脱落症状や消化管再建に伴うさまざまな障害.

II. 胃切除後症候群にみられる疾患および症状

① ダンピング症候群
食後20〜30分に起きる早期ダンピング症候群と食後2〜3時間で起きる後期ダンピング症候群がある.

- 早期ダンピング症候群：胃容積減少と幽門機能喪失のため，食物が小腸内に急速に墜落(dump)することにより，上部空腸の伸展，拡張，蠕動亢進が惹起される．引き続き，高張な食物が急速に小腸に入ることにより，小腸粘膜から大量の水分が分泌され循環血液量が減少し自律神経症状を呈する．また，消化管ホルモン（セロトニン，ヒスタミン，ブラジキニン）が分泌されるため血管失調性の症状を呈する．食後30分以内に生じ，1〜2時間持続する．症状は腹痛が最多であり，冷汗，動悸，めまい，失神，倦怠感，顔面紅潮などがある．

食事療法が主体で，分割食（1回の摂取量を減らし，食事回数を増やす）にしたり，低炭水化物，高蛋白質，高脂肪の食事にする．対症療法として抗コリン薬，抗セロトニン薬，抗ヒスタミン薬などを用いることもある.

- 後期ダンピング症候群：食事による一過性高血糖に反応してインスリンが過剰に分泌され，二次的な低血糖になることにより生じる．食後2〜3時間に発症し，発汗，頻脈，全身倦怠感，手指振戦，失神といった低血糖症状が30分〜1時間程度持続する．早期ダンピング症候群の同様の食事療法で予防し，低血糖発症後は糖質を補充する.

② 消化吸収障害
胃切除術後では，胃内容排出時間の短縮，胃酸分泌低下，食物と胆汁酸，膵液の混和不全，小腸の通過時間短縮，手術による迷走神経の切除の影響などにより消化吸収障害がみられる．一般的に脂肪に顕著で蛋白質，糖の順に少ない.

③ 小胃症状
胃が小さくなることにより生じる症状．胃切除により胃容積が小さくなると，食事を少量摂取しただけで，満腹感を感じてしまう．ある程度食べると，心窩部に膨満感を感じたり左肩痛や悪心などが出現する.

④ 貧血
- 鉄欠乏性貧血：胃酸分泌が減少し鉄の吸収に必要なイオン化が阻害されるため起きる．鉄剤の静注または経口投与を行う.
- 巨赤芽球性貧血：胃全摘例では壁細胞から分泌される内因子が欠乏しビタミンB_{12}の吸収が障害されるため起きる．ビタミンB_{12}製剤の筋注を行う.

⑤ 骨代謝障害
胃切除後は，食事摂取量の減少，下痢，牛乳不耐症などの症状が現れたりしてカルシウム摂取量が減少する．また，脂肪の吸収が悪くなるためにビタミンDの吸収量も減り，カルシウム代謝に異常を起こす．この結果，骨粗鬆症，骨軟化症といった骨代謝障害が生じる．Billroth I 法よりもRoux-en-Y法やBillroth II 法により高率に発生する．カルシウム製剤やビタミンD製剤の経口投与，カルシトニン製剤の筋注を行う.

⑥ 胃切除後胆石症
迷走神経肝枝の切断による胆嚢収縮能の低下，長期絶食による胆汁うっ滞，血行障害，胆管感染などが原因と考えられる．発生頻度は胃切除後の20％程度で術後1〜2年で発症する．施設によっては予防的胆嚢摘出術が行われる.

⑦ 輸入脚症候群
Billroth II 法再建後の輸入脚の過長，屈曲，捻転，癒着，内ヘルニア，狭窄などにより通過障害が生じ，輸入脚内に胆汁，膵液が停滞し，内圧の上昇とともに突然胃内に逆流し，胆汁性嘔吐となって現れるものをいう．Braun吻合を付加したり，Billroth I 法やRoux-en-Y法に変更して再度手術をする.

⑧ **吻合部潰瘍**

　胃切除術後に胃酸が減らずに分泌することが原因で，胃切除範囲が不十分な場合に起きやすい．Billroth Ⅰ法では吻合部に近い十二指腸に好発し，Billroth Ⅱ法では吻合部対側空腸壁に好発し，単発性が多い．H_2受容体拮抗薬やプロトンポンプ阻害薬を投与する．

⑨ **逆流性食道炎**

　噴門または幽門機能の低下により胃液が食道に逆流し炎症を引き起こす．胃全摘後の場合には胆汁や膵液などの十二指腸内容の逆流が原因となる．睡眠時に頭高位にしたり，プロトンポンプ阻害薬や膵酵素阻害薬の投与を行う．

（岩上志朗）

1. 大腸と肛門の構造と機能
structure and function of the colon and anus

Ⅰ．定義

大腸は盲腸・結腸・直腸S状部・直腸から構成される管状の臓器.

肛門の一定した定義はないが，内・外肛門括約筋に囲まれた直腸・括約筋や脂肪，皮膚で構成される部分である．

Ⅱ．分類（図1）

大腸は臨床的に8領域に区分される．

盲腸（C）：回盲弁の上唇より尾側の嚢状部．
上行結腸（A）：回盲弁の上唇から右結腸曲．
横行結腸（T）：右結腸曲と左結腸曲に挟まれた部分．
下行結腸（D）：左結腸曲からS状結腸起始部（腸骨稜の高さ）の間の後腹膜に固定された部分．
S状結腸（S）：S状結腸起始部（腸骨稜の高さ）から岬角の高さまで．
直腸S状部（RS）：岬角の高さから第2仙椎下縁の高さまで．
直腸（R）：第2仙椎下縁の高さから恥骨直腸筋付着部上縁まで．
　上部直腸（Ra）：腹膜反転部上部．
　下部直腸（Rb）：腹膜反転部下部．
　＊腹膜反転部はKohlrausch皺壁（middle Houston valve）の位置に相当．
肛門管（P）：恥骨直腸筋付着部上縁から肛門縁まで．

Ⅲ．構造（図2）

大腸壁は組織学的に粘膜，粘膜筋板，粘膜下層，固有筋層，漿膜から構成される．腹膜反転部より肛門側の直腸は漿膜を欠如し，隣接臓器との境は外膜である．

肛門管の上皮は直腸粘膜と移行帯上皮部，肛門上皮部に分けられる．外側は粘膜下層，内肛門括約筋，括約筋間隙，外肛門括約筋で構成される．

Ⅳ．血管と神経（図1，図3）

①動脈系

右側大腸（盲腸〜横行結腸）は上腸間膜動脈系，左側大腸は下腸間膜動脈系，さらに直腸では腸骨動脈系が栄養している．

②静脈系

右側結腸の静脈は上腸間膜静脈から門脈へ，左側結腸の静脈は下腸間膜静脈から脾静脈と合流後，門脈に流入する．直腸は腸骨静脈系を経由して下大静脈にも流入する．

③神経系

腸管は自律神経によって支配されている．特に骨盤壁や直腸周囲には下腹神経，骨盤神経があり排尿や性機能に関連する．

Ⅴ．生理機能

大腸の機能は水分の吸収や，蠕動運動による便の移動と貯留，排泄である．

盲腸や上行結腸の内容は水様であるが，左側結腸になるにつれて固形になる．

（赤木由人）

文献
1) 大腸癌研究会編．大腸癌取扱い規約　第8版．金原出版；2013.

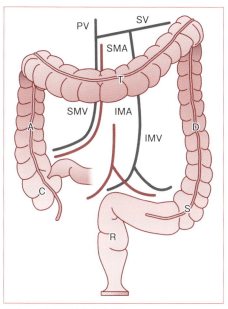

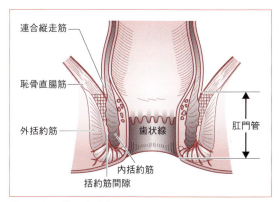

図1 大腸の区分と血管
PV：portal vein（門脈），SV：splenic vein（脾静脈），SMA：superior mesenteric artery（上腸間膜動脈），SMV：superior mesenteric vein（上腸間膜静脈），IMA：inferior mesenteric artery（下腸間膜動脈），IMV：inferior mesenteric vein（下腸間膜静脈）．
C：cecum（盲腸），A：ascending colon（上行結腸），T：transverse colon（横行結腸），D：discending colon（下行結腸），S：sigmoid colon（S状結腸），R：rectum（直腸）．

図2 肛門管の解剖

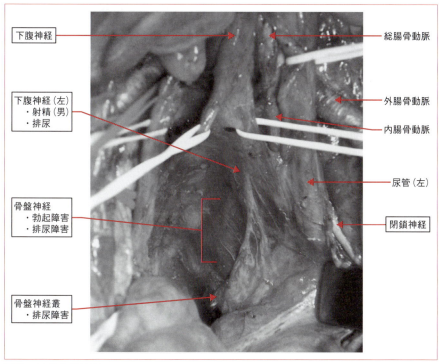

図3 骨盤内の神経

2. 急性虫垂炎
acute appendicitis

I. 定義

虫垂の急性化膿性炎症である.

II. 分類(表1)

炎症の程度により,カタル性虫垂炎catarrhal appendicitis,蜂巣炎性虫垂炎phlegmonous appendicitis,壊疽性虫垂炎gangrenous appendicitisに分類される.

III. 病態

虫垂内腔の閉塞の結果,細菌感染を起こすことが原因である.閉塞により内圧が上昇すると循環障害をきたし壊死に陥る.さらに穿孔して腹膜炎へと進展する.

IV. 症候(図1)

各年代層にみられるが10〜30歳代に多い.急性腹症における代表的な外科的疾患である.小児や高齢者では発見が遅れやすい.

初発症状は心窩部痛,上腹部不快感,食思不振,悪心,嘔吐などであり,その後痛みが右下腹部に限局する.

触診では,反跳痛(Blumberg徴候)や筋性防御muscular defenseなどの腹膜刺激症状を調べ腹膜炎の有無を判断する.圧痛はMcBurney,Lanz,Kummellの圧痛点(図1)があるが,虫垂の位置により異なる.妊婦の場合は虫垂の位置・圧痛点が右上方に圧排され移動するため注意を要する.

V. 診断

血液検査では白血球増加やCRP上昇があるが,虫垂炎に特異的ではなくCRPも初期には上昇しない.

腹部超音波検査や腹部CT検査で,腫大した虫垂が確認されれば確診に至る.また虫垂周囲の膿瘍形成や,腹水などが認められることがある.特に腹部CT検査は客観的な画像を得ることが可能であるため有用である(図2).

VI. 治療

治療の基本は手術である.腹部症状や炎症所見が軽微であれば,絶食・抗菌薬の保存的加療で軽快しうるが,20〜30%程度に再発が認められる.穿孔や汎発性腹膜炎を伴う場合は緊急手術が必要である.

手術は開腹や腹腔鏡による手術があり,近年は腹腔鏡手術症例が増加している.腹腔鏡手術の利点は,腹腔内の観察が可能で術後疼痛が軽い,美容面に優れる,などである.開腹手術の皮膚切開法には交差切開法(McBurney incision)と傍腹直筋切開法pararectal incisionがあり,炎症の程度・虫垂根部の位置などを考慮して選択する.

また近年では,腹腔内膿瘍を伴った急性虫垂炎に対しては,待機的虫垂切除術interval appendectomyが有用とされている.保存的加療(抗菌薬)で膿瘍を縮小させた後に手術を行うことで,切開創の拡大や術後合併症(創感染,腹腔内膿瘍など)を回避できる利点がある.

(四方田隆任)

表1 虫垂炎の分類

カタル性虫垂炎	粘膜面に軽度の炎症を認め,漿膜側は発赤を認めるのみ.
蜂巣炎性虫垂炎	炎症は全層に及び虫垂は腫大.内腔には膿が貯留する.
壊疽性虫垂炎	虫垂壁は全層性に循環障害に陥り暗赤色調となる.壁が脆く穿孔しやすくなる.

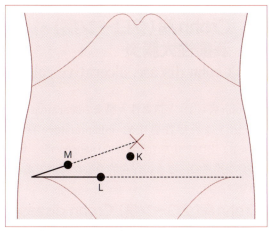

図1　急性虫垂炎の圧痛点
M：McBurneyの圧痛点,臍と右上前腸骨棘を結ぶ線上の外1/3の点.
L：Lanzの圧痛点,左右の上前腸骨棘を結ぶ線上の右1/3の点.
K：Kummellの圧痛点,臍の右下1〜2cmの点.

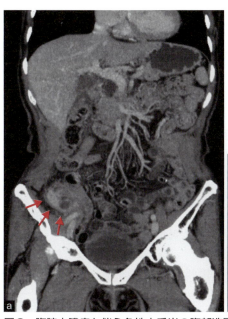
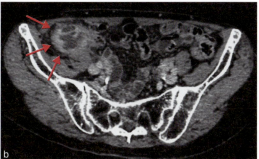

図2　腹腔内膿瘍を伴う急性虫垂炎の腹部造影CT検査
虫垂周囲に内部が低吸収の膿瘍像（矢印）

3. Crohn病(クローン病)・潰瘍性大腸炎
Crohn disease, ulcerative colitis

Crohn病(CD)と潰瘍性大腸炎(ulcerative colitis:UC)は炎症性腸疾患(inflammatory bowel disease:IBD)の中でも非特異的(nonspecific,原因不明)な疾患で,ともに保存的治療が原則である.

[Crohn病(クローン病) Crohn disease]

Ⅰ. 定義
原因は不明であるが,免疫異常などの関与が推測されている消化管の壁の全層性の肉芽腫性炎症性疾患である.

Ⅱ. 分類
小腸型,小腸大腸型,大腸型がある.小腸大腸型が多い.

Ⅲ. 病態
男女比は2:1と男性に多く発病年齢は20～24歳にピークがある.主に若年者の小腸・大腸を中心に非連続性に浮腫や潰瘍,裂溝を形成し,腸管狭窄や瘻孔などを生じる.消化管以外にも種々の合併症を伴う.病状,病変は再発・再燃を繰り返しながら進行し,治療に抵抗する.

Ⅳ. 症候
口腔から肛門までの消化管の発症部位により臨床像は異なるが,下痢や腹痛,発熱や体重減少が多い.難治性痔瘻や内瘻(腸と腸,腸と尿路・婦人科臓器),外瘻(腸と皮膚)などの消化管病変と,合併症に由来する症状として貧血,低栄養,関節炎,虹彩炎,結節性紅斑,などがある.

Ⅴ. 診断
内視鏡所見:縦走潰瘍,敷石状像cobblestone appearance.
病理所見:非乾酪性類上皮細胞肉芽腫.
鑑別疾患:潰瘍性大腸炎,腸結核,腸型ベーチェット病,リンパ濾胞増殖症,薬剤性大腸炎,エルシニア腸炎など.

Ⅵ. 治療(図1)
- 治療の目標:病変の活動性のコントロールとQOLの向上.
- 内科的治療:栄養療法(高カロリー輸液,成分栄養療法),薬物療法(5-ASA製剤,ステロイド,抗TNFα抗体療法など).
- 外科的治療:合併症の除去が目的である.

絶対的手術適応
①穿孔,大量出血,中毒性巨大結腸症,
②内科的治療で改善しない腸閉塞,膿瘍(腹腔内膿瘍,後腹膜膿瘍),
③小腸癌,大腸癌(痔瘻癌を含む).

相対的手術適応
①難治性腸管狭窄,内瘻(腸・腸瘻,腸・膀胱瘻など),外瘻(腸管皮膚瘻),
②腸管外合併症:成長障害など,
③内科治療無効例,
④難治性肛門部病変:痔瘻,直腸腟瘻や排便障害(頻便,失禁などQOL低下例).

手術術式
術式は病変の部位や状態による.複数回になることも考慮し腸管温存が原則である.
①狭窄病変:狭窄形成術strictureplasty,腸管部分切除術,②痔瘻:Seton法.③難治性直腸肛門病変:(一時的)人工肛門造設術.

[潰瘍性大腸炎 (ulcerative colitis:UC)]

Ⅰ. 定義
主として粘膜を侵し,しばしばびらんや潰瘍を形成する大腸の原因不明のびまん性非特異性炎症.

Ⅱ. 分類
病型分類:直腸炎型,左側大腸炎型,右側あるいは区域性大腸炎型,全大腸炎型.
病期分類:活動期,寛解期.
重症度分類:軽症,中等症,重症.
経過分類:再燃寛解型,慢性持続型,急性劇症型,初回発作型.

III. 病態

性差はなく，発病年齢は30〜39歳にピークがある．活動期には血管透見像の消失，易出血，びらんや潰瘍を認める．P-ANCA（抗好中球細胞抗体 perinuclear antineutrophil cytoplasmic antibody）陽性のことが多い．大腸以外にも病変がみられることがあり，長期の経過で癌化もみられる．

IV. 症候

持続性または反復性の粘血，血便がある．重症化すると排便回数が増え，顕血便になり，発熱を伴う．貧血が進行して頻脈となる．

V. 診断

所見と他疾患の除外による診断基準で総合的に診断する．
- 臨床症状：粘血便，血便．
- 内視鏡所見：びまん性粘膜変化（血管透見消失，粗造，易出血，びらん，潰瘍）．
- 注腸X線検査：ハウストラ消失，腸管狭小，短縮．
- 組織診断：特異的所見はない（炎症性細胞浸潤，陰窩膿瘍，杯細胞高度減少）．
- 鑑別疾患：細菌性赤痢，アメーバー性大腸炎，サルモネラ腸炎，キャンピロバクター腸炎，大腸結核，クローン病，腸型ベーチェット病，リンパ濾胞増殖症，薬剤性大腸炎，虚血性大腸炎など．

VI. 治療（図1）

治療の原則は重症度，罹患範囲，QOLを考慮しながら行う．治療抵抗，病態の悪化する症例は外科治療の適応となる場合があり，各診療科の協力，連携が必要である．

- 内科的治療：寛解導入，寛解維持療法，5-ASA製剤，ステロイド，免疫調整薬，血球成分除去療法，抗TNFα抗体療法など．
- 外科的治療

① 絶対的手術適応

①大腸穿孔，大量出血，中毒性巨大結腸症，②重症型，劇症型で強力な内科治療の無効例，③大腸癌およびhigh grade dysplasia（UC-Ⅳ）．

② 相対的手術適応

①内科的治療の難渋例：QOL低下，副作用が発現例，②腸管外合併症：治療抵抗性の壊疽性膿皮症など，③大腸合併症：狭窄，瘻孔，癌の可能性が高いlow-grade dysplasia（UC-Ⅲ）例．

③ 手術術式

全身状態や年齢，病変部位，合併症などを考慮する．標準手術は大腸全摘術total proctocolectomyで再建を①回腸嚢肛門吻合術（ieoalpouch anal anastomosis：IAA），②回腸嚢肛門管吻合術（ileoalpouch anal canal anastomosis：IACA）で行う．状況に応じて結腸全摘total colectomy，回腸直腸吻合術（ileorectal anastomosis：IRA）などを行う．

（赤木由人）

文献

1) 松井敏幸．難治性炎症性腸管障害に関する調査研究（渡辺班）：平成24年度総括・分担研究報告書．2013；41-45．
2) 中村志郎．難治性炎症性腸管障害に関する調査研究（鈴木班）：平成26年度総括・分担研究報告書．2015；60-61，386-388．

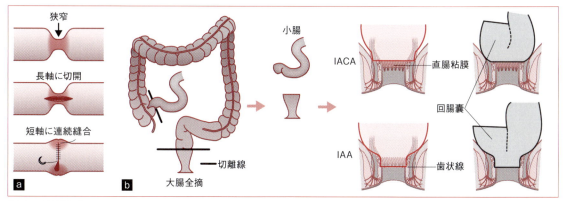

図1　外科治療　(a)クローン病：狭窄病変に対する狭窄形成術（stricture plasty）；Heineke-Mikulicz法．(b)潰瘍性大腸炎に対する手術：回腸嚢肛門吻合術（IAA）と回腸嚢肛門管吻合術（IACA）の違い．

4. 大腸癌　colorectal cancer

I. 定義
大腸粘膜から発生する癌腫である．

II. 分類（表1）
① **発生部位分類**：大腸の区分された区域の名称により，盲腸癌，上行結腸癌，横行結腸癌，下行結腸癌，S状結腸癌，直腸癌に分類する（各論F1. 図1参照）．
② **進行度分類**：壁深達度（T），リンパ節転移（N），遠隔転移（M）の程度により進行度はStage0～IVに分類される．
- 壁深達度（T）：Tis：癌が粘膜上皮内にとどまる．T1a（M）：癌が粘膜までにとどまる．T1b（SM）：癌が粘膜下層に及ぶ．T2（MP）：癌が固有筋層に及ぶ．T3（SS/A）：癌が漿膜下層までに及ぶ．T4a（SE）：癌が漿膜までに及ぶ．T4b（SI/AI）：癌が他臓器へ浸潤する．
- リンパ節転移度（N）
N0：リンパ節転移を認めない．N1：腸管傍・中間リンパ節に1～3個の転移を認める．N2：腸管傍・中間リンパ節に4個以上の転移を認める．N3：主リンパ節に転移を認める．
- 遠隔転移（M）：血行性転移や播種など
M0：遠隔転移を認めない．M1：遠隔転移を認める．

III. 病態
大腸癌の95％以上は腺癌adenocarcinomaである．大腸癌の発生機序は主に2つの説が論じられている．
① **adenoma carcinoma sequence（腺腫-癌発生）**：腺腫（大腸ポリープ）から癌が発生し発展していくと考えられる．
② **de novo cancer（新発生）**：腺腫（大腸ポリープ）を経ずに何らかの要因で癌が発生すると考えられる．

IV. 症候
発生部位はS状結腸と直腸の割合が多い．早期癌は無症状のことが多く，検診での便潜血で発見されることが多い．
進行すると，血便・下血や下痢・便秘・便柱狭小・残便感などの排便異常，腹部膨満，腹痛，貧血や体重減少など部位や大きさによりさまざまな症状を呈する．またまれではあるが，原発巣や肝転移巣が腹部腫瘤として発見されることもある．

V. 診断（図1）
① **腫瘍マーカー**：CEA（carcinoembryonic antigen），CA19-9（carbohydrate antigen 19-9）の上昇がみられるが，上昇しないタイプもある．
② **画像診断**
- 深達度診断：下部消化管内視鏡検査で病変の形態から推察できる．特に扁平な低隆起の早期癌は，拡大内視鏡やnarrow band imaging（NBI）などの画像技術の進歩により正確な深達度診断が可能になってきている．注腸造影検査では壁の変形から粘膜下層以深の深達度診断に有用である．近年ではCT撮影時に大腸内に送気して3D画像により大腸を再構築するCT colonographyを行う施設も現れてきている．進行癌の周囲臓器への直接浸潤はCT・MRIでの評価が有用である．
- リンパ節・遠隔転移診断：CT・MRIでリンパ節転移や遠隔転移診断を行う（図2）．また転移かどうかの判断が難しいときには，PETや骨シンチグラフィなどの検査を追加することもある．
③ **組織学的診断**：内視鏡検査時に腫瘍組織の生検を行う．

VI. 治療（図3）
癌の壁深達度に応じて①内視鏡的切除，②外科的切除，③化学療法，④放射線治療などの選択肢がある．
① **内視鏡的切除**
深達度が粘膜下層浅層までにとどまり，リンパ節転移がないと考えられる早期大腸癌が適応とな

る．内視鏡を用いてEMR*・ESD*により，根治切除が可能である．

* **EMR**：endoscopic mucosal resection 内視鏡的粘膜切除術．
* **ESD**：endoscopic submucosal dissection 内視鏡的粘膜下層剥離術．

② 外科的切除

大腸癌根治切除の原則は病変部切除と所属リンパ節郭清で，主幹動脈やリンパ流を考慮した術式がある．従来，開腹手術で行われてきたが，90年代に本邦で腹腔鏡手術が導入され，大腸癌手術においても適応が広がっている．

③ 化学療法，④ 放射線治療

根治切除が困難なStage Ⅳ大腸癌や転移・再発癌に対して，抗癌剤治療や放射線治療が行われている．近年の抗癌剤や分子標的薬の開発により，遠隔転移巣が縮小・消失する症例もあり，根治的切除が可能になる場合もある．

欧米では進行直腸癌に対して術前補助化学放射線療法が行われている．

（合志健一・赤木由人）

表1　ステージ分類

遠隔転移		M0			M1
リンパ節転移 大腸壁深達度	N0	N1	N2	N3	
Tis	0				
T1a・T1b	Ⅰ	Ⅲa	Ⅲb		Ⅳ
T2					
T3	Ⅱ				
T4a					
T4b					

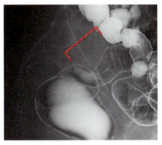

図1　注腸画像（腸管壁の変形）

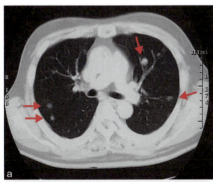
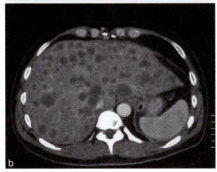

図2　CT
(a) 肺転移（境界明瞭な結節像），(b) 肝転移（周囲が造影される低吸収像）．

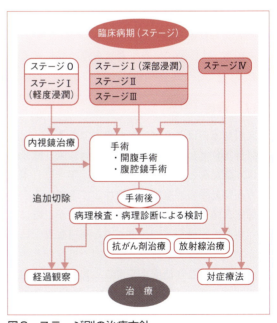

図3　ステージ別の治療方針
（大腸癌研究会編「大腸癌治療ガイドライン医師用　2016年版」（金原出版）を参考に作成）

5. 大腸憩室
diverticulum of the colon

I. 定義

大腸の腸管内壁の一部が腸管内圧の上昇などの要因により壁外に突出した囊状の腸の部分.

II. 分類（図1）

憩室壁の状態により以下に分類される.
① 真性憩室：腸壁全層が憩室壁として突出.
② 仮性憩室：筋層を欠いた腸壁の筋の隙間から腸粘膜だけが突出.

III. 病態

憩室発生の原因として，①腸管内圧上昇，②加齢による腸管壁の脆弱が考えられている．①については，食生活の欧米化により，肉食の増加と食物繊維の減少による便秘や過剰な腸管運動が誘因とされる．②については，40歳未満の若年者での憩室はまれであるのに，高齢者に多く認められることから，加齢により発症リスクが増大することが考えられる．

高齢者S状結腸に，若年者は右側結腸に多くみられる．

IV. 症候

大腸憩室のほとんどは仮性憩室である．

好発部位として，日本人では右側結腸，欧米人では左側結腸といわれていたが，近年では日本人でも左側結腸の憩室頻度が増加してきている．

憩室自体は無症状であることが多いが，時に下痢，便秘，腹痛などのさまざまな腸運動異常による症状が出ることがある．憩室内で炎症が起きると，憩室炎となり治療を要する．憩室出血や憩室炎の出現頻度は10〜20％である．盲腸付近の憩室炎は急性虫垂炎と症状が酷似しているため，鑑別診断が困難であることが多い．またS状結腸憩

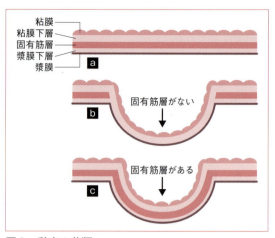

図1 憩室の分類
(a) 正常腸管，(b) 仮性憩室，(c) 真性憩室.

室炎が隣接する膀胱へ波及すると穿通して気尿や糞尿がみられることもある．

V. 診断（図2, 図3）

注腸造影検査で腸管壁外に突出する囊状物の所見や下部消化管内視鏡検査での粘膜のある孔で診断できる．下部消化管の検査を成人で行うと10人に1人の割合で大腸憩室が認められる．CT検査でも診断は可能である．

VI. 治療

大腸憩室の診断がついても，症状がなければ無治療でよい．

治療適応になるのは，憩室炎，憩室出血，消化管穿孔による腹膜炎などである．憩室炎・憩室出血の場合は，絶食による保存的治療（輸液・抗菌薬など）で奏功する場合は多い．治療抵抗性や消化管穿孔の場合は手術適応となり，腸管切除や人工肛門造設が必要となる場合もある．出血の場合は内視鏡下クリッピングやIVR（interventional radiology）が奏功する（図4）．

（合志健一・赤木由人）

5. 大腸憩室　diverticulum of the colon

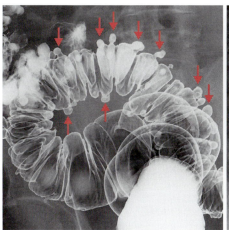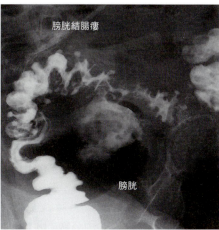

図2　注腸画像
矢印：憩室．右：造影剤が膀胱に流出している．

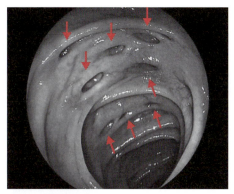

図3　内視鏡画像
矢印：憩室の所見．

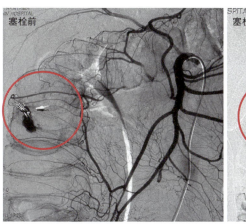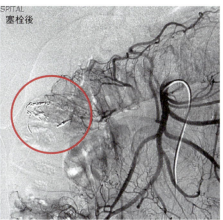

図4　上行結腸憩室出血に対する塞栓術（IVR）
左：造影剤が腸管内へ流出．
右：塞栓後流出を認めない．

6. 消化管ポリポーシス・カルチノイド
gastrointestinal polyposis/carcinoid

Ⅰ. 定義

ポリポーシス：消化管粘膜より腸管腔内に突出した限局性隆起をポリープといい，これが多発したものである．

カルチノイド：消化管粘膜深層の内分泌細胞より発生する上皮性腫瘍である．

Ⅱ. 分類

ポリポーシス：遺伝性，消化管での広がり，消化管外病変や所見，組織像などにより分類される（表1）．

カルチノイド：WHO分類ではneuroendocrine tumor（NET）に該当する．直腸，胃*，十二指腸の順に多い．

*胃カルチノイドは高ガストリン血症を背景に存在する腸クロム親和性細胞様（enterochromaffin-like：ECL）細胞由来の腫瘍である．他の消化管カルチノイドはセロトニン産生腸クロム親和性（enterochromaffin：EC）細胞由来である．

Ⅲ. 病態

ポリポーシスのポリープは大腸以外の消化管にも及ぶが疾患により異なる．家族性大腸腺腫症では高率に癌化する．

カルチノイドは粘膜下層より深層へ発育するため粘膜下腫瘍類似の形態を示す．癌よりも悪性度は低いが，大きさと深達度に影響される．

Ⅳ. 症候

ポリポーシス自体による自覚症状はないが，ポリープの大きさや部位による症状，各疾患群における消化管外病変の症状を呈する．カルチノイドも無症状のことが多く，偶然発見される場合が多い．小腸病変ではカルチノイド症候群*を呈することがあるが直腸病変ではまれである．

*カルチノイド症候群：カルチノイド腫瘍がセロトニン，ヒスタミンなどを分泌して，皮膚紅潮，腹痛，下痢，喘息様発作，心弁膜症などの症状を呈する．血中セロトニンや尿中5-ヒドロキシインドール酢酸（5-hydroxyindoleacetic acid：5-HIAA）が高値となる．

Ⅴ. 診断（図1, 図2, 図3）

ポリポーシスは大腸内視鏡検査で多発するポリープを確認し，注腸検査でポリープ分布の全体像を把握する．また，家族歴の聴取は重要で，消化管外の症状も診断に役立つ．

カルチノイドの内視鏡所見は正常粘膜に覆われ，黄色調の表面平滑な粘膜下腫瘍様の硬い隆起である．進行すると中心陥凹や潰瘍を形成する．確定診断は生検で可能である．

Ⅵ. 治療

家族性大腸腺腫症は年齢とともに癌合併が高率になるので予防的に大腸全摘術を行う．過誤腫性ポリポーシスは出血や腸重積などの症状がある場合に手術適応となる．

カルチノイドに対する治療の基本は切除である．サイズが小さく（1 cm未満），進行度が低い場合には内視鏡的切除の適応となりうる．リンパ節転移をきたすことがあり，大きさ（1 cm以上）や深達度を考慮して大腸癌の手術に準じた術式を選択する．

（四方田隆任・赤木由人）

表1 ポリポーシスの分類

組織分類		疾患群	遺伝型（原因遺伝子）	発症年齢	合併症	治療
遺伝性	腫瘍性	家族性腫瘍性ポリポーシス（大腸腺腫症，Gardner症候群）	常染色体優性（APC）	20〜30歳代	・高率に癌化し，放置すればほぼ100%癌化 ・顎骨腫やデスモイドなどの骨軟部腫瘍（Gardner症候群） ・網膜色素上皮肥大	・大腸全摘術＋回腸肛門管吻合
		Turcot症候群	常染色体優性（APC※）	20〜30歳代	・大腸癌 ・脳神経腫瘍	
	過誤腫性	Peutz-Jeghers症候群	常染色体優性（STK11/LKB1）	10〜20歳代	・大腸癌，子宮癌，卵巣癌 ・手足，口の特有のメラニン色素斑 ・腸重積，イレウスで発症	・内視鏡的ポリペクトミー ・腸重積に対しては手術
		若年性ポリポーシス	常染色体優性（SMAD4，BMPR1A）	小児	・先天奇形 ・大腸癌 ・下血，腸重積，イレウス	
		Cowden病（＊食道のびまん性ポリープが特徴）	常染色体優性（PTEN）	〜20歳代後半	・皮膚，口腔粘膜乳頭腫 ・甲状腺癌，乳癌	・ポリープに対しては経過観察
非遺伝性	炎症性	炎症性ポリポーシス	なし	10〜20歳代	・潰瘍性大腸炎やCrohn病，腸結核などを原因とする	・経過観察または原疾患に対する治療
	その他	Cronkhite-Canada症候群	なし	中年以降男性に多い	・皮膚色素沈着，爪甲萎縮，脱毛，蛋白漏出性胃腸症 ・胃癌，大腸癌	・ステロイド ・癌合併時は手術

※Turcot症候群：大腸腺腫症に脳腫瘍を合併するものをTurcot症候群とよぶ．APC遺伝子変異を有するものはTurcot症候群type2，Lynch症候群（＝遺伝性非ポリポーシス性大腸癌）の亜型としてMLH1，PMS2遺伝子変異を有するものはTurcot症候群type1と分類される．

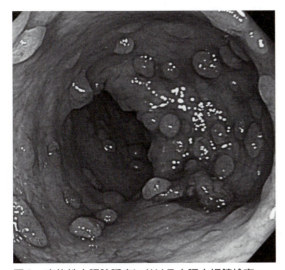

図1 家族性大腸腺腫症における大腸内視鏡検査

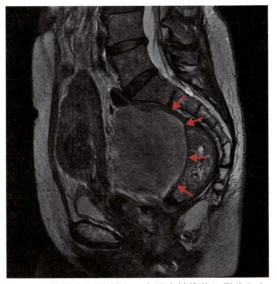

図2 家族性大腸腺腫症の大腸全摘術後に発生した骨盤内デスモイド腫瘍
MRI：T2強調画像，矢状断

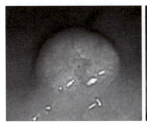 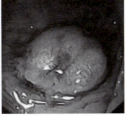

図3 直腸カルチノイド
中央に陥凹があり，やや黄色調（右：色素法で凹凸は鮮明になる）．

7. 肛門周囲膿瘍・痔瘻
perianal abscess・anal fistula

I. 定義

肛門周囲膿瘍：細菌感染による直腸肛門部（肛門管内の粘膜下，内・外括約筋間，外括約筋外側や肛門挙筋内側の脂肪織内）に形成された膿瘍（図1a）．

痔瘻：肛門周囲膿瘍の原因となった肛門小窩側の一次口と，排膿時に形成された二次口の間に形成された瘻管（図1b）．

II. 分類

肛門周囲膿瘍：肛門周囲皮下，坐骨直腸窩，直腸粘膜下など形成部位による呼称がある．

痔瘻：隅越の分類がよく用いられる（表1，図2）．肛門周囲膿瘍の排膿後に形成された瘻管の走行・構造により分類されている．

さらに単純性（瘻管が1本）か複雑性（瘻管が分岐）に分類される．低位筋間痔瘻が最も多い．

III. 病態（図3）

大腸菌，ブドウ球菌，連鎖球菌などが肛門小窩 anal crypt から侵入・感染し，嫌気性菌との混合感染により生じる．結核，HIV，膿皮症が関与することがある．

肛門周囲膿瘍：歯状線上の肛門小窩に細菌が感染し，内外括約筋間に存在する肛門腺 anal gland に小膿瘍を形成する．この初感染巣より周囲の直腸肛門部の解剖学的 space に炎症が波及し，直腸肛門周囲膿瘍を形成する．

痔瘻：細菌の侵入口である肛門小窩側（anal crypt）の一次口と，肛門周囲皮膚の排膿口である二次口の間に形成された瘻管（anal duct）である．ただし Crohn 病に合併する肛門病変の難治性複雑痔瘻は感染とは異なる機序により生じる．

IV. 症候

30～40歳代男性に多くみられる．**膿瘍**は肛門周囲に激しい疼痛を自覚する．発熱を伴う皮膚の発赤，腫脹を認めることが多い．**痔瘻**は肛門縁の二次口から継続する排膿を認める．長期間経過した痔瘻からは腺癌や扁平上皮癌を発症することがある．

乳児の肛門周囲膿瘍は，局所免疫機構がほぼ完成する1歳前後までに自然治癒することが多く，痔瘻にまで進行する例は少ない．

V. 診断

問診や肛門部の視・指診により診断は容易である．

膿瘍は肛門縁の外側に腫脹，硬結，圧痛を認める．直腸診や肛門鏡で痛みが増強する．

痔瘻は原発（初感染）巣の硬結や瘻管を触知できることがある．二次口は確認できるが，一次口は確認できないことがある．

超音波検査やMRIにより膿瘍形成の範囲，瘻管の位置や走行が確認できる．

VI. 治療（表1）

肛門周囲膿瘍：局所麻酔下に切開排膿とドレナージを行い，抗菌薬投与と対症療法を行う．しかし膿瘍部を確認できないことがあり経過観察が重要である．

痔瘻：保存的治療で消失することは少なく根治手術を行う．瘻管の走行や範囲によりさまざまな手術法が選択されるが，QOLを考慮し括約筋を温存する瘻管くりぬき術*（cooring out），Seton法などを選択する．一次口と初感染巣の確実な処理が肝心で，不確実な場合は再発の原因になる．特にIV型痔瘻の再発率は高く大きな皮膚切開とドレナージが必要である．

*瘻管くりぬき術（fistulectomy）
cooring out法：二次口から一次口に向かって瘻管全長をくりぬいて除去．
lay open法：一次口を切除後，全瘻管を切開，開放して不良肉芽を掻爬，除去．
Seton法：ゴムヒモを二次口＞瘻管内＞一次口＞肛門に通して結紮し，徐々に瘻管を切開する手術法．

（弓削浩太郎・赤木由人）

7. 肛門周囲膿瘍・痔瘻　perianal abscess・anal fistula

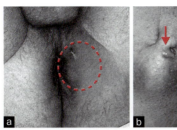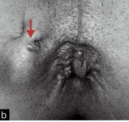

図1　肛門周囲膿瘍, 痔瘻
(a) 肛門周囲膿瘍：自壊する前の皮下膿瘍. 発赤, 腫脹.
(b) 痔瘻：二次口（矢印）と硬結.

表1　隈越分類と治療方針

分類				治療法
I	皮下または粘膜下痔瘻			保存的加療, lay open法
	L　皮下痔瘻			
	H　粘膜下痔瘻			
II	内外括約筋間痔瘻			lay open法, cooring out法, Seton法
	L　低位筋間痔瘻	S	単純なもの	
		C	複雑なもの	
	H　高位筋間痔瘻	S	単純なもの	括約筋温存術
		C	複雑なもの	
III	肛門挙筋下（坐骨直腸窩）痔瘻			括約筋温存術, Hanley法
	U　片側のもの	S	単純なもの	
		C	複雑なもの	
	B　両側のもの	S	単純なもの	
		C	複雑なもの	
IV	肛門挙筋上（骨盤直腸窩）痔瘻			Hanley法, 人工肛門造設術など

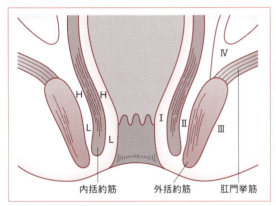

図2　痔瘻の分類

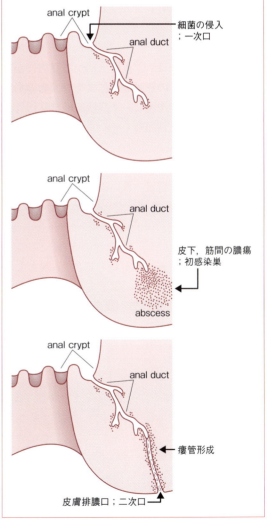

図3　肛門周囲膿瘍から痔瘻形成

8. 痔核　hemorrhoid

I. 定義

外科的肛門管*の粘膜下に存在する上・下直腸静脈叢の静脈瘤様拡張，血栓形成による結節状の隆起物.

＊**外科的肛門管**：恥骨直腸筋付着部上縁より肛門縁までの管状部

II. 分類

部位により内痔核（歯状線より口側）と外痔核（歯状線より肛門側）に分類される．

III. 病態

痔核の発生原因は，①直腸下部から肛門にかけて存在する粘膜下の静脈叢の拡張や静脈瘤の形成を主とする血管起源説と，②痔核組織を肛門管に固着させている支持組織（anal cushion）の減弱による滑脱説がある．

排便時の努責による肛門支持組織の脆弱化，静脈のうっ血や生活習慣，重い荷物を運ぶ仕事や座り仕事（長距離運転など）がリスク因子となる．

IV. 症候

内痔核：排便時・後の鮮紅色の出血（表現として紙に付着する，飛び散る，滴下する，便器が真っ赤に染まるなど）．肛門外へ脱出する痔核の自覚．そのほか，肛門部の湿潤感，不快感，疼痛がある．

外痔核：有痛性の硬い肛門部腫瘤（血栓；図1）や腫脹．

> **note 嵌頓痔核**：脱肛した内・外痔核が内括約筋によるスパスムスで静脈還流障害を起こし，還納不能となったもの．激しい疼痛を伴う（図2）．

V. 診断

問診，視診，直腸診で診断は容易であるが，肛門鏡検査で痔核の程度を確認することが重要である．脱出度によるGoligher分類（図3）が簡便で治療方針決定の一助にもなる．

視診：肛門縁に腫瘤様に脱出した直腸粘膜や肛門上皮が直視できる．血栓性外痔核では黒色の腫瘤を認める．

直腸診：歯状線の内外側に軟らかい腫瘤として触知する．疼痛のある場合は裂肛，膿瘍の鑑別が必要であり，出血の性状により腫瘍を疑うこともある．

肛門鏡：痔核は腫脹，突出して見える．いきませて，脱出の程度，部位，出血の有無を確認する．下部消化管内視鏡を肛門部で反転させることでも観察可能である．

VI. 治療

生活指導（生活習慣・排便習慣の改善，局所衛生や安静への留意）をしたうえで表1の治療を行う．保存的治療で改善しない場合は手術を考慮する．

（弓削浩太郎・赤木由人）

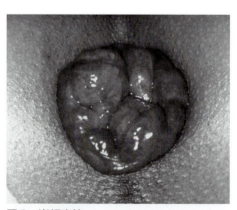

図1　血栓性外痔核　　　　図2　嵌頓痔核

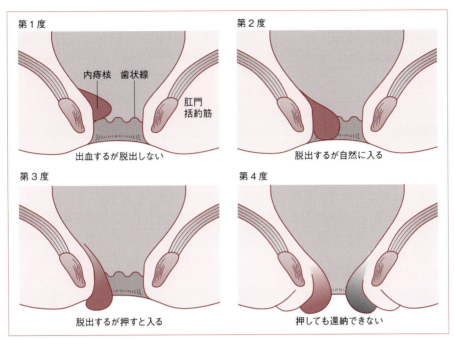

図3　Goligher分類

表1　痔核の治療

```
1. 内痔核の治療
 ・保存的治療：坐剤（軟膏・坐薬）
 ・硬化療法（5% PAO硬化療法，ALTA療法）や輪ゴム結紮術など
 ・手術療法
   適応：Goligherの分類grade3以上
         保存的治療，硬化療法でも出血が止まらない持続的出血
         日常生活に支障をきたす
         裂肛を伴い強度の疼痛
         痔核嵌頓
   手術術式：結紮切除術が主に行われるが，施設や術者により選択や方法は異なる．
         開放式（Milligan）
         半閉鎖式
         完全閉鎖式（Ferguson）
2. 外痔核の治療
 ・保存的治療：坐剤（軟膏）
 ・血栓性外痔核で疼痛が強い場合は，局所麻酔下に皮膚切開して血栓を除去する．
```

1. 肝臓の構造と機能
structure and function of the liver

Ⅰ．肝臓の構造

　肝臓は右横隔膜下に位置する最大の腹腔内の臓器であり，成人では重量が約1,200～1,400g前後である．心拍出量の約25％の血流を受け，血流支配は門脈系および動脈系の二重支配でその比率は3：1である．ここでは，外科的視点に立ち，肝の解剖について概説する．

① 外科的右葉・左葉（右肝・左肝）

　解剖学的には，肝鎌状間膜とよばれる索状物様構造を境に左右に分ける分類方法もあるが，外科では，その実用性から血管支配および胆管の走行に基づいて，Rex-Cantlie線（胆囊底と肝背面の下大静脈を結ぶ線）を境に左右に分け，この左肝・右肝の境界に中肝静脈が走行している（図1）．この線に沿って行う切除術式を右肝切除right hepatectomy，左肝切除left hepatectomy，あるいは片肝切除hemihepatectomyとよぶ．

② 区域section・亜区域segment

　肝鎌状間膜を境として左肝を外側区域，内側区域に，右肝静脈を境として右肝を前区域，後区域に分類する（Healey & Schroyの分類）．全肝容積に対する区域容積は，おおむね左肝≒前区域≒後区域＝33％である．さらに，外側区域，前区域，後区域を上下に分け，8つの亜区域（S1～8）に分類したCouinaudの分類法が広く使用されている．これらの解剖学的区域・亜区域に沿った切除をそれぞれ区域切除sectionectomy，亜区域切除segmentectomyとよぶ．

Ⅱ．肝臓の機能

　肝臓は，腸で吸収されたさまざまな栄養素を代謝，貯蔵する代謝機能，胆汁の生成や分泌，および解毒機能などの，生命の維持に必要な多くのはたらきを行っている．肝切除術の対象となる中でも最も多い疾患である肝臓癌の患者は，慢性肝炎や肝硬変などの疾患をもっている場合が多く，安易に拡大切除はできない．治療方針を決定する場合，肝臓の機能がどれほど維持されているか，すなわち肝障害度を診断する必要がある．肝障害度は，A（軽度），B（中等度），C（重度）の3段階に分けられる（表1）．

　肝切除の適応となるのは肝障害度AかBであり，Cになると治療法はかなり限られ，肝移植手術または緩和治療の適応となる（図2）．

　さらに，肝障害の程度に応じた切除範囲の決定には，幕内の基準が広く用いられている（図3）．実際には，腫瘍の局在，進展範囲，肝機能および全身状態を総合的に判断し，術式の選択を行う．

（岩下幸雄）

表1　肝障害度

項目	肝障害度		
	A	B	C
腹水	ない	治療効果あり	治療効果少ない
血清ビリルビン値(mg/dL)	2.0未満	2.0～3.0	3.0超
血清アルブミン値(g/dL)	3.5超	3.0～3.5	3.0未満
ICG R15(%)	15未満	15～40	40超
プロトロンビン活性値(%)	80超	50～80	50未満

※各項目別に重症度を求め，そのうち2項目以上が該当した肝障害度をとる．

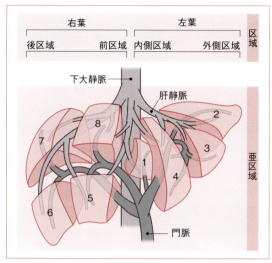

図1 肝の区域分類

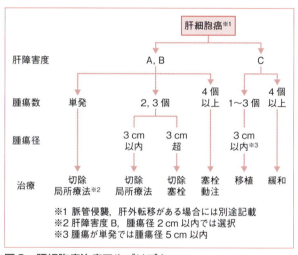

図2 肝細胞癌治療アルゴリズム

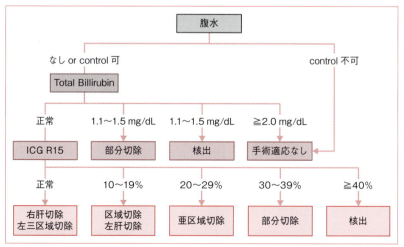

図3 幕内の基準

2. 肝硬変・門脈圧亢進症・食道静脈瘤
liver cirrhosis/portal hypertension/esophageal varices

I. 定義

肝硬変とは肝臓全体に線維化と結節形成が認められる病態である．門脈圧亢進症とは肝硬変などの種々の疾患により，門脈系の血行動態に異常が生じ，そのために生じる門脈血のうっ血や側副血行路（シャント）*により多彩な症状を示す症候群である．門脈圧亢進症の症状として食道静脈瘤がある．

*側副血行路：持続的な門脈圧上昇により，門脈-大循環系交通枝が拡大し，門脈から大循環への血流ルートとなったもの．

II. 分類

肝硬変は結節の大きさにより，小結節型，大結節型，混合結節型に分類される．さらに臨床的に肝機能が保たれている代償性と肝障害が進行した非代償性に分類される．門脈圧亢進症は通常のもの以外に，膵癌や慢性膵炎で脾静脈が閉塞するために起こる左側（局所性）門脈圧亢進症がある．

III. 病態

肝硬変の原因は，ウイルス性肝炎，アルコール性肝炎，自己免疫性肝炎，原発性胆汁性胆管炎，非アルコール性脂肪肝炎，原発性硬化性胆管炎，ウィルソン病などである．門脈圧亢進症の病因は80％以上が肝硬変であり，その他，特発性門脈圧亢進症*，肝外門脈閉塞症*，バッド・キアリ（Budd-Chiari）症候群*などがある．食道静脈瘤は側副血行路の典型であり，奇静脈系シャントに分類される．

*特発性門脈圧亢進症：原因不明の肝内末梢門脈枝の閉塞，狭窄により門脈圧亢進症に至る疾患．わが国では900人程度．
*肝外門脈閉塞症：肝門部を含めた肝外門脈の閉塞により門脈圧亢進症に至る疾患．わが国では700人程度．

*バッド・キアリ症候群：肝静脈の主幹あるいは肝部下大静脈の閉塞や狭窄により門脈圧亢進症に至る疾患．わが国では400人程度．

IV. 症候

肝硬変の症状は，全身倦怠感，腹部膨満，手掌紅斑，くも状血管腫，女性化乳房，門脈圧亢進症の症状などであり，進行例では黄疸，腹水貯留，浮腫，肝性脳症を認める．門脈圧亢進症の症状は食道胃静脈瘤（出血），脾腫，脾機能亢進症*，腹水貯留，肝性脳症などである．

*脾機能亢進症：脾腫により血球成分の破壊亢進が起こっている状態．

V. 診断

肝硬変症の診断は血液生化学検査（血小板数，γグロブリン，プロトロンビン時間，ヒアルロン酸，IV型コラーゲン），画像検査（腹部エコー，腹部CT，アシアロシンチグラフィ，肝フィブロスキャン），腹腔鏡，肝生検で行う．門脈圧亢進症の定義は，常に門脈圧が200 mmH$_2$O以上に上昇した状態であるが，多くの場合，門脈圧の測定は行わず，食道胃静脈瘤や脾腫，脾機能亢進症などの症状や画像検査上の側副血行路の発達で診断する．食道静脈瘤の診断は上部消化管内視鏡検査で容易に行われ，内視鏡所見記載項目で分類する（表1）．

VI. 治療

肝硬変は原因により治療法を選択する．栄養療法（分岐鎖アミノ酸製剤），抗ウイルス療法（核酸アナログ製剤，インターフェロン，プロテアーゼ阻害薬，直接作用型抗ウイルス薬），禁酒指導，ステロイド投与，ウルソデオキシコール酸（ウルソ®）投与，減量などを行う．また肝不全症例については肝移植を考慮する．

食道静脈瘤は内視鏡的静脈瘤結紮術（endoscopic variceal ligation：EVL，図1）や内視鏡的硬化療法（endoscopic injection sclerotherapy：EIS）で治療を行う．その適応は出血例，出血既往例とともに，F2以上ないしRC1以上の未出血例である（図2）．内視鏡的治療抵抗性のものにはinterventional radiology（IVR）や手術を行う．胃静脈

瘤，特に食道静脈瘤と連続性のない孤立性胃静脈瘤については，出血予測は確立していないが，F2以上ないしはRCを有するもの，静脈瘤上にびらんや潰瘍を有するもの，急速に増大するものに対しては予防的に治療を行う．出血例についてはシアノアクリレート剤〔n-ブチル-2-シアノアクリレート（ヒストアクリル®）〕を使ったEISで一時止血し，IVRの一種であるバルーン閉塞下逆行性経静脈的塞栓術（balloon occluded retrograde transvenous obliteration：B-RTO）を行う．出血既往例や未出血例に対してもB-RTOを行う．IVR適応外の症例には，繰り返しEISを行うか手術を行う．

脾腫・脾機能亢進症に対しては，IVRである部分的脾動脈塞栓術や手術である脾臓摘出術を行う．

（太田正之）

表1 食道静脈瘤内視鏡所見記載項目

記載項目［記号］	細 分
食道静脈瘤 esophageal varices [EV]	食道静脈瘤の内視鏡所見の記載項目は，占拠部位，形態，色調，発赤所見，出血所見，粘膜所見の6項目である．
1）占居部位 location [L]	Ls ： 上部食道 superiorにまで認められる静脈瘤 Lm ： 中部食道 mediumまで認められる静脈瘤 Li ： 下部食道 inferiorのみに限局した静脈瘤
2）形態 form [F]	F0 ： 治療後に静脈瘤が認められなくなったもの（治療後の記載所見） F1 ： 直線的で比較的細い静脈瘤 F2 ： 連珠状の中等度の静脈瘤 F3 ： 結節状あるいは腫瘤状の太い静脈瘤 （注）治療の経過中にred vein, blue veinを認めても静脈瘤の形態を成していないものはF0とする．
3）色調 color [C]	Cw ： 白色静脈瘤 white varices Cb ： 青色静脈瘤 blue varices （注）i）静脈瘤内圧が高まって緊満した場合には青色静脈瘤が紫色・赤紫色となることがあり，その時はviolet（v）を付記してCbvと記載してもよい． ii）血栓化された静脈瘤はCw-Th（white cordともいう），Cb-Th（bronze varicesともいう）と付記する．
4）発赤所見 red color sign [RC]	発赤所見には，ミミズ腫れ red wale marking [RWM]，チェリーレッドスポット cherry-red spot [CRS]，血マメ hematocystic spot [HCS] の3つがある． RC0 ： 発赤所見がまったく認められないもの RC1 ： 限局性に少数認められるもの RC2 ： RC1とRC3の間 RC3 ： 全周性に多数認められるもの （注）i）telangiectasiaがある場合はTeを付記する． ii）RC所見の内容（RWM，CRS，HCS）は，RCの後に（ ）をつけて付記する．
5）出血所見 bleeding sign [BS]	a）出血中の所見：湧出性出血 gushing bleeding：破裂部より大きく湧き出るような出血 噴出性出血 spurting bleeding：破裂部が小さくjet様の出血 滲出性出血 oozing bleeding：滲み出る出血 b）止血後，間もない時期の所見：赤色栓 red plug：出血から24時間以内の所見 白色栓 white plug：出血から2〜4日後の所見
6）粘膜所見 mucosal finding [MF]	びらん erosion [E] ： 認めればEを付記する 潰瘍 ulcer [UI] ： 認めればUIを付記する 瘢痕 scar [S] ： 認めればSを付記する

（日本門脈圧亢進症学会編．門脈圧亢進症取扱い規約　第3版．2013，金原出版を参考に作成）

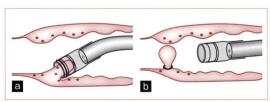

図1　内視鏡的静脈瘤結紮術（endoscopic variceal ligation：EVL）の模式図
（a）食道静脈瘤に吸引をかけ内筒内に引き込む．
（b）ゴム製のOリングで結紮する．

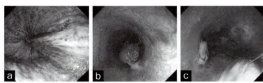

図2　Lm，F2，Cw，RC3（RWM）の食道静脈瘤に対してEVLで治療を行った1例
（a）治療前，（b）EVLで12ヵ所結紮後，（c）結紮後1週間

3. 特発性血小板減少性紫斑病
idiopathic thrombocytopenic purpura（ITP）

I．定義

血小板に対する自己抗体産生によって，血小板破壊が亢進し，血小板減少を生じる自己免疫疾患．

II．分類

経過により急性型と慢性型に分類される（表1）．

III．病態

何らかの原因により，血小板膜蛋白GPIIb/IIIaに対する自己抗体が産生され，結合する．網内系（主に脾臓）に取り込まれることで，マクロファージにより貪食され，血小板数が低下する．また，骨髄における巨核球の産生・成熟も障害されることがある．

小児ITPではウイルス感染や予防接種が先行することが多い．成人ITPではピロリ菌保菌率が高い．先行感染により産生された抗体が血小板膜蛋白と交差反応*を起こすと考えられている．

*交差反応：抗原に対して産生された抗体が，類似構造をもつ別の抗原と反応すること．

IV．症候

血小板数低下により，特に誘因なくさまざまな部位での出血症状がみられる．5万/μL以下で皮下出血，1～2万/μL以下では粘膜出血や頭蓋内出血といった重篤な出血もみられる（表2）．関節内出血はまれ．

V．診断

検査所見に加え，血小板減少をきたす他の疾患を除外することで診断される．明確な基準はない．
① 血小板減少（10万/μL未満）
② 凝固異常なし
③ PAIgG（血小板関連IgG）の上昇
　感度は高いが特異度が低く，再生不良性貧血などでも上昇する．
④ 末梢血塗抹標本で形態異常なし
⑤ 末梢血中の抗GPIIb/IIIa抗体産生B細胞増加
⑥ 血小板関連抗GPIIb/IIIa抗体増加
⑦ 網状血小板（産生間もない血小板）比率の増加
⑧ 他の免疫性血小板減少性紫斑病を除外
　全身性エリテマトーデス，リンパ増殖性疾患，HIV感染症，肝硬変，薬剤性など．

VI．治療

病態より，①抗血小板抗体産生の抑制，②血小板貪食部位の除去，③貪食機能の抑制，④血小板産生低下の改善が治療ターゲットとなる（表3）．

血小板数2万/μL未満あるいは2～3万/μLで出血症状を伴うものが治療対象である．治療アルゴリズムを図1に示す．

成人ITPの7割がピロリ菌を保菌しているとされ，ITPが診断されたら，まずピロリ菌の検索を行う．陽性者では除菌療法（各論E4「消化性潰瘍」の項参照）を行う．除菌により6割が改善する．

ピロリ菌陰性例や除菌無効例の治療の第1選択はステロイド療法である．無効例やステロイドの副作用により治療継続不可能な場合，脾臓摘出術が行われる．近年は腹腔鏡下脾臓摘出術が行われている．脾臓摘出術無効例にトロンボポエチン受容体作動薬が使用される．また，アザチオプリン（アザニン®，イムラン®）やシクロホスファミド（エンドキサン®），シクロスポリン（サンディミュン®）などの免疫抑制薬やリツキシマブ*（リツキサン®）も使用されるが保険適応外である．

緊急時や外科的手術前には血小板輸血，免疫グロブリン大量療法，ステロイドパルス療法*も行われる．

*リツキシマブ：CD20陽性Bリンパ球に対する分子標的薬．
*ステロイドパルス療法：大量のステロイド投与を短期間行う治療法．

（髙山洋臣）

表1 ITPの分類

急性型ITP：6ヵ月以内に改善する．
　　　　　小児期に多く，成人ではまれ．
慢性型ITP：6ヵ月以上持続する．成人に多い．

表2 ITPの症状

①皮下出血
　　点状出血，紫斑
②粘膜出血
　　歯肉出血，鼻出血，下血，血尿
③頭蓋内出血

表3 ITPの治療法

①抗血小板抗体産生の抑制
　　ステロイド薬，免疫抑制薬
②血小板貪食部位の除去
　　脾臓摘出術
③貪食機能の抑制
　　ステロイド薬，免疫グロブリン大量療法
④血小板産生低下の改善
　　トロンボポエチン受容体作動薬
⑤血小板輸血

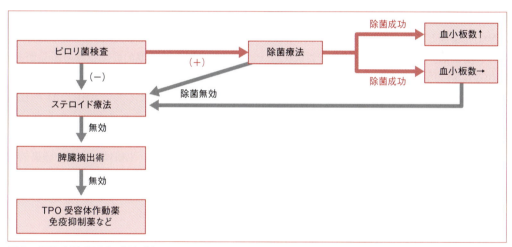

図1　ITPの治療アルゴリズム

4. 原発性肝癌
primary liver cancer

I. 定義

肝臓に原発性に発生した癌腫を原発性肝癌といい，別の臓器から肝臓に転移した転移性肝癌（次項参照）と区別される．

II. 分類（図1，図2，図3）

原発性肝癌のほとんどは，肝臓の細胞が癌になる肝細胞癌である．ほかには，胆汁を十二指腸に流す管（くだ：胆管）の細胞が癌になる胆管細胞癌，小児の肝癌である肝細胞芽腫，成人での肝細胞・胆管細胞混合癌，未分化癌，胆管嚢胞腺癌，神経内分泌腫瘍などのごくまれな癌がある．肝細胞癌は，腫瘍個数，大きさ，脈管侵襲により病期分類される（図1）．

肉眼型は，癌部と非癌部肝の境界の性状によって5型に分類される（図2）．多くが単純結節型であり，境界が明瞭である（図3）．

III. 病態

肝細胞癌は，多くが肝炎ウイルス（HBV，HCV）感染由来で発生する．最近では脂肪肝または非アルコール性脂肪肝炎が増加し，大多数が肝硬変を合併していることが特徴である．HBV，HCVに対する抗ウイルス製剤の開発により，ウイルス感染による肝細胞癌の発生は減少していくことが期待される．一方で，肥満や脂肪肝が原因で肝細胞癌が発生する頻度は増加している．典型的には，前癌病変を経て，高率な脂肪化を伴う径10 mm前後の高分化肝癌が発生し，径の増大につれて中分化の細胞結節に置換されていく．この頃から栄養動脈の発達により典型的な画像所見を示すようになり，最終的には分化度の低い大型の進行肝細胞癌となる．進行癌では，切除後に高率に肝内再発を認める．この背景には肝硬変という母地からの多中心性発癌と経門脈的な肝内転移という2つの因子が考えられる．

IV. 症候

肝臓は沈黙の臓器とよばれ，傷害に強く，症状が出にくい臓器である．同様に，肝細胞癌でもほとんどの場合無症状である．したがって，肝細胞癌を早期に発見するには高危険群に対するスクリーニング検査が重要である．時に腫瘍の破裂が血性腹水，ショックまたは急激な腹痛を引き起こし，これが肝細胞癌の初発症状となることがある．

V. 診断（図4）

肝細胞癌は，画像診断のみで確定診断することができる．dynamic CT，dynamic MRI，造影超音波検査により典型的肝細胞癌の所見があれば，肝細胞癌と診断する（図4）．

腫瘍マーカーとして，AFP，AFP-L3分画，PIVKA-IIの3種は診断に有用であるが，画像診断が発達した現在，確定診断に必須ではない．診断のための安易な針生検は，出血や腫瘍播種の危険性もあり，慎むべきである．

> **note 動脈優位相の見分け方**：大動脈が濃く染まっていれば動脈優位相とわかる．

VI. 治療

肝細胞癌の病態に応じた治療法の選択基準として，「エビデンスに基づく肝細胞癌治療アルゴリズム（各論G1「肝臓の構造と機能」の項を参照）」が推奨される．わが国においては，肝切除，焼灼療法，塞栓療法が治療の3本柱である．腫瘍数が多く塞栓療法無効の場合や肝外転移がある場合にはソラフェニブ（ネクサバール®）が用いられ，肝機能不良でミラノ基準を満たす場合には肝移植が施行されることもある．

（岩下幸雄）

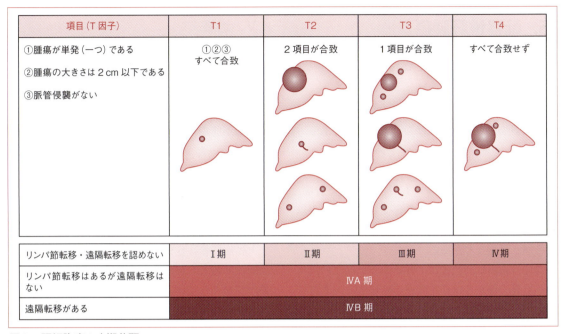

図1 肝細胞癌の病期分類

（日本肝癌研究会編. 原発性肝癌取扱い規約 第6版. 2015；金原出版を参考に作成）

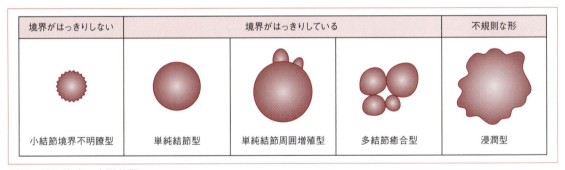

図2 肝細胞癌の肉眼分類

（日本肝癌研究会編. 原発性肝癌取扱い規約 第6版. 2015；金原出版を参考に作成）

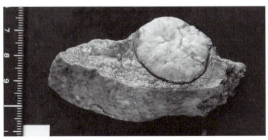

図3 肝細胞癌の切除標本（単純結節型）

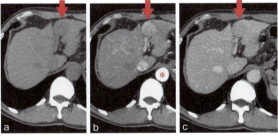

図4 典型的な肝細胞癌のCT所見
単純CT（a）で低吸収，動脈優位相（b）で高吸収，門脈優位〜平衡相（c）で低吸収のlow-high-low patternを示せば，肝細胞癌と診断できる．

5. 転移性肝腫瘍
metastatic liver tumor

Ⅰ. 定義
他臓器癌から肝臓に転移した悪性腫瘍である．

Ⅱ. 病態
転移性肝腫瘍の中で多いものは大腸癌，胃癌，胆道癌，膵癌などの消化器系癌である．これら以外に乳癌，肺癌，頭頸部癌，子宮や卵巣などの婦人科癌，腎癌などがある．

消化器系癌は経門脈性，腎癌や乳癌などの消化器系以外の癌からは経動脈性に転移する．まれにリンパ行性の経路で転移することもある．

Ⅲ. 症候
転移性肝腫瘍の初期では無症状である．悪性腫瘍の非特異的な症状（体重減少，食欲不振，発熱など）が発現することが多い．腫瘍が胆管閉塞を引き起こさなければ黄疸は初期にはみられないか，軽度である．末期では進行性の黄疸および肝性脳症などの肝不全症候が出現する．

Ⅳ. 診断
血液検査での肝機能検査を行うが特異的ではない．アルカリホスファターゼγグルタミルトランスフェラーゼが早期より大幅に上昇する．

腹部超音波検査は有用である．腹部超音波検査ではBull's eye（target）sign（中心部高エコーに辺縁部低エコーを伴う所見）やcluster sign（多数の結節が集簇し集合体として塊状の腫瘍形成像）を呈する（図1）．

造影CTによりさらに正確な結果が得られることが多い．CTでは造影早期にリング状に濃染する（図2）．

またMRIも同等に正確である．T1強調画像で低信号，T2強調画像で高信号を呈する（図3）．

Ⅴ. 治療
治療は転移の程度や原発性悪性腫瘍により異なる．癌の種類によっては肝転移に対する局所療法により根治が得られる場合もある．特に大腸癌の肝転移は，外科的切除により根治が期待できる．

切除不能症例に対しては原発巣に対する化学療法に基づいた全身化学療法あるいは（持続）肝動注療法が行われる．

① 大腸癌肝転移
大腸癌肝転移はその個数や大きさから肝転移の病期分類がある（図4）．

大腸癌肝転移症例に対して肝切除は最も有効な治療法である．切除の適応は①耐術可能，②原発巣が制御されている，③遺残なく切除可能，④肝外転移がないか制御可能，⑤十分な残肝機能が維持される，である．切除可能大腸癌肝転移に対する根治切除後の5年生存率は20〜50％，10年生存率は20〜26％であり，「他の治療法との比較研究が許容しがたいほど良好な成績」である．

手術術式は，部分切除や小範囲系統的切除が多く行われている．残肝容積確保のための工夫として，門脈塞栓術や多段階肝切除などが行われている．

② 胃癌肝転移
胃癌肝転移は療養に多発することが多く，また肝外転移を有することが多いことより切除の対象となりにくい．転移個数が少量であり，ほかの非治癒因子を有さない場合に限り外科的切除を含む集学的治療が考慮される．

③ 内分泌腫瘍肝転移
肝に限局した場合，完全切除のみならず，90％以上の腫瘍減量は生命予後とQOLを改善する可能性があり，肝切除が推奨される．

④ 大腸癌・内分泌腫瘍以外の肝転移
全体での5年生存率は26〜45％と報告されており，切除可能であれば切除適応となりうる．

（内田博喜）

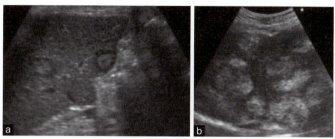

図１　転移性肝癌の超音波所見
(a) target sign, (b) cluster sign.

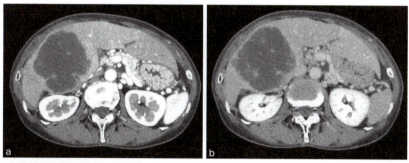

図２　転移性肝癌のCT所見
(a) 動脈相, (b) 平衡相.

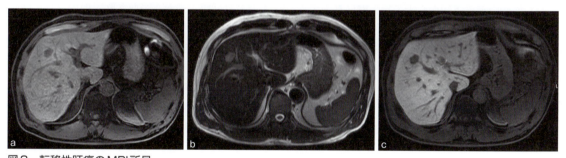

図３　転移性肝癌のMRI所見
(a) T1 強調画像, (b) T2 強調画像, (c) 肝細胞相.

a

HX：肝転移の有無が不明
H0：肝転移を認めない
H1 ：肝転移巣４個以下かつ最大径が５cm 以下
H2：H1, H3 以外
H3：肝転移巣５個以上かつ最大径が５cm を超える

b

	H1	H2	H3
N0	A	B	C
N1	A	B	C
N2	B	C	C
N3	C	C	C
M1	C	C	C

図４　大腸癌肝転移分類
(a) 大腸癌肝転移の病期分類, (b) 大腸癌肝転移の Grade 分類.

1. 胆道の構造と機能
structure and function of the biliary tract

I. 胆道の構造

胆道とは，肝細胞から分泌された胆汁が十二指腸に流出するまでの全排泄経路をさす[1]．したがって，大きく肝内胆管，肝外胆管に分類され，さらに肝外胆管は肝外胆道系として，①肝外胆管，②胆嚢，③乳頭部に区分される．

① 肝外胆管

肝外胆管は，肝門部領域perihilar胆管と遠位胆管distalに区分され，以下のように略記する（図1, 2）．

- 肝門部領域胆管（Bp）：肝側左側は門脈臍部（U point）の右縁から，右側は門脈前後枝の分岐点の左縁（P point）までの範囲で，十二指腸側は左右肝管合流部下縁から十二指腸壁に貫入するまでを二等分した部位までとし，その位置は原則として胆嚢管合流部で判断する．
- 遠位胆管（Bd）：遠位胆管は，同部より十二指腸壁に貫入する部分までとする．

② 胆嚢

胆嚢は，胆嚢底部の頂点から胆嚢管移行部までの長軸を直角に三等分し，底部（Gf）・体部（Gb）・頸部（Gn）とする．胆嚢から胆管に連続する部を胆嚢管とし，Cと表記する．

③ 乳頭部

乳頭部はオッディ括約筋*に囲まれた部分とするが，その目安は胆管が十二指腸壁（十二指腸固有筋層）に貫入してから十二指腸乳頭開口部までとする．なお乳頭部は，乳頭部胆管（Ab），乳頭部膵管（Ap），共通管部（Ac），大十二指腸乳頭（Ad）に分類される（図3）．

* **オッディ括約筋**：十二指腸下行部に開口する総胆管および膵管の出口に当たる，大十二指腸乳頭周囲に存在する括約筋のこと．十二指腸を食物が通過することによって分泌されるCCKにより，括約筋が弛緩し，胆汁が十二指腸に排泄される．

II. 胆道の機能

胆道は胆汁排泄に大きく関わっている．胆道の機能は，肝臓での胆汁生成・分泌および十二指腸への胆汁排泄の調節であり，脂肪吸収のために胆汁の流れがスムーズに行われるよう調節されている．

胆汁は肝臓で生成される消化液で，主に脂肪の消化吸収に関与する．したがって胆嚢を取っても，消化吸収機能に大きな問題は生じない．

① 胆汁の分泌

肝臓で生成される胆汁の量は1日約500〜1,200 mLである．胆汁の90％以上は水分であり，残りの固形成分は胆汁酸が主である．ほかに胆汁色素（ビリルビン），コレステロール，脂肪酸などが含まれる．

肝臓でコレステロールから合成された胆汁酸は一次胆汁酸とよばれ，腸内細菌などの影響を受け，腸管内で二次胆汁酸へと変化する．胆汁酸の大部分は回腸末端から吸収され，門脈を経て肝臓に戻る．これは腸肝循環といわれ，十二指腸に排泄された胆汁酸の95％は腸肝循環によりリサイクルされる（図4）．

② 胆汁の排泄経路

①肝細胞から胆道への胆汁分泌，②胆嚢内の貯留と濃縮，③胆嚢およびオッディ括約筋の収縮と弛緩，により調節されている．この調節には，コレシストキニン（cholecystokinin：CCK）を中心とした消化管ホルモン，また迷走神経刺激などが密接に関与している．

③ 消化吸収

胆汁が十二指腸に排泄されると，腸管内では，胆汁酸，レシチンが複合ミセルをつくり，食事の中性脂肪を溶解し，消化吸収を助ける．

（遠藤裕一）

文献

1) 日本肝胆膵外科学会編．胆道癌取扱い規約　第6版．2013；金原出版．

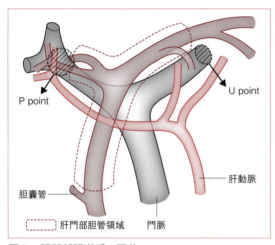

図1 肝門部胆道系の区分
日本胆管膵外科学会編．臨床・病理胆道癌取扱い規約　第6版．
2013；金原出版より転載

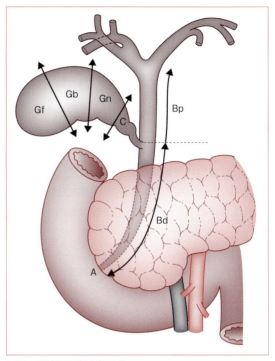

図2 肝外胆道系の区分
Bp：肝門部領域胆管，Bd：遠位胆管，Gf：胆嚢底部，Gb：胆嚢体部，Gn：胆嚢頸部，C：胆嚢管．
日本胆管膵外科学会編．臨床・病理胆道癌取扱い規約　第6版．
2013；金原出版より転載

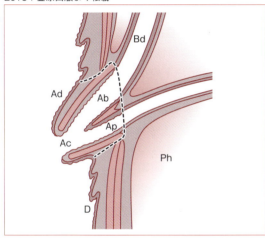

図3 乳頭部の解剖
Ab：乳頭部胆管，Ap：乳頭部膵管，Ac：共通管部，Ad：大十二指腸乳頭，Ph：膵頭部，D：十二指腸．
日本胆管膵外科学会編．臨床・病理胆道癌取扱い規約　第6版．
2013；金原出版より転載

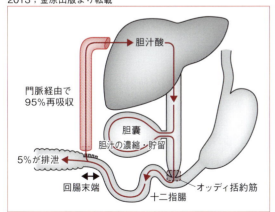

図4 胆汁酸の腸肝循環

2. 胆石症・胆嚢炎・胆管炎
cholecystolithiasis/cholecystitis/cholangitis

[胆石症　cholecystolithiasis]

I．定義

胆石とは胆汁の構成成分の違いにより胆道内に形成された結石であり，結石の主座により胆嚢結石・総胆管結石・肝内結石に分類される．

II．分類

胆石のできる部位により，以下のように分類される．①胆嚢結石：胆嚢内にできる結石で全体の約80％．②総胆管結石：総胆管内にできる結石で全体の約15％．③肝内結石：肝内胆管にできる結石で全体の約1.5％．結石の成分により，コレステロール結石・ビリルビンカルシウム結石・黒色石の3種類に分類される．

III．病態

胆石が形成される要因として，胆嚢収縮機能低下と胆汁中のコレステロール上昇が関係している．また胆石症の高リスク群である妊娠・肥満・急激な体重減少・糖尿病・完全静脈栄養などの際にも，胆嚢収縮機能は低下する．

IV．症候

胆嚢結石形成におけるリスクファクターは胆嚢収縮機能低下，腸管機能低下，食生活習慣などがある．また疫学的に5F（Forty，Female，Fatty，Fair：白人，Fecund：多産）も胆石形成に関連する因子と考えられる．

V．診断（図1）

①腹部超音波検査：胆嚢結石の描出率は約95％で，第一に行う検査である（図1a）．②CT検査：純コレステロール石を除く胆石は描出されるため，胆石の質的診断に有用である（図1b）．③DIC-CT（drip infusion cholecystocholangiography-CT）：胆道系に結石が存在した場合，陰

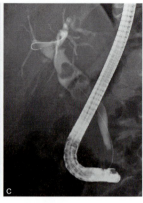

図1　胆石の画像所見
(a) 腹部超音波検査：胆嚢結石の超音波所見．hyper echoicを呈するstrong echo像とacoustic shadowを認める．(b) 腹部CT：胆嚢内に高吸収を呈する結石を認める．(c) ERCP：総胆管内に結石陰影を多数認める．

影欠損像として描出される．④MRCP：総胆管結石における診断能は感度92％，特異度97％と高いが，5mm以下の小結石に対しての診断能は低い．⑤ERCP：MRCP同様総胆管結石の描出に優れるが，侵襲性が大きいため治療への移行を前提に施行されることが増えている（図1c）．

VI．治療（図2, 図3）

①胆嚢結石症：無症状と有症状に分類し，フローチャートに従って治療を行う（図2）．無症候性胆石患者が有症状化する可能性は2〜4％/年．②総胆管結石症：無症状でも胆道炎・膵炎の発生を考え，原則治療を行う（図3）．③肝内結石症：保存的治療で改善しないものは手術を行う．

[胆嚢炎　cholecystitis・胆管炎 cholangitis]

I．定義

胆道系のいずれかに閉塞と感染が加わり，種々の症状を呈するもの．

II．分類（表1）

①急性胆嚢炎：診断基準に従い診断する（表1）．
②急性胆管炎：診断基準に従い診断する（表1）．

III．病態

①急性胆嚢炎：胆嚢結石（90％）などによる閉

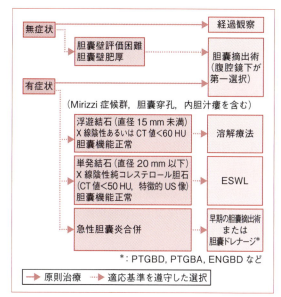

図2 胆嚢結石症治療のフローチャート
「日本消化器外科学会：胆石症診療ガイドライン2016改訂第2版，p.xviii，2016年，南江堂」より許諾を得て転載．

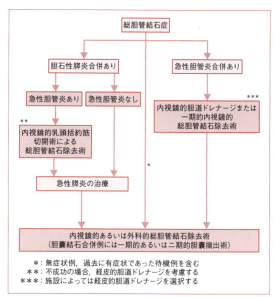

図3 総胆管結石症治療のフローチャート
「日本消化器外科学会：胆石症診療ガイドライン2016改訂第2版，p.xix，2016年，南江堂」より許諾を得て転載．

表1 急性胆嚢炎・胆管炎の診断基準

急性胆嚢炎の診断基準

| A．右季肋部痛（心窩部痛），圧痛，筋性防御，Murphy sign |
| B．発熱，白血球数またはCRPの上昇 |
| C．急性胆嚢炎の特徴的画像検査所見 |
| 疑診：AのいずれかならびにBのいずれかを認めるもの |
| 確診：上記疑診に加え，Cを確認したもの |

急性胆管炎の診断基準

| A．1．発熱 |
| 　　2．腹痛（右季肋部痛または上腹部痛） |
| 　　3．黄疸 |
| B．4．ALP，γ-GTPの上昇 |
| 　　5．白血球数，CRPの上昇 |
| 　　6．画像所見（胆管拡張，狭窄，結石） |
| 疑診：Aのいずれか＋Bの2項目を満たすもの |
| 確診：①Aのすべてを満たすもの（Charcotの3徴） |
| 　　　②Aのいずれか＋Bのすべてを満たすもの |

（急性胆管炎・胆嚢炎診療ガイドライン改訂出版委員会編．急性胆管炎・胆嚢炎診療ガイドライン2013　第2版．2013；医学図書出版より引用改変）

表2 急性胆嚢炎の治療指針

急性胆嚢炎の診療指針

①急性胆嚢炎では，原則として胆嚢摘出術（腹腔鏡下の胆嚢摘出術が多く行われている）を前提とした初期治療（全身状態の改善）を行う．
②黄疸例や，全身状態の不良な症例では，一時的な胆嚢ドレナージも考慮する．
③重篤な局所合併症（胆汁性腹膜炎，胆嚢周囲膿瘍，肝膿瘍）を伴った症例，あるいは，胆嚢軸捻転症，気腫性胆嚢炎，壊疽性胆嚢炎，化膿性胆嚢炎では，全身状態の管理を十分にしつつ，緊急手術を行う．
④中等症では初期治療とともに迅速に手術（腹腔鏡下胆嚢摘出術が望ましい）や胆嚢ドレナージの適応を検討する．
⑤軽症でも初期治療に反応しない症例では手術（腹腔鏡下胆嚢摘出術が望ましい）や胆嚢ドレナージの適応を検討する．

急性期に胆嚢摘出術を行わなかった症例でも胆嚢結石合併例では，再発防止のために炎症消退後に胆嚢摘出術を行うことが望ましい．

（急性胆管炎・胆嚢炎診療ガイドライン改訂出版委員会編．急性胆管炎・胆嚢炎診療ガイドライン2013　第2版．2013；医学図書出版より引用改変）

塞が原因．②急性胆管炎：胆管の狭窄（結石や腫瘍など）に胆汁感染を伴って発症．

Ⅳ．症候・診断

①急性胆嚢炎：Murphy徴候*は診断に有用．②急性胆管炎：発熱・黄疸・右季肋部痛はCharcotの3徴とよばれ，50〜70％に出現する．さらにショックと意識障害が加わるとReynoldsの5徴候とよばれ，重症の胆管炎を意味する．

＊Murphy徴候：右季肋下部を圧迫することで深吸気時に痛みのために呼吸が止まる徴候．

Ⅴ．治療（表2）

①急性胆嚢炎：重症度判定を行い，治療指針に従って治療を行う（表2）．②急性胆管炎：胆道ドレナージを行う．

（遠藤裕一）

3. 胆嚢癌・胆管癌
gallbladder cancer/bile duct cancer

[胆嚢癌　gallbladder cancer]

Ⅰ. 定義

胆嚢の上皮から発生する悪性腫瘍である．

Ⅱ. 分類

肉眼的に乳頭型，結節型，平坦型に分類され，それぞれ膨張型と浸潤型とにさらに分類される．

その進展度により早期癌と進行癌に分類される．早期癌は壁深達度が粘膜ないし固有筋層にとどまる（m, mp）癌でリンパ節転移の有無は問わないと定義される．

Ⅲ. 病態

胆嚢癌の発生原因は不明である．

胆嚢癌の危険因子として，胆嚢癌患者の40〜75％に胆石症が合併することから胆嚢癌との関連が指摘されている．また，膵・胆管合流異常症では，拡張型で胆道癌の発生頻度は10％（胆嚢癌は65％，胆管癌は33％），非拡張型で37％（胆嚢癌は93％）と高頻度に合併する．

Ⅳ. 症候

初発症状として，右上腹部痛（80〜90％），黄疸（10〜44％），悪心・嘔吐（50％），体重減少（10〜72％），食思不振（4〜74％）がある．

Ⅴ. 診断

まず行う検査は血液検査および腹部超音波検査である．血液検査では肝胆道系酵素の上昇を認めるが，胆嚢癌に特異的ではない．腹部超音波検査では50％以上で腫瘍として描出される．

セカンドステップとして行う検査はCTである．CTは病変の局在や進展度，血管浸潤，肝浸潤の診断能が高い．CTは単純CTだけでは診断能が不十分であり，造影CTを行うべきである．さらに超音波内視鏡，MRI（MRCP含む）あるいは内視鏡的逆行性胆道膵管造影（endoscopic retrograde cholangiopancreatography：ERCP）により病変の局在診断，質的診断，進展度診断を行う．ERCPは胆嚢管や総肝管への浸潤評価に有用である．遠隔転移の発見にはPET-CTが有用である．

Ⅵ. 治療

外科的切除が有効な治療法である．その術式は，癌の進展度と占拠部位により胆嚢摘出術から肝右三区域切除や膵頭十二指腸切除までさまざまである（図1）．

切除不能胆嚢癌に対しては化学療法を行う．その化学療法としてゲムシタビン（ジェムザール®）とシスプラチン（ブリプラチン®，ランダ®）の併用療法やテガフール・ギメラシル・オテラシルカリウム（TS-1®）の有用性が期待できる．

[胆管癌　bile duct cancer]

Ⅰ. 定義

胆管の上皮から発生する悪性腫瘍である．

Ⅱ. 分類

発生する胆管により肝門部胆管癌と遠位胆管癌とに分類される．また肉眼的に乳頭型，結節型，平坦型に分類され，それぞれ膨張型と浸潤型とにさらに分類される（図2）．

その進展度により早期癌と進行癌に分類される．早期癌は壁深達度が粘膜ないし線維筋層内にとどまる（m, fm）癌でリンパ節転移の有無は問わないと定義される．

Ⅲ. 病態

胆管癌の発生原因は不明である．

胆管癌の危険因子として，膵・胆道合流異常症（胆嚢癌の病態を参照），原発性硬化性胆管炎，肝内結石症（胆管癌の合併率は約5％）があげられる．

Ⅳ. 症候

初発症状として，黄疸（80〜90％），体重減少（35％），腹痛（30％），悪心・嘔吐（10〜25％），発熱（10％）がある．

Ⅴ．診断

まず行う検査は同様に血液検査および腹部超音波検査である．血液検査では肝胆道系酵素の上昇を認めるが，胆管癌に特異的ではない．腹部超音波検査での遠位胆管の腫瘍描出率は低下するが上流胆管の拡張は胆管癌を疑う間接的所見である．

セカンドステップとして行う検査はCTである．胆嚢癌と同様に単純CTだけでは診断能が不十分であり造影CTが必須である．CTの実施はドレナージ挿入前に施行することが望ましく，胆管の狭窄や壁肥厚の同定に有効である．MRCPでは狭窄のため直接造影できない分枝まで画像化でき，偶発症のリスクを伴うERCPや経皮経肝胆道ドレナージ（percutaneous transhepatic cholangio drainage：PTCD）に先立って行われるべき検査である．

ERCPやPTCDによる直接胆道造影は水平浸潤診断に有用である．また経口胆道鏡（peroral cholangioscopy：POCS）や経皮経肝胆道鏡（percutaneous transhepatic cholangioscopy：PTCS）は胆管内の詳細な観察と正確な生検を可能とし，粘膜内進展範囲診断に有用である．胆管腔内超音波検査（intraductal ultrasonography：IDUS）は深達度診断などの垂直方向の診断に有用である．リンパ節転移や遠隔転移の検出にPET-CTが考慮される．

Ⅵ．治療

外科的切除が有効な治療法である．肝門部胆管癌に対して，系統的肝切除（右肝切除，左肝切除，右三区域切除，左三区域切除）＋尾状葉切除＋肝外胆管切除術が標準術式である（図3）．遠位胆管癌に対する基本術式は（幽門輪温存）膵頭十二指腸切除術である．切除不能胆管癌に対する治療は化学療法を行う（胆嚢癌の治療参照）．（内田博喜）

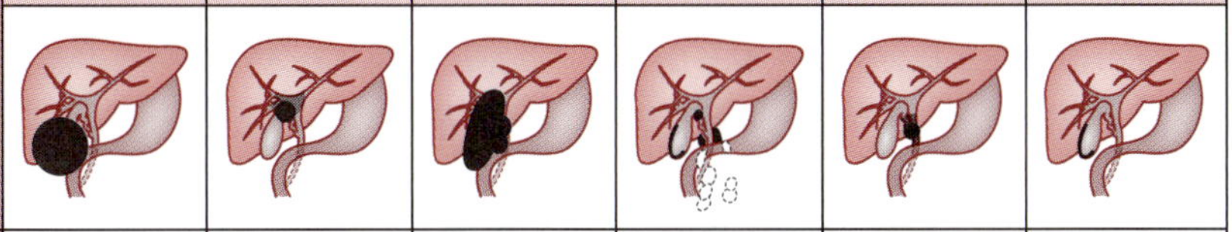

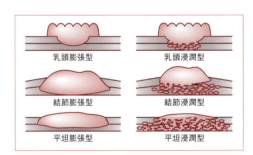

	肝床浸潤型	肝門浸潤型	肝床肝門浸潤型	リンパ節転移型	合流部型	限局型
進展様式						
手術術式	胆嚢床切除 右肝切除	右肝切除および胆管切除	右肝切除および胆管切除（膵頭十二指腸切除術）	胆嚢床切除および胆管切除（膵頭十二指腸切除術）	胆管切除 膵頭十二指腸切除	胆嚢床切除

図１　胆嚢癌の進展様式と手術術式

図２　胆管癌の肉眼分類
日本胆管膵外科学会編．臨床・病理胆道癌取扱い規約第6版．2013；金原出版より転載

図３　各肝切除術式における胆管分離限界点
日本胆管膵外科学会編．臨床・病理胆道癌取扱い規約第6版．2013；金原出版を参考に作成

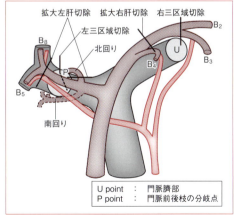

4. 胆嚢ポリープ・胆嚢腺筋症
polyp of the gallbladder/ adenomyomatosis of the gallbladder

[胆嚢ポリープ　polyp of the gallbladder]

Ⅰ．定義
胆嚢内に突出する隆起性病変を総称する概念である．

Ⅱ．分類
非腫瘍性と腫瘍性に分類される．非腫瘍性にはコレステロールポリープ，過形成ポリープ，炎症性ポリープなどがあるが，胆嚢ポリープの中でコレステロールポリープが最も多い．腫瘍性には腺腫，癌などがある（表1）．

Ⅲ．病態
胆嚢ポリープの中ではコレステロールポリープが最も多い．コレステロールポリープは粘膜固有層のマクロファージがコレステロールを貪食した泡沫細胞を含むポリープであり，肉眼上黄白色で分葉状，桑実状である（図1）．多発し，5 mm以下のものが多い．

Ⅳ．症候
症状はなく，腹部超音波やCTなど画像検査にて偶然見つかることが多い．

Ⅴ．診断（図2）
第一選択の検査法は腹部超音波検査であり，大きさ，形状，内部エコーの状態を評価する．典型的なコレステロールポリープの所見は，①有茎性，②表面は桑実状，③内部に高輝度点状エコー，④多発，などである．最も重要な所見は大きさであり最大径が10 mm以下であればコレステロールポリープである可能性が高いが，10 mmを超えるものは胆嚢癌の可能性が高くなる．胆嚢癌は表面が凹凸を示し，内部エコーはほぼ肝実質と同レベルである．腹部エコーで診断が困難なときは，さらに精密検査が必要になるが，超音波内視鏡（EUS）が有用である．

Ⅵ．治療
画像検査でコレステロールポリープと診断できるものや，定期検査で変化がなければ治療の必要はない．胆嚢ポリープの手術適応は，①10 mm以上の大きさ，②画像上増大傾向，③広基性の病変の場合，胆嚢癌の頻度が高く胆嚢摘出術を行う．

[胆嚢腺筋症　adenomyomatosis of the gallbladder]

Ⅰ．定義
胆嚢粘膜が過形成を起こすとともに筋層が肥厚し，Rokitansky-Aschoff洞（RAS）の筋層内で増殖したものである．

Ⅱ．分類（図3，図4）
肉眼所見から，①びまん型，②分節型，③限局型に分類される．限局型が最も多く，胆嚢底部に好発する．

Ⅲ．病態
RASは胆嚢の粘膜上皮が筋層に憩室様に入り込んだものである（図4）．原因は不明であるが，本症において増殖し壁肥厚を生じる．

Ⅳ．症候
一般に無症状だが，胆石や胆嚢炎を併発することが多く，それに伴う上腹部痛などの症状が出現することもある．

Ⅴ．診断（図5）
画像による診断となるが，最も簡便で特異的な所見を得られるのは腹部エコーである．腹部エコーでは，肥厚した胆嚢壁と胆嚢壁内に存在する無エコーの小嚢胞像を認める．また，肥厚した胆嚢壁が超音波を多重反射させ，流れ星のようなエコーをつくりcomet signとよばれる．

VI. 治療

良性疾患であり胆嚢腺筋症と診断され症状がなければ経過観察される．画像上胆嚢癌との鑑別が困難な場合や症状がある場合は手術の適応となる．癌を積極的に疑う以外は腹腔鏡下胆嚢摘出術が選択される．

（渡邉公紀）

表1　胆嚢ポリープの分類

分類	疾患
腫瘍性	腺腫 癌
非腫瘍性	コレステロールポリープ 過形成ポリープ 炎症性ポリープ

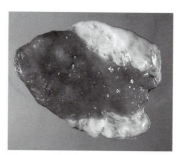

図1　胆嚢ポリープ（コレステロールポリープ）肉眼写真
胆嚢内に白色調の小ポリープが散在している．

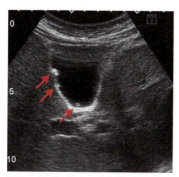

図2　胆嚢ポリープのエコー写真
胆嚢内に5mm以下の高エコー像のポリープが多発している．

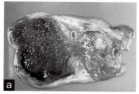 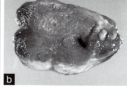

図3　胆嚢腺筋症肉眼写真
(a) 分節型，(b) びまん型．

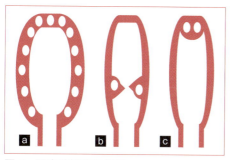

図4　胆嚢腺筋症の分類
(a) びまん型，(b) 分節型，(c) 限局型．

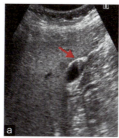 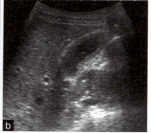

図5　胆嚢腺筋症エコー写真
(a) 胆嚢腺筋症（限局型）：胆嚢底部に限局した壁肥厚があり，comet signも認める．
(b) 胆嚢腺筋症（びまん型）：びまん性に壁肥厚を認める．

5. 膵・胆管合流異常／先天性胆道拡張症
pancreatico biliary maljunction/ congenital biliary dilatation

I. 定義

膵・胆管合流異常とは解剖学的に膵管と胆管が十二指腸壁外で合流する先天性の形成異常である．先天性胆道拡張症とは膵・胆管合流異常を合併し，総胆管を含む肝外胆管が限局的に拡張する先天性の形成異常である．ただし，肝内胆管の拡張を伴う例もある．

II. 分類

膵・胆管合流異常は肝外胆管の拡張形態によって，拡張型と非拡張型に分類される．拡張型が先天性胆道拡張症である．先天性胆道拡張症はI型（囊腫型），II型（憩室型），III型（乳頭部囊腫型）とする古典的Alonso-Lej分類に肝内胆管拡張の有無を考慮した戸谷分類によって5つのタイプに分けられる（図1）．Ia型・Ic型，IV-A型が狭義の先天性胆道拡張症とされる．

III. 病態

膵・胆管合流異常では機能的に十二指腸乳頭部括約筋（Oddi括約筋）の作用が合流部に及ばず，膵液と胆汁が相互に逆流する．膵液が胆管内に逆流することで胆囊や胆管に炎症をきたし，胆囊癌や胆管癌の危険因子となる．また胆汁の膵管内への逆流は膵炎を惹起させることがある．先天性胆道拡張症にみられる胆管の拡張は膵液の逆流に起因するという説があるが現在では原腸の内腔形成機序に関連しているとする説が有力である．

IV. 症候

膵・胆管合流異常の症状としては腹痛，嘔吐，黄疸，発熱が主なものである．しかし，検診などで無症候のうちに発見されることも多い．先天性胆道拡張症は女児に多く（男女比1：3），東洋人に多い（本邦での頻度は約1,000人に1人）．非拡張型の膵・胆管合流異常より症状が出やすく黄疸，右上腹部の腫瘤，腹痛がtriasとされる（すべて出現するのは20％程度）．時に灰白色便を認める．また，膵・胆管合流異常の成人における胆道癌合併頻度は，拡張型で21.6％，非拡張型で42.4％と非常に高率である．また胆道癌発生の好発年齢は50～65歳と通常の癌発症年齢より15～20歳程度若年である．

V. 診断

内視鏡的逆行性胆道膵管造影（endoscopic retrograde cholangiopancreatography：ERCP），経皮経肝胆道造影，術中胆道造影（図2）などで膵管と胆管が異常に長い共通管*を介して合流することで確認される．ERCPなどで採取した胆汁中のアミラーゼ上昇は補助診断として用いられる．近年，MR胆管膵管撮影（magnetic resonance cholangiopancreatography：MRCP），DIC-CT*，超音波内視鏡検査（endoscopic ultrasound：EUS），管腔内超音波検査（intraductal ultrasonography：IDUS）なども行われている．また，出生前超音波検査で肝下面の囊胞性病変は先天性胆道拡張症を疑わせる所見である．

*共通管：6mm以上は膵胆管高位合流とよばれるが，括約筋の作用が及べば膵・胆管合流異常とは診断されない．
*DIC-CT：drip infusion cholecystocholangiography（点滴静注胆囊胆管造影法）とCTとを組み合わせた検査法．

VI. 治療

膵・胆管合流異常と診断されれば症状の有無とは無関係に手術適応である．拡張型の癌非合併例では，拡張胆管は癌化しやすいため囊腫切除，分流手術を行う．基本は肝外胆管切除（囊腫切除），胆囊摘出術，胆道再建術であり，胆道再建は，肝管・空腸吻合（Roux-en-Y）を行う（図3）．非拡張型の癌非合併例では発癌の約9割が胆囊であることから胆囊摘出術のみ施行されることが多い．肝外胆管切除を付加するかは一定のコンセンサスはない．癌を合併している場合には，癌の進行度に応じて手術を行う．

（多田和裕）

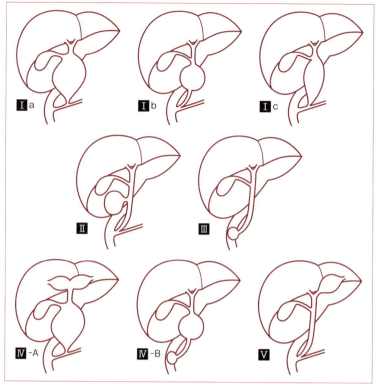

図1　戸谷分類
（日本膵・胆管合流異常研究会，日本胆道学会編．膵・胆管合流異常 診療ガイドライン．2012；医学図書出版を参考に作成）

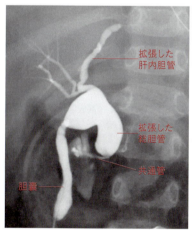

図2　先天性胆道拡張症（戸谷分類Ⅳ-A）における術中胆道造影（胆嚢に留置したチューブより造影）

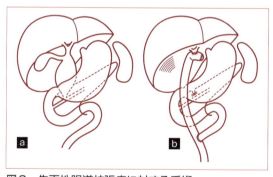

図3　先天性胆道拡張症に対する手術
(a) 術前所見，(b) 肝外胆管（囊腫）切除，胆嚢摘出，胆道再建（Roux-en-Y）．

1. 膵臓の構造と機能
structure and function of pancreas

I. 膵臓の構造

膵臓は胃と脊柱の間，第1～2腰椎の高さに存在する淡黄色の実質臓器*である．長さ15 cm，幅3～5 cm，厚さ2 cmで，右側がふくらんでおりおたまじゃくしのような形をしている．正常では重量約60～90 gで非常に軟らかい臓器であるが，糖尿病などがあれば萎縮し，硬化する．

膵臓は解剖学的に，右側から左側へ頭部，体部，尾部の3つの部位に分けられる．頭部は最も大きくて太い．その足側に張り出し，上腸間膜静脈の背側に回り込んだ部位を鉤状突起とよぶ．鉤状突起は膵頭部の一部である．頭部と体部の境界は上腸間膜静脈・門脈*左側縁，体部と尾部の境界は大動脈の左側縁である（図1）．

膵臓を栄養する血管は，膵頭部は胃十二指腸動脈および上腸間膜動脈，膵尾部は腹腔動脈，総肝動脈，脾動脈，上腸間膜動脈である．

II. 膵臓の機能

膵臓は消化酵素である膵液を十二指腸へ排出する外分泌機能と，血糖を調節するホルモンを血液中に分泌する内分泌機能をもつ．外分泌機能をもつ腺房が膵臓の大部分を占め，内分泌機能をもつランゲルハンス島がその隙間に存在する（図2）．ランゲルハンス島は膵頭部より膵尾部に多く分布する．

腺房細胞で消化酵素（アミラーゼ，トリプシン，リパーゼなど）を合成し，腺房中心細胞から分泌された水分や重炭酸塩とともに膵液として分泌される．膵液は多数の腺房から導管を通じて分枝膵管に流出し，主膵管（Wirsung管）を通り，十二指腸乳頭部から十二指腸内へと至る．一部は副膵管（Santorini管）から副乳頭を通る．

膵液は無色透明のやや粘稠なアルカリ性の液体で，1日に0.7～1.5 L分泌される．アミラーゼは炭水化物を，トリプシンは蛋白質を，リパーゼは脂肪を分解する作用をもつ．

膵液分泌を促進するのは副交感神経と胃，十二指腸，小腸から分泌される消化管ホルモンである．膵液の分泌を促進させるホルモンはセクレチン，コレシストキニン，ガストリンなど，分泌を抑制するホルモンはソマトスタチン，膵ポリペプチドなどである．

膵臓の内分泌機能の主体は糖代謝の調整である．ランゲルハンス島にはα（A）細胞，β（B）細胞，δ（D）細胞が存在する．α細胞からはグルカゴン，β細胞からはインスリンが血液中に分泌され，血糖値を調整している．グルカゴンは肝臓のグリコーゲンを分解してブドウ糖をつくったり，糖新生を行い，血糖値を上昇させる．インスリンは血液中のブドウ糖を筋肉や肝臓に取り込んだり，肝臓でグリコーゲンをつくり，血糖値を低下させる．δ細胞からはソマトスタチンが分泌され，α細胞やβ細胞の内分泌機能を調整する作用や胃酸や腸液の分泌運動を抑制する作用がある．

＊実質臓器：割面が充実性の臓器．胃や腸などの管腔臓器に対する用語．
＊上腸間膜静脈・門脈：上腸間膜静脈と脾静脈が合流して門脈となる．
note 五臓六腑
　臓：心臓，肝臓，腎臓，肺臓，脾臓．
　腑：胃，大腸，小腸，胆嚢，膀胱，三焦（実際にはない）．
note コレシストキニン（CCK），パンクレオザイミン（PZ）：発見された後に同一のものとわかり，CCK-PZとよばれるようになり，今ではCCKでよい．

（平下禎二郎）

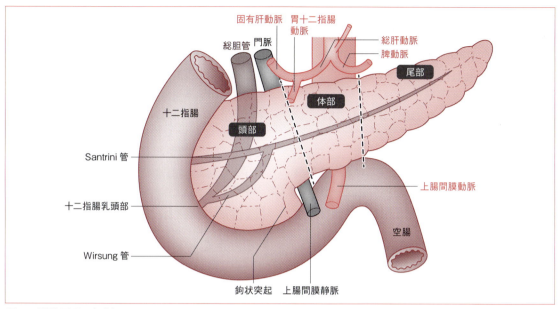

図1　膵臓周囲の解剖

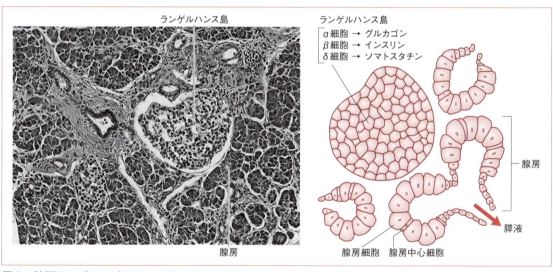

図2　腺房およびランゲルハンス島

2. 急性膵炎・慢性膵炎
acute pancreatitis/chronic pancreatitis

[急性膵炎　acute pancreatitis]

I．定義
膵臓の急性炎症で，他の隣接する臓器や遠隔臓器にも影響を及ぼしうるもの．

II．分類（表1）
成因からみるとアルコール性，胆石性，特発性に大別される．

画像所見に基づく病態生理学的には，間質性浮腫性膵炎 interstitial oedematous pancreatitis と壊死性膵炎 necrotizing pancreatitis に大別される．

III．病態
膵酵素であるトリプシンが他の膵酵素を活性化し，炎症を惹起する．重症例では炎症により誘導されたサイトカインが血中に移行し，ショック，DIC*，SIRS*，MODS*などを引き起こし，致命的となる．

* **DIC**：播種性血管内凝固症候群 disseminated intravascular coagulation.
* **SIRS**：全身性炎症反応症候群 systemic inflammatory response syndrome.
* **MODS**：多臓器障害 multiple organ dysfunction syndrome.

IV．症候
男女比1.9：1であり，60歳代男性が最も多く，90％以上は腹痛で発症する．部位は上腹部が最多で，ほかには嘔気・嘔吐，背部への放散痛，食思不振，発熱，腸蠕動音の減弱などが頻度の高い症状や徴候である．

V．診断（表2，図1）
表2の急性膵炎の診断基準に基づいて診断を行う．

VI．治療
入院にて呼吸・循環モニタリングを行いながら，絶食による膵の安静（膵外分泌刺激の回避），十分な初期輸液・除痛を行い，蛋白分解酵素阻害薬も使用される．

重症例においては経腸栄養，血液浄化療法（CHDF*）が施行される．

* **CHDF**：持続的血液濾過透析 continuous hemodiafiltration.

[慢性膵炎　chronic pancreatitis]

I．定義
長期間にわたって膵臓に炎症が繰り返し起こり，膵臓の細胞破壊・線維化といった不可逆的な変化をきたす疾患．

II．分類（表3）
原因からアルコール性，特発性，その他に分類される．

III．病態
膵臓の内部に不規則な線維化，細胞浸潤，実質の脱落，肉芽組織などの慢性変化が生じ，進行すると膵外分泌・内分泌機能の低下を伴う病態である．

IV．症候
男女比2.5：1であり，50歳代男性が最も多く，80％は腹痛で発症する．部位は上腹部が最多で，ほかには背部痛，体重減少，口渇，多尿，脂肪便，下痢などをきたす．

V．診断（表4，図2）
診断基準には表4の慢性膵炎臨床診断基準を用いる．特徴的な画像所見としてはエコーやCTにおける膵石，膵管の拡張を認める．またBT-PABA試験*は膵外分泌機能の評価に有用である．

* **BT-PABA**：N-ベンゾイル-L-チロシル-p-アミノ安息香酸 N-benzoyl-L-tyrosyl-p-aminobenzoic acid

VI. 治療

断酒，禁煙，低脂肪食を指導し，病期（代償期，移行期，非代償期）に合わせた治療方針が定められている．代償期に急性増悪をきたした症例は急性膵炎に準じた治療を行う．移行期には生活習慣の改善指導や薬物治療が行われる．非代償期には内外分泌の機能不全に対しインスリンや消化酵素薬が使用される．

（嵯峨邦裕）

表1 急性膵炎の分類

成因からみた急性膵炎の分類
　アルコール性：33.5%，男性に多い
　胆石性：26.9%，女性に多い
　特発性：16.7%，女性に多い

画像所見に基づく病態生理学的な分類
　間質浮腫性膵炎
　　壊死を伴わず，炎症により腫大したもの
　壊死性膵炎
　　膵実質または周囲組織が壊死したもの

表2 急性膵炎の診断基準（厚生労働省，2008年）

1. 上腹部に急性腹痛発作と圧痛がある．
2. 血中または尿中に膵酵素の上昇がある．
3. 超音波，CTまたはMRIで膵に急性膵炎に伴う異常所見がある．

上記3項目中2項目以上を満たし，他の膵疾患および急性腹症を除外したものを急性膵炎と診断する．ただし，慢性膵炎の急性増悪は急性膵炎に含める．膵酵素は膵特異性の高いもの（膵アミラーゼ，リパーゼなど）を測定することが望ましい．

表3 原因からみた慢性膵炎の分類

アルコール性：56%，男性に多い
特発性：18%，女性に多い
その他：7%，胆石，脂質異常症など

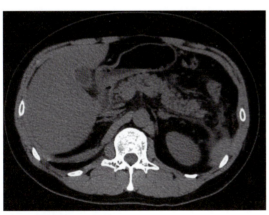

図1 急性膵炎の単純CT
膵体部〜尾部にかけて周囲脂肪織濃度の上昇を認める．

表4 慢性膵炎臨床診断基準

慢性膵炎の診断項目
　①特徴的な画像所見
　②特徴的な組織所見
　③反復する上腹部痛発作
　④血中または尿中膵酵素値の異常
　⑤膵外分泌障害
　⑥1日80g以上（純エタノール換算）の持続する飲酒歴
慢性膵炎確診：a，bのいずれかが認められる．
　a. ①または②の確診所見．
　b. ①または②の準確診所見と，③④⑤のうち2項目以上．
慢性膵炎準確診：①または②の準確診所見が認められる．
早期慢性膵炎：③〜⑥のいずれか2項目以上と早期慢性膵炎の画像所見が認められる．

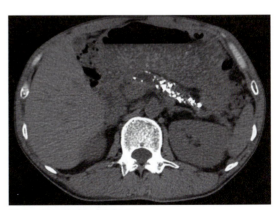

図2 慢性膵炎の単純CT
膵全体に多数の膵石を認め，主膵管の拡張を認める．

3. 膵癌　pancreatic carcinoma

I．定義

膵癌とは膵臓にできた悪性腫瘍の総称であり，一般に膵癌といえば浸潤性膵管癌のことをさす．浸潤性膵管癌は膵管上皮に由来する浸潤性の癌である．

II．分類

膵腫瘍は膵癌取扱い規約により表1のように分類される．浸潤性膵管癌のほとんどが腺癌であり，分化度により分類される．頻度は低いが腺癌以外にも腺扁平上皮癌，粘液癌，退形成癌などがある．

III．病態

発癌要因ははっきりしていない．危険因子としては膵癌の家族歴，糖尿病や慢性膵炎などの合併疾患，喫煙，大量飲酒，若年時の肥満や体重過多がある．

IV．症候

男性が女性より1.6倍多く，高齢になるほど罹患率は高くなる．膵頭部癌では閉塞性黄疸*で発見されることが多く，糖尿病を契機に発見されることもある．腹痛，腰背部痛，食欲低下，体重減少などの出現は病状が進行してからが多い．

*閉塞性黄疸：胆汁は肝臓でつくられて胆管を通り十二指腸に排出される．その流れが障害されることによって生じる黄疸．

V．診断

血液検査では腺癌の腫瘍マーカーであるCA19-9やCEAの上昇がある．

画像検査は超音波検査，CT検査，MRI/MRCP検査，超音波内視鏡（endoscopic ultrasound：EUS），内視鏡的逆行性胆道膵管造影検査（endoscopic retrograde cholangiopancreatography：ERCP）がある．

超音波検査では腫瘍の低エコーとしての描出，主膵管の拡張を認めるが消化管ガスや肥満により描出できないことも多い．

CT検査では造影剤の使用により周囲の膵臓より低吸収の腫瘤として描出される．腫瘍の周囲への浸潤や遠隔転移の診断として有用である．

MRI/MRCP検査では膵管と胆管の途絶像や腫瘍の末梢側の膵管の拡張が認められる．

EUSは内視鏡を利用して膵臓に近い胃や十二指腸から行う超音波検査で，病変の描出率が高い．EUS下に穿刺吸引細胞診が可能である．

ERCPでは膵管や胆管の途絶像が認められ，細胞診や生検が施行可能である．閉塞性黄疸の場合は胆管減圧のためのtube留置が可能である．

VI．治療

切除手術は治癒の可能性のある唯一の治療法である．膵癌取扱い規約（表2）のStage IIbまでの膵癌に対して手術を行う．膵頭部癌に対しては膵頭十二指腸切除術（pancreatoduodenectomy：PD）が行われ，全胃あるいは亜全胃を温存することが多く，幽門輪温存（pylolus-preserving PD：PPPD）あるいは全亜胃温存膵頭十二指腸切除術（subtotal stomach-preserving PD：SSPPD）とよばれる（図1）．膵臓，胆管，胃十二指腸と空腸をつなぐ順番により図2のように再建法が名づけられている．膵体尾部癌に対しては尾側膵切除術が行われる．

術後は補助化学療法を行うことが推奨される．S-1療法が推奨され，S-1に対する忍容性が低い場合はゲムシタビン塩酸塩（ジェムザール®）が用いられる．

切除不能であれば化学療法や放射線治療が選択される．化学療法は多剤併用療法により生存期間が延長する．全身状態に応じてはゲムシタビン塩酸塩やS-1の単剤療法も選択肢の1つである．

放射線療法は切除不能局所進行膵癌に対して行われ，化学療法との併施が推奨される．

（平下禎二郎）

表1 膵癌取扱い規約の膵腫瘍の組織型分類

[1] 上皮性腫瘍
  A. 外分泌腫瘍
    1. 漿液性嚢胞腫瘍
    2. 粘液性嚢胞腫瘍
    3. 膵管内腫瘍
      a) 乳頭粘液性腫瘍
      b) 膵管内管状乳頭腫瘍
      c) 膵上皮内腫瘍性病変
    4. 浸潤性膵管癌
      invasive ductal carcinomas (IDCs)
      a) 腺癌
        ⅰ) 高分化型　ⅱ) 中分化型　ⅲ) 低分化型
      b) 腺扁平上皮癌
      c) 粘液癌
      d) 退形成癌
        ⅰ) 多形細胞型退形成癌
        ⅱ) 紡錘細胞型退形成癌
        ⅲ) 破骨型多核巨細胞を伴う退形成癌
    5. 腺房細胞腫瘍
      a) 腺房細胞嚢胞腺腫
      b) 腺房細胞癌
  B. 神経内分泌腫瘍
    1. 神経内分泌腫瘍
    2. 神経内分泌癌
  C. 併存腫瘍
  D. 分化方向の不明な上皮性腫瘍
    1. 充実性偽乳頭状腫瘍
    2. 膵芽腫
  E. 分類不能
  F. その他
[2] 非上皮性腫瘍
血管腫, リンパ管腫, 平滑筋肉腫, 悪性リンパ腫, 傍神経節腫, その他

(日本膵臓学会. 膵癌取扱い規約 第7版. 2016；金原出版, p67-73を参考に作成)

表2 膵癌取扱い規約 第7版におけるStage分類

Stage 0	Tis	N0	M0
Stage ⅠA	T1	N0	M0
Stage ⅠB	T2	N0	M0
Stage ⅡA	T3	N0	M0
Stage ⅡB	T1, 2, 3	N1	M0
Stage Ⅲ	T4	Any N	M0
Stage Ⅳ	Any T	Any N	M1

T：膵局所進展度
  Tis：非浸潤癌
  T1：腫瘍が膵臓に限局し, 最大径が20 mm以下
  T2：腫瘍が膵臓に限局し, 最大径が20 mmを超える
  T3：腫瘍が膵を越えて進展するが, 腹腔動脈もしくは上腸間膜動脈に及ばない
  T4：腫瘍が腹腔動脈もしくは上腸間膜動脈に及ぶ
N：リンパ節転移の程度
  N0：領域リンパ節に転移を認めない
  N1：領域リンパ節に転移を認める
M：遠隔転移
  M0：遠隔転移を認めない
  M1：遠隔転移を認める

(日本膵臓学会. 膵癌取扱い規約 第7版. 2016；金原出版, p14, 40, 44, 45を参考に作成)

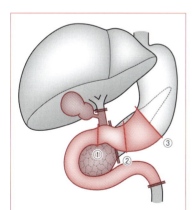

図1 膵頭十二指腸切除および胃十二指腸の切離部位
①膵頭十二指腸切除術 (PD), ②亜全胃温存膵頭十二指腸切除術 (SSPPD), ③幽門輪温存膵頭十二指腸切除術 (PPPD).

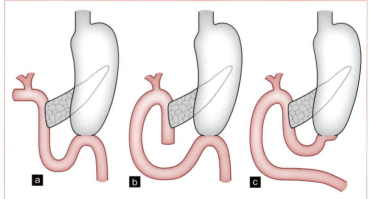

図2 膵頭十二指腸切除術における再建の順番と名称
(a) Whipple法 (胆→膵→胃・十二指腸), (b) Child法 (膵→胆→胃・十二指腸), (c) 今永法 (胃・十二指腸→膵→胆).

4. 膵嚢胞性疾患・膵神経内分泌腫瘍 cystic lesions of the pancreas/neuroendocrine neoplasms (NENs) of the pancreas

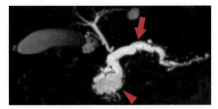

図1 膵管内乳頭粘液性腫瘍（IPMN）のMRCP像
主膵管（矢印）と膵頭部分枝膵管（矢頭）の拡張を示す（混合型）．

[膵嚢胞性疾患 cystic lesions of the pancreas]

I．定義

膵内に形成される嚢胞性病変の総称．

II．分類

①真性嚢胞：被覆する上皮を有するもの
　A）腫瘍性
　　1．膵管内乳頭粘液性腫瘍（intraductal papillary mucinous neoplasm：IPMN）
　　2．粘液性嚢胞腫瘍（mucinous cystic neoplasm：MCN）
　　3．漿液性嚢胞腫瘍（serous cystic neoplasm：SCN）
　B）非腫瘍性
　　1．単純性嚢胞　2．貯留嚢胞　3．類表皮嚢胞　4．リンパ上皮性嚢胞
②仮性嚢胞：被覆する上皮を有しないもの

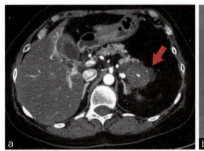
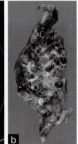

図2 膵漿液性嚢胞腫瘍（SCN）のCT像・割面像
(a) CT像：小嚢胞が集簇する腫瘤影，(b) 割面：蜂巣状・スポンジ状を呈す．

III．病態

① 真性嚢胞

A）腫瘍性

- IPMN（図1）：高齢男性，頭部に比較的多い．膵管と交通がある．①主膵管型（主膵管径6 mm以上），②分枝膵管型（分枝膵管径5 mm以上），③混合型（①②を伴う）に分類される．②に特徴的な多房性嚢胞は「ブドウの房状」と例えられる．造影される嚢胞内壁在結節は悪性指標の1つである．組織学的に乳頭状構造の粘液産生性高円柱上皮からなる．主膵管型に悪性リスクが高い．
- MCN：中年女性，体尾部に多い．線維性被膜に覆われた多房性嚢胞である．球形，明瞭な隔壁から「夏みかん状」と例えられる．組織学的に粘液産生性高円柱上皮を認め壁に卵巣様間質を含む．膵管と交通はない．診断がつけば手術適応である．
- SCN（図2）：中年女性，体尾部に多くほぼ良性である（悪性は約1％）．肉眼像は「蜂巣状・スポンジ状」を呈する．単層立方・扁平上皮からなり明るい細胞質をもつ．

B）非腫瘍性

- 貯留嚢胞：単層円柱または立方上皮に覆われる．膵癌などの閉塞機転で生じ，上流で拡張を示す．
- 単純性嚢胞：単層円柱・立方上皮に覆われ閉塞機転がない．
- 類表皮嚢胞：膵内に迷入する副脾より発生する．厚い線維性組織と重層扁平上皮からなる．
- リンパ上皮性嚢胞：重層扁平上皮とリンパ組織に覆われた壁を形成する．

② 仮性嚢胞

急性壊死性膵炎・慢性膵炎・外傷により形成される．内部壊死を伴った嚢胞形成の場合，被包化壊死（walled-off necrosis：WON）とよぶ．

IV．症候

増大に伴う腹部膨満，膵管や総胆管を圧排すると膵炎や胆管炎（腹痛・黄疸・発熱）を示す．

V．診断

超音波検査（US）やCT，MRI，超音波内視鏡検査（EUS）を行う．

VI. 治療

　良性・非腫瘍性では有症状の場合，手術適応である．悪性ではリンパ節郭清を伴う切除（膵頭十二指腸切除術や尾側膵切除術），良性・非腫瘍性では積極的に腹腔鏡下膵切除術が行われる．

　仮性嚢胞では感染・症状を有するもの，径6cm以上のもの，治療期間を6週間以上有するものは内視鏡的ドレナージや手術の適応である．WONでは内視鏡的，経皮的もしくは手術によるネクロセクトミー（壊死組織除去）を行う．

[膵神経内分泌腫瘍　neuroendocrine neoplasms (NENs) of the pancreas]

I. 定義

　神経内分泌細胞への分化を示す腫瘍である．

II. 分類

　臨床症状の有無により機能性腫瘍functioning tumor，非機能性腫瘍non-functioning tumorに分ける．近年非機能性腫瘍が偶然発見される機会が増えている．以下Gradeに分類される．

> ①神経内分泌腫瘍neuroendocrine tumors (NETs, G1, G2)
> 　NET G1：核分裂像数が強拡大10視野中2個未満か，Ki-67指数*が2%以下
> 　NET G2：核分裂像数が同様な視野中2〜20個か，Ki-67指数が3〜20%
> ②神経内分泌癌neuroendocrine carcinoma (NEC, G3)
> 　NEC G3：核分裂像数が同様な視野中20個を超えるか，Ki-67指数が20%を超える

＊Ki-67指数：細胞核に局在する，分裂時に産生される蛋白質．細胞増殖能を反映し悪性度判定に用いる．

III. 病態

　膵腫瘍の約2%とされる．以前は「カルチノイド」とよばれ良性とされていたが，現在は（転移能を有することから）悪性範疇とされる．組織学的に索状・リボン状増殖を示し，クロモグラニンAなど神経内分泌マーカー陽性を示す．

IV. 症候

　臨床症状を示す機能性腫瘍を以下にあげる．
- インスリノーマ：膵β細胞由来．Whippleの三徴（空腹時意識消失発作，血糖50 mg/dL以下，ブドウ糖投与による改善）がみられる．
- ガストリノーマ（Zollinger-Ellison症候群）：膵・十二指腸に発生．胃酸分泌亢進による消化性潰瘍や，膵酵素不活性化による下痢や脂肪便を認める．MEN-1＊合併が多い．
- グルカゴノーマ：膵α細胞由来．グルカゴンによる異化促進によりアミノ酸減少，低アルブミン血症，体重減少，壊死性遊走性紅斑，糖尿病を認める．
- VIPオーマ（WDHA症候群）：膵・十二指腸に発生．血管作動性腸管ペプチド（vasoactive intestinal polypeptide：VIP）による水様性下痢，低カリウム血症，胃無酸症をきたす．
- ソマトスタチノーマ：膵・十二指腸に発生．脂肪性下痢，体重減少，胆石，糖尿病を発症する．

＊MEN-1：多発性内分泌腫瘍1型．常染色体優性遺伝．副甲状腺機能亢進症（90%以上），下垂体腺腫（50%），膵消化管NEN（60%）のうち2疾患以上認める場合を称する．

V. 診断（図3）

　US・CT・MRI・EUSなどを用いる．局在診断法では血管造影下にカルシウムやセクレチン溶液を膵近傍血管に注入する選択的動脈内刺激薬注入法（selective arterial secretagogue injection test：SASI test）がある．

VI. 治療

　手術：手術が第一選択である．機能性腫瘍では時に転移例でも症状緩和目的に減量手術を行う．**薬物療法**：化学療法やソマトスタチンアナログ投与を行う．**局所療法**：腫瘍減量目的にラジオ波焼灼療法（RFA）や肝動脈化学塞栓療法（TACE）が選択される．

（矢田一宏）

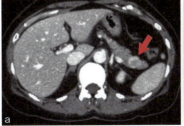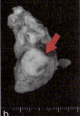

図3　膵神経内分泌腫瘍のCT像・割面
(a) CT像：早期濃染される腫瘤影，(b) 割面：白色・充実性で境界明瞭な腫瘤．

1. 肥厚性幽門狭窄症・腸重積症
hypertrophic pyloric stenosis・intussusception

[肥厚性幽門狭窄症　hypertrophic pyloric stenosis]

Ⅰ．定義
胃幽門筋（主に輪状筋）の肥厚により幽門管が狭小化および延長し，胃排出障害をきたす疾患（図1）．病因は不明．

Ⅱ．症候・病態
新生児期から乳児期早期に嘔吐が始まり，徐々に噴水状嘔吐をきたすのが特徴的で，上腹部の膨満と皮膚を通して胃蠕動の亢進も観察されることがある．嘔吐が頻回に繰り返されると，脱水と低栄養のため患児の体重減少と全身状態の悪化がみられ，逆流性食道炎を併発してコーヒー残渣様嘔吐を呈することもある．頻回の嘔吐による胃酸の喪失は血清Clの低下をきたし，代謝性アルカローシスをきたす．最近では早期に受診，診断されるようになり典型的な低Cl血症を呈することは少なくなった．

Ⅲ．診断
触診：心窩部やや右の上腹部にオリーブ様腫瘤（幽門筋肥厚部）を触知する．
超音波検査：幽門筋厚が4 mm以上（図2），幽門管長が15 mm以上が診断の目安である．
上部消化管造影：string sign, umbrella sign, mushroom signの描出がみられる．

Ⅳ．治療
外科的治療：Ramstedt粘膜外幽門筋切開術*，右上腹部切開，臍上部切開，腹腔鏡下幽門形成術など．
保存的治療：①幽門狭窄部のバルーン拡張，②硫酸アトロピン投与（経口，静注）．

* **Ramstedt粘膜外幽門筋切開術**：幽門部肥厚部前面の無血管野で漿膜筋層長軸方向に筋層切開を加え，Benson鉗子で粘膜下層が十分膨隆するまで筋切開創を拡大する．

Ⅴ．予後
いったん治癒すれば将来再発することはない．

[腸重積症　intussusception]

Ⅰ．定義
腸管の一部がすぐ肛門側の腸管内腔に嵌入して腸管壁が重なり合った状態を腸重積といい，これによって引き起こされる腸管閉塞症を腸重積症と定義する．腸管の血流障害を伴い絞扼性イレウスをきたす．先進部は回盲部が多い．

Ⅱ．分類
①回腸結腸型：最も多い，②回腸回腸結腸型，③小腸小腸型，④結腸結腸型．

Ⅲ．病態
先進部の器質的病変の有無で次の2つに分類される．
① 特発性腸重積症
　器質的病変が存在しない．感冒症状や下痢が先行することが多い．春から夏にかけて，および冬に多く，季節的変動があることより，原因として感染の関与が考えられている．
② 二次性腸重積症
　器質的病変が存在する．成人例の50〜80％が器質的病変あり．Meckel憩室，ポリープ，腸管重複症が多く，腫瘍性病変，異所性膵，紫斑病などが原因としてあげられる．

Ⅳ．症候
三徴：腹痛（不機嫌），嘔吐，イチゴジャム様粘血便（初診時に3つともそろう例は10〜50％程度）．

Ⅴ．診断（表1）
超音波検査：target sign, pseudokidney sign.
注腸検査：蟹爪様陰影欠損（図3），coil spring

sign.

CT：まれな小腸小腸型の診断に有用である．

Ⅵ．治療

非観血的整復法（高圧浣腸法）：造影剤注腸法（6倍希釈アミドトリゾ酸ナトリウムメグルミン（ガストログラフイン®）で100〜120 cm程度の静水圧をかける），空気整復法（80〜120 mmHg程度の圧をかける）．

外科的治療：重症例，非観血的整復不成功例で行う．Hutchinson手技による整復，整復不能・穿孔・器質的病変がある場合は腸管切除を要する．

（當寺ヶ盛学）

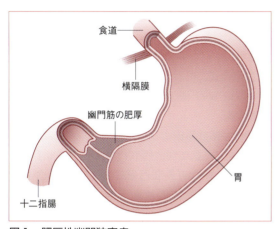

図1　肥厚性幽門狭窄症

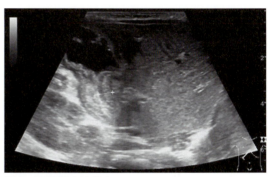

図2　腹部超音波検査
幽門筋が6.4 mmと肥厚している．

表1　腸重積診断基準

A項目	腹痛ないし不機嫌 血便（浣腸を含む） 腹部腫瘤ないし腹部膨満
B項目	嘔吐 顔面蒼白 ぐったりして不活発 ショック状態 腹部単純X線写真でガス分布の異常
C項目	注腸，超音波，CT，MRI等の画像検査で特徴的所見
疑診	A2つ，A1つとB1つ，ないしB3つ以上で疑診ただし腹痛ないし不機嫌が間歇的な場合は，それだけで疑診
確診	疑診に加え，Cを確認したもの

（日本小児救急医学会．エビデンスに基づいた小児腸重積症の診療ガイドライン．2012；へるす出版より）

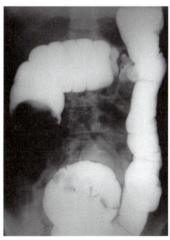

図3　注腸造影検査（高圧浣腸）
蟹爪様陰影欠損

2. 鎖肛・Hirschsprung病
imperforate anus・Hirschsprung disease

[鎖肛　imperforate anus]

Ⅰ．定義
直腸・肛門の発生における異常により，肛門ないし直腸の内腔に閉鎖・狭窄を呈した病態．

Ⅱ．分類（図1）
直腸盲端が恥骨直腸筋を貫いているかどうかで大別される．

① 高位型
直腸盲端あるいは瘻孔部位が恥骨直腸筋より高い位置で終わっている病型．

② 中間位型
直腸盲端位が恥骨直腸筋係蹄に包まれ，瘻孔もまた係蹄の中にあって，これを貫通していない病型．

③ 低位型
直腸肛門は恥骨直腸筋を肛門側へ越えているが，肛門が開口していないか，腟前庭，会陰，肛門部に瘻孔を形成する病型．

Ⅲ．病態
直腸肛門管は胎生4週から12週までの間に形成されるが，胎生早期の総排泄腔の分離過程における異常の結果，さまざまな病型の鎖肛が生じる．出生約5,000人に1人，男女比は3：2．最も頻度が高いのは男児の肛門皮膚瘻で，続いて直腸尿道瘻，女児の肛門腟前庭瘻の順である．

Ⅳ．症候
排便障害による腹部膨満，嘔吐，尿路感染，外陰部びらんなど．

Ⅴ．診断
① 肛門部視診
出生前診断は困難で，出生後の会陰部の観察により気づかれる．

② 倒立位X線撮影 invertography
肛門窩や会陰部に開口部を認めない例では，生後12時間以降，直腸盲端部に空気が達した時点でWangensteen-Rice倒立位X線撮影を行う．

③ 造影検査
瘻孔よりカテーテルを挿入し，瘻孔および直腸盲端を造影する．

Ⅵ．治療・予後
病型によって治療方針は異なる．中間位および高位型では新生児期に人工肛門造設し，乳児期に根治手術が行われる．

① 会陰術式
(a) cut back法，(b) 肛門移動術，(c) 会陰式肛門形成術．

② 仙骨会陰式手術
(a) 後方矢状切開直腸肛門形成術（Pena手術），(b) 仙骨会陰式直腸肛門形成術，(c) 腹仙骨会陰式手術，(d) 腹腔鏡補助下術式（腹腔鏡下pull through法）．

生命予後は重篤な合併疾患（特に先天性心疾患）の有無により左右される．中間位型，高位型では日常生活において排便機能を良好に保つよう，排便訓練や浣腸や下剤などを効果的に使用した排便管理を行うことが重要である．

[Hirschsprung病　Hirschsprung disease]

Ⅰ．定義
肛門から連続性に広がる無神経節腸管を特徴とする疾患で，腸壁内神経細胞（Auerbach神経叢およびMeissner神経叢）の先天的欠如のため正常な蠕動が消失し，罹患部の狭小化およびその口側の拡張をきたす．

Ⅱ．分類（図2）
無神経節腸管の範囲により分類される．

① 短域無神経節症 short segment aganglionosis
S状結腸以下のもの．
(1) 直腸無神経節症 rectal aganglionosis：直腸に限局．caliber changeがないものをultra-short

segment aganglionosisとよぶ場合がある．
(2) 直腸S状部無神経節症rectosigmoid aganglionosis：S状結腸までのもの．発生頻度最多．
② 長域無神経節症 long segment aganglionosis
S状結腸を越え口側結腸に及ぶもの．
③ 全結腸無神経節症 total colon aganglionosis
全結腸および回腸終末30 cmまで．
④ 広範囲無神経節症 extensive aganglionosis
小腸広域に及ぶもの．

Ⅲ．病態

出生数5,000人に1人の割合で発生し，男女比では3：1で男児に多く9割以上が成熟児である．

Ⅳ．症候

新生児期：胎便排泄遅延，腹部膨満，嘔吐，下痢・腸炎症状（中毒性巨大結腸症）．
乳児期以降：便秘，排便障害．

Ⅴ．診断

直腸指診：指を引き抜く際に水様便の噴出explosive defecationをみることがある．
腹部単純X線検査：腹部全体の拡張腸管像（図3）．

注腸造影検査：肛門側病変腸管の狭小化narrow segmentと口側の巨大結腸megacolonを呈し，腸管口径の変化caliber changeが特徴的である（図4）．
直腸肛門内圧検査：直腸肛門反射（肛門内括約筋反射）欠如．
直腸粘膜生検：アセチルコリンエステラーゼ（AChE）染色によりその活性で診断する．正常児に比べ，AChE陽性神経線維が著しく増生している．

Ⅵ．治療

通常は新生児期に人工肛門造設し，成長を待って根治手術を行う．浣腸，洗腸や肛門ブジーなどで排便コントロール可能な症例では人工肛門造設せず保存的治療で成長を待って〔生後3～4ヵ月（体重5～6 kg）〕，一期的根治術を行う．根治手術は肛門側の無神経節腸管を切除し，口側の正常腸管を肛門にpull throughする術式が行われる．代表的術式として，Duhamel法，Soave法，Swenson法がある．最近では腹腔鏡下手術やshort segment aganglionosis症例では経肛門的アプローチのみによる手術も行われている．

（當寺ヶ盛学）

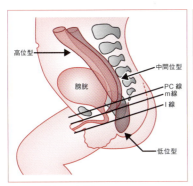

図1　鎖肛の病型

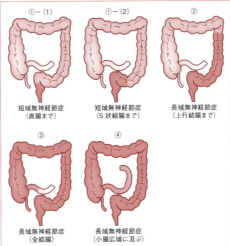

図2　Hirschsprung病の病型分類

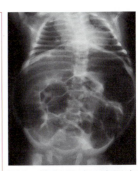

図3　腹部単純X線写真（短域無神経節症）

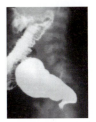

図4　注腸造影検査（短域無神経節症）

3. 神経芽腫・腎芽腫（Wilms腫瘍）・肝芽腫
neuroblastoma/nephroblastoma/hepatoblastoma

I．定義
小児がんは，乳幼児～15歳までの小児が罹患するさまざまな悪性新生物の総称である．小児外科領域における代表的な小児がんとして，神経芽腫・腎芽腫・肝芽腫がある．

II．分類
主な小児がんとして，白血病，脳腫瘍，神経芽腫，悪性リンパ腫，腎芽腫，肝芽腫などがあり，がん腫は少なく，肉腫や胎生性腫瘍が大部分を占める．神経芽腫・腎芽腫・肝芽腫などの「芽腫」とよばれるものは，胎生期に本来は神経や腎臓，肝臓へ分化するはずであった細胞が，胎児の体が形成された後も残存し，異常な細胞へと変化・増殖した結果と考えられている．成人がんとは異なり，生活習慣にがんの発生原因があると考えられるものは少なく，腎芽腫のように遺伝するものもある．

III．病態
① 神経芽腫：胎生期の神経堤由来の腫瘍であり，カテコラミンを産生・分泌することが多い．副腎髄質と交感神経節に発生する．特に副腎髄質に発生することが多く，全体の約6割を占める．その他，縦隔の交感神経組織に発生することが多く，まれに後腹膜，骨盤，頸部などの交感神経組織にも発生する．5歳未満に好発し，特に1歳未満に発生することが多い．小児悪性腫瘍の約10％を占める．
② 腎芽腫：胎生期に後腎芽組織の未分化腎芽細胞群が悪性化したものと考えられている．小児で最も頻度の高い腎腫瘍であり（約80％），半数は3歳前に，5歳までに90％が発症する．小児悪性腫瘍の5％を占める．
③ 肝芽腫：小児肝癌の大部分（約85％）を占め，胎生腫瘍の性質が強いものをさす．3歳以下に好発し，男児に多い．小児悪性固形腫瘍の3～4％を占める．

IV．症候（表1）
① 神経芽腫：腹部原発では腹部腫瘤触知（弾性硬，表面不正，正中線を越えることが多い），頸部原発ではHorner症候群を認める．その他，発熱，貧血，高血圧，VIP（vasoactive intestinal polypeptide）産生による難治性水様下痢などの全身症状を認めることもある．
② 腎芽腫：腹部膨満，腹部腫瘤触知（弾力があり，表面平滑）が主症状であり，血尿を認めることもある（20％程度）．本腫瘍患児には，無虹彩症や片側肥大，泌尿生殖器奇形などの合併奇形が多い．また腎芽腫を合併発症する病態として，WAGR症候群（Wilms tumor-aniridia-genitourinary abnormalities-mental retardation syndrome），Beckwith-Wiedemann症候群などがある．無虹彩症を伴うものには，がん抑制遺伝子である*WT1*遺伝子（11p13）の欠損が認められ，家族発症例などの遺伝的要因が考えられている．
③ 肝芽腫：腹部膨満，腹部腫瘤触知（表面不整）が主症状である．腹痛，悪心・嘔吐，体重増加不良などの全身症状を認めることもあるが，黄疸はまれである．

V．診断
① 神経芽腫：腫瘍マーカーとして，カテコラミン代謝産物である，VMA（vanillylmandelic acid）やHVA（homovanillic acid）が尿中測定の腫瘍マーカーとして用いられる．血清のNSE（神経特異エノラーゼ），LDH，フェリチンが高値となることもある．画像診断では，単純X線検査では腫瘍内に微細顆粒状石灰化を認める．CT，MRI，US検査では表面不整で内部構造不均一な充実性腫瘤として描出される．カテコラミン代謝を反映する^{123}I-MIBGシンチは原発巣や転移の検索に有用である．
② 腎芽腫：経静脈性腎盂造影または造影CTに

て，腎盂・腎杯の圧排像や変形，患側腎盂の描出不良を認める．MRIは腫瘍と大血管の関係が判断でき，手術に際し有用である．肺転移が最も多いため，胸部CTが必須である．

③ **肝芽腫**：腫瘍マーカーとして血清AFPが有用であり，時に100万/L以上となる．画像診断では，腹部USやCTで肝内に単発性の腫瘤性病変を認める．CTでは腫瘍は主にlow densityを示し，造影CTでは腫瘍の占める肝区域の領域からPRETEXT分類が可能となる．

VI．治療

① **神経芽腫**：神経芽腫国際病期分類（INSS分類：表2）を基にリスク分類し，治療法を選択する．低リスク群では手術＋比較的弱い化学療法または経過観察，中間リスク群では手術（生検）＋化学療法（または放射線療法），高リスク群では超大量化学療法（化学療法＋造血幹細胞移植）と手術・放射線療法の組み合わせを行う．化学療法薬としてはビンクリスチン（オンコビン®），シクロホスファミド（エンドキサン®），シスプラチン（ブリプラチン®，ランダ®），アドリアマイシン（アドリアミン®）などが用いられる．

② **腎芽腫**：腫瘍を含む腎摘出術を施行し，術後に病期および組織型により化学療法と放射線療法を併用する．化学療法ではアクチノマイシンD（コスメゲン®）が第一選択である．放射線感受性が高く，転移を有するような進行例では放射線化学療法を行う．

③ **肝芽腫**：化学療法と外科的切除が治療の基本となる．PRETEXT Ⅱ・Ⅲ・Ⅳ，肝外浸潤があり切除不能か遠隔転移のある症例では術前化学療法（シスプラチン＋アントラサイクリン系抗がん剤）が行われる．腫瘍破裂による出血例や化学療法抵抗性の患者には肝動脈塞栓術が用いられる．切除不能例においては，肝移植の適応もある．

（藤島　紀）

表1　神経芽腫・腎芽腫・肝芽腫の症候

	神経芽腫	腎芽腫	肝芽腫
症候	・弾性硬 ・表面不整 ・正中線を越えることが多い	・弾力がある ・表面平滑 ・腎部の腫瘍 ・正中線を越えることは少ない	・表面不整

表2　神経芽腫国際病期分類（INSS分類）

病期	定義
1	限局性腫瘍で，肉眼的に完全切除．組織学的な腫瘍残存は問わない．同側のリンパ節に組織学的に転移を認めない（原発腫瘍に接し，一緒に切除されたリンパ節に転移はあってもよい）．
2A	限局性腫瘍で，肉眼的に不完全切除．原発腫瘍に接しない同側リンパ節に組織学的に転移を認めない．
2B	限局性腫瘍で，肉眼的に完全または不完全切除．原発腫瘍に接しない同側リンパ節に転移を認める．対側のリンパ節には組織学的に転移を認めない．
3	切除不能の片側性腫瘍で，正中線を越えて浸潤．同側の局所リンパ節の転移は問わない．または，片側発生の限局性腫瘍で対側リンパ節転移を認める．または，正中発生の腫瘍で椎体縁を越えた両側浸潤（切除不能）か，両側リンパ節転移を認める．
4	遠隔リンパ節，骨，骨髄，肝，皮膚，および／または他の臓器に播種している（病期4Sは除く）．
4S	限局性腫瘍（1，2Aまたは2Bで定義される）で，播種は皮膚，肝，および／または骨髄に限られる（1歳未満に限定）．

（出典：国立がん研究センター小児がん情報サービス）

4. 鼠径部ヘルニア
inguinal hernia

Ⅰ. 定義
腹腔内臓器が鼠径部から脱出し膨隆した状態.

> note ヘルニアとは：何らかの臓器が本来あるべき部位から脱出した状態．ヘルニア門（ヘルニアが脱出する穴），ヘルニア内容（脱出した内容物），ヘルニア嚢（ヘルニア内容を覆う膜）で構成される．

Ⅱ. 分類
外鼠径ヘルニア（間接型），内鼠径ヘルニア（直接型），大腿ヘルニアに分類する（表1）.

Ⅲ. 病態
① 外鼠径ヘルニア（図1）
男児において精巣は腎周囲で発生し，胎生後期に鼠径管*を通って陰嚢内へ下降する（図2）．女児においては，子宮円靱帯が鼠径管を通って下降し，大陰唇に固定される．この際に腹膜を引き連れて下降するため，腹膜が陰部に向け突出するように伸びる．これを男児では腹膜鞘状突起，女児ではNuck管とよぶ．これらは出生前に自然閉鎖するが，開存したままの場合には，これらを通して腹腔内臓器（大網，腸管，卵巣，卵管など）が脱出する．小児では圧倒的に多い．腹膜鞘状突起は左側が先に閉鎖するため，右側に多い．ヘルニア門は内鼠径輪である．

② 内鼠径ヘルニア
Hesselbach三角*をヘルニア門とする鼠径ヘルニア．中年以降の男性に多い．

③ 大腿ヘルニア
大腿輪をヘルニア門とする鼠径ヘルニア．やせた高齢女性に多い．

*鼠径管：鼠径部に位置する，内腹斜筋（上壁），外腹斜筋腱膜（前壁），腹横筋腱膜（後壁），鼠径靱帯（下壁）で構成される管．皮膚側の口を外（浅）鼠径輪，腹腔側の口を内（深）鼠径輪とよぶ（図3）．男性では精索が，女性では子宮円靱帯が通る．

*Hesselbach三角：鼠径部に位置する，腹直筋外縁（内縁），下腹壁動静脈（外縁），鼠径靱帯（下縁）で囲まれた範囲．構造的に脆弱である．腹横筋腱膜弓（上縁）を含めることもある．

Ⅳ. 症候
鼠径部から陰部（陰嚢や大陰唇）にかけて柔らかく膨隆し，脱出臓器を触知し，腹圧によって増強する．臓器脱出時には疼痛を伴い，乳幼児では啼泣や不機嫌として観察される．消化管が脱出した場合には，嘔気や嘔吐などの消化器症状をきたす．脱出を繰り返すと，腹膜が肥厚し膨隆が硬く触れるようになる．

用手圧迫すると脱出した臓器は腹腔内に還納され，症状は改善する．しかし，嵌頓*することがあり，脱出した臓器は絞扼され，虚血から壊死に陥るため緊急を要する．

*嵌頓：脱出した臓器が還納されなくなった状態．乳児期に多い．

Ⅴ. 診断
視診：腹部圧迫にて腹圧を上げ，鼠径部の膨隆を誘発する（pumping test）．腹圧を上げる方法として，立位や風船を吹かせるなどもある．

触診：鼠径部が膨隆していない場合には，鼠径部を指で擦ると，ヘルニア嚢（腹膜）が絹ずれのように触れる（silk sign）．

超音波検査：鼠径部にプローブを当て，腹腔内臓器が脱出する様子を経時的に観察する．

Ⅵ. 治療
原則，手術適応である．ただし，自然治癒も期待できるため，生後3～9ヵ月（施設により異なる）まで待ち，自然治癒しない場合に手術を行う．嵌頓した場合には，緊急手術を行う．

小児の手術では，高位結紮法*が広く行われている．施設によっては腹腔鏡下手術（laparoscopic percutaneous extraperitoneal closure：LPEC法）も行われている．成人の手術では，ヘルニア門を人工のメッシュで覆うtenshion free法が行われる．

*高位結紮法：患側の鼠径部を2 cm切開し，ヘルニア嚢（突出した腹膜鞘状突起）を根部で縛り，切除する術式（Potts法）（図4）．

（原 貴生）

表1 鼠径部ヘルニアの分類

	ヘルニア門	ヘルニア内容	ヘルニア嚢
外鼠径ヘルニア	内鼠径輪	大網, 腸管, 卵巣	腹膜鞘状突起
内鼠径ヘルニア	Hesselbach三角		腹膜
大腿ヘルニア	大腿輪		腹膜

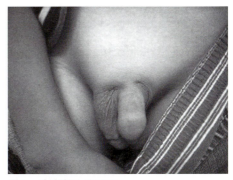

図1 右鼠径ヘルニア
右鼠径部〜右陰嚢がピンポン玉大に膨隆.

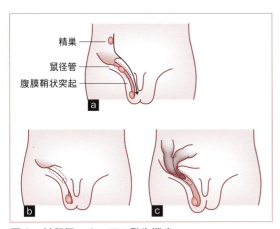

図2 外鼠径ヘルニアの発生機序
(a) 精巣下降(胎生期).
(b) 腹膜鞘状突起の閉鎖(生後).
(c) 腹膜鞘状突起の開存(生後).

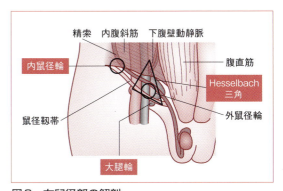

図3 右鼠径部の解剖
※外腹斜筋は省略

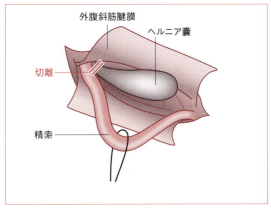

図4 高位結紮法

1. 泌尿器の構造と機能
structure and function of urinary organs

Ⅰ．泌尿器の構造

泌尿器とは腎臓・腎盂・尿管・膀胱・尿道（図1）をさし，血液を濾過して尿をつくり，できた尿を体外に出す一連の器官である．前立腺部尿道には精路が合流するため，精液の通り道としても重要な役割をもつ．

① 腎臓

位置と形状：腎臓は，第12胸椎〜第3腰椎の高さで脊柱の両側に位置し，腹膜後域に存在する腹膜後器官の1つである．右腎はすぐ上に肝臓があるため，左腎よりいくぶん低位にある．腎臓の形は，内側がやや凹んだソラ豆状で，長さ約10 cm，幅約5 cm，重量130〜140 gほどである．内側縁中央の凹みは腎門とよばれ，脈管・神経・尿管の出入り口となっている．左右の腎臓は，上方で横隔膜に近接するため呼吸により上下に動くが，その可動性が大きい場合には，腎臓が通常より低い位置に存在したり（腎下垂），体位によって大きく動いたり（遊走腎）する．腎臓後面は腰方形筋が近接し，左腎は胃・脾臓・膵臓・空腸・下行結腸が，右腎は肝臓・十二指腸・上行結腸が近接する．

脈管と神経：腎動脈は上腸間膜動脈のすぐ下方で腹大動脈から左右両側に起こる．右腎動脈は左に比べてやや長く，腎門近くで前枝と後枝に分かれ，5本程度の区域動脈に分かれた後，それぞれ一定の皮質領域に分布する．

腎静脈は腎門で数本の静脈が合流してでき，腎動脈の前面を通って下大静脈に注ぐ．左腎静脈は右に比べて長く，腹大動脈と上腸間膜動脈の間を通って下大静脈に流入する．腎臓のリンパ系は，動静脈に沿って走り，腹大動脈周囲の腰リンパ節に注ぐ．腎臓の神経は腹大動脈・腎動脈周囲の腎神経層から起こり，動脈に沿って腎臓に入る．神経の主体は交感神経線維で，血管作動性の働きを有し，知覚神経線維を一部含む．

② 腎杯・腎盂

腎乳頭の先端には集合管の開口が多数あり，腎臓でつくられた尿は腎乳頭の先端から排出されて，腎杯・腎盂に受け入れられる．

③ 尿管

蠕動運動によって腎盂から膀胱に尿を運ぶ全長25〜27 cmの管である．生理的狭窄部が3ヵ所（①腎盂と尿管の移行部，②総腸骨動脈との交叉部，③膀胱壁を貫く部位）あり（図1），この部位は尿管結石が詰まりやすい．尿管上部は腎動脈，中部尿管は精巣（卵巣）動脈あるいは腹部大動脈の枝から，骨盤部の尿管は膀胱動脈・内腸骨動脈・子宮動脈から血液を受ける．これらの栄養血管の障害は尿管の狭窄・蠕動機能低下を引き起こす．

④ 膀胱

尿を一時的にためておく囊で，最大で約700 mLで貯留可能である．膀胱は，粘膜・筋層・漿膜の3層からなる．粘膜は移行上皮で覆われ，筋層は平滑筋で構成される．主に内腸骨動脈の枝である上膀胱動脈と下膀胱動脈から血液を受ける．

⑤ 尿道

男性尿道の全長は15〜20 cmで，前立腺・尿生殖隔膜・尿道海綿体を貫いて外尿道口に開口する．精囊の導管と射精管は合流し前立腺部尿道にある精丘に開口し，ここで尿路と精路が合流する．女性の尿道は3〜5 cmである．

Ⅱ．泌尿器の機能

泌尿器は体内環境を一定の状態に維持する恒常性の役割をもち，中でも腎臓は最も重要である．腎臓でつくられた尿は，腎盂を出て尿管を通り蠕動運動によって膀胱に送られ尿を貯留する．その後，膀胱に尿が充満すると尿道を通して尿は体外へ排出される．

① 腎臓の機能

腎臓には以下の5つの重要な働きがある．

①尿の産生：1つの腎臓にはネフロン*が約100万個あり，その1つひとつで尿がつくられる．糸球体で濾過される原尿は1日に約150 Lで，そのうちの99％は尿細管で再吸収され，残りの1％（約1.5 L）が尿となる．尿中へは血液中の老廃物や不要物が余分な水分とともに排泄される．

②血圧のコントロール：食事から摂取した余分なナトリウム（Na）や水分を体外へ尿として排泄することで血圧を降圧させる．逆に腎臓から分泌されるレニンは血圧上昇に働く．レニンは肝臓で合成されたアンジオテンシノーゲンをアンジオテンシンIに変換し，肺循環の間にアンジオテンシンIはアンジオテンシンIIに変換される．アンジオテンシンIIは血管を収縮させて血圧を上昇させ，さらに副腎*の皮質を刺激してアルドステロンを分泌させる．アルドステロンは近位尿細管に働いてNaを再吸収し血圧上昇に働く．

③電解質イオンのバランス調整：尿細管はナトリウム，カリウム，カルシウム，リン，重炭酸イオンなどのうち体に必要なものを取り込み，不要なものを尿中へ分泌して排泄している．体内のイオンバランスを一定に保ち，血液を弱アルカリ性（pH7.4）に保っている．

④ビタミンDの活性化：食物により摂取された，または皮膚で合成されたビタミンDは肝臓で25位が水酸化され，さらに腎臓で1α位が水酸化を受けて活性型ビタミンD〔1,25-(OH)$_2$vitaminD〕となる．活性型ビタミンDは小腸からのカルシウムの吸収を促進して，カルシウムの利用を高める作用がある．腎臓の機能が低下するとカルシウムの吸収が悪くなり，副甲状腺ホルモンの分泌が増加するため，骨がもろくなって骨折するなどの骨ミネラル代謝異常を起こす．

⑤造血のコントロール：腎皮質尿細管周囲の線維芽細胞様の細胞が酸素濃度を感知して，エリスロポエチン（EPO）を産生する．EPOは骨髄の造血幹細胞に働いて赤血球の数を調整する．腎臓機能が低下してEPOの分泌が少なくなると赤血球も減少し，貧血症状が現れる（腎性貧血）．

② **尿管の機能**

蠕動運動によって腎盂から膀胱に尿を運ぶ機能をもつ．尿管膀胱移行部には逆流防止のしくみがあり，これが弱いと膀胱尿管逆流症をきたす．

③ **膀胱の機能**

尿をためる働き（蓄尿機能）と尿を排出する働き（尿排出機能）がある．150〜200 mL程尿がたまると尿意を感じ，300〜400 mLでトイレに行って排尿する．この蓄尿と尿排出の相反する機能は，骨盤神経を経由する副交感神経（膀胱を収縮させる），下腹神経を経由する交感神経（膀胱を弛緩させる），陰部神経を経由する体性神経（外尿道括約筋を収縮させる）からなっている．蓄尿時は下腹神経の興奮により膀胱を弛緩させ，陰部神経が外尿道括約筋を収縮させることで尿を漏らさず膀胱内に尿を貯留する．

④ **尿道の機能**

尿道には内尿道括約筋と外尿道括約筋があり，前者は膀胱の出口を開閉し，後者は尿道中部に存在し尿道の開閉を行う．膀胱にためた尿を体外へ排出する際は両者が開く．また，射精時は内尿道括約筋が閉じ，外尿道括約筋が開くことで精液（精子・精嚢腺分泌液・前立腺分泌液）を体外へ排出する．

＊ネフロン：糸球体とボウマン嚢，および尿細管から構成される．

＊副腎：大きさ3〜4 cmで三角形の形をし，両方の腎臓の上に帽子のように乗っている臓器である．泌尿器ではないが，手術などが必要な際は泌尿器科が行う．

（森　健一）

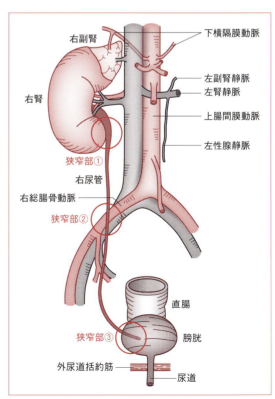

図1　泌尿器の構造

2. 腎不全　renal failure

Ⅰ. 定義

糸球体濾過量(GFR)に代表される腎機能障害がある状態.

Ⅱ. 分類

腎不全状態の出現や進行具合により急性腎不全と慢性腎不全に分類される.急性腎不全は原因によって腎前性,腎性,腎後性に分類される.

急性腎不全を早期発見する目的で急性腎障害(acute kidney injury：AKI)という概念が出され,AKIの定義(48時間以内に血清Cr値が≧0.3 mg/dL上昇した場合,または血清Cr値が7日以上前の基礎値より≧1.5倍の増加があった場合,または尿量が6時間にわたって<0.5 mL/kg/時に減少した場合)が示された.

慢性腎不全を早期発見する目的で慢性腎臓病(chronic kidney disease：CKD)という概念が出され,CKDの定義(GFR<60 mL/分/1.73 m^2,または尿蛋白/Cr比0.15以上の蛋白尿のいずれかまたは両方が3ヵ月以上持続する)が示された.

腎機能が不可逆的に著しく低下した状態を末期腎不全とよぶ.

Ⅲ. 病態

腎機能低下(GFR低下)により体液の恒常性維持機構が破綻し高尿毒素血症,体液過多,電解質異常,酸塩基異常,ホルモン異常(エリスロポエチン産生低下)をきたした状態.

急性腎不全の場合,下痢や嘔吐による脱水やショック状態(腎前性),薬剤投与や造影検査による急性尿細管壊死(腎性),尿管結石や腫瘍や尿閉などの両側水腎症(腎後性)といったことが契機に数時間～数日という時間単位で急激に発症する.したがって腎臓実質の大きさは保たれていることが多く,腎機能低下は可逆性で原因を取り除くことが治療となる.

慢性腎不全の場合,糖尿病性腎症,IgA腎症,膜性腎症,腎硬化症,高血圧などの基礎疾患や不適切な生活習慣(食事,運動,喫煙など)が数ヵ月～数年間存在することで緩徐に進行,発症する.したがって腎実質は萎縮していることが多く腎機能は不可逆的な低下である.腎機能の悪化を遅らせるように基礎疾患や生活習慣の見直しが治療となる.

Ⅳ. 症候(表1,表2)

腎機能低下が軽度であれば症候はほとんど出ない.急性腎不全の場合,乏尿～無尿となり,明らかな侵襲が直前にあることが多い.慢性腎不全では多尿傾向(夜間多尿)となることが一般的であり,蛋白尿や浮腫,検診異常などで偶然に発見されることが多い.

腎機能低下が進むにつれて尿毒素症状(食欲低下,全身倦怠感,嘔気・嘔吐),体液過多(高血圧,肺うっ血,肺水腫,浮腫,心不全),電解質異常(不整脈),腎性貧血症状が認められるようになる.

末期腎不全の場合,身体が非生理的な濃度の尿毒素に侵され,組織の脆弱性や免疫能の低下が認められる.

Ⅴ. 診断

血液検査では血清クレアチニン値,BUNの上昇,高カリウム血症が認められる.

急性腎不全の場合,腎前性,腎性,腎後性の鑑別に直前の侵襲内容,原因疾患や原因となりうる薬剤,水腎症の有無についての確認が必要である.

Ⅵ. 治療(表3)

急性腎不全の場合,腎不全の原因の除去により腎不全の解除が期待できるためその原因に対する治療が必要となる.すなわち下痢や嘔吐による脱水やショック状態(腎前性)が原因であれば補液や血圧の維持に努める.また薬剤投与や造影検査による急性尿細管壊死(腎性)が原因であれば原因薬剤の中止や補液,食事療法を行う.尿管結石や腫瘍や尿閉などの両側水腎症(腎後性)が原因であれば水腎症の解除となる処置が必要となる.いずれにしても早期対処を行うことが腎不全の解

除に有効であるが，一時的に急性血液浄化が必要なこともありAKIの定義を満たす病態を認めた場合，速やかに腎臓内科医や泌尿器科医にコンサルトすべきである．

慢性腎不全の場合，慢性的な基礎疾患や不適切な生活習慣がベースにあるため治療の目的は腎機能の悪化を遅らせることであり，基礎疾患治療の継続や生活習慣の見直しが治療となる．慢性腎不全の進行に伴い，末期腎不全となれば腎代替療法が必要となる．腎代替療法はそれぞれに特徴があり患者本人やその家族，医療関係者と相談のうえで決定する．

〔安藤忠助〕

表1　CKDにおける残存腎機能と症状の関係

腎機能（目安）	症状	検査所見	必要な処置
90％以上	ほとんどなし	蛋白尿・血尿・高血圧	定期的検査
60～90％			一度は腎臓専門医受診
30～60％	むくみ	上記 ＋ クレアチニン上昇	腎専門医によるフォロー 腎不全進行抑制の治療
15～30％	上記 ＋ 易疲労感	上記 ＋ 貧血・カルシウム低下	透析・移植の知識取得 腎不全合併症の治療
15％未満（末期腎不全）	上記 ＋ 吐気・食欲低下 息切れ	上記 ＋ カリウム/リン上昇 アシドーシス・心不全	透析・移植の準備 10％以下の腎機能では透析開始・移植施行

表2　腎不全で生じる異常

腎臓の機能	腎不全のときに起こる異常の例
水の排泄	浮腫（むくみ），高血圧，肺水腫（胸に水がたまる）
酸・電解質の排泄	アシドーシス（身体に酸がたまる），高カリウム血症，高リン血症
老廃物の排泄	尿毒症（気分不快・食欲低下・嘔吐・意識障害）
造血ホルモン産生	貧血
ビタミンD活性化	低カルシウム血症，骨の量・質の低下

表3　腎代替療法の特徴

	血液透析	腹膜透析	腎臓移植
腎機能	腎機能廃絶	腎機能廃絶	正常に近いレベル（60～70％程度）
必要な手術	シャント手術（局所麻酔）	腹膜透析カテーテル設置手術（全身麻酔）	腎臓移植手術（全身麻酔）
通院回数	3回/週	1回/1～2月	1回/1～2月
治療による自覚症状	穿刺による痛み，除水による血圧低下	腹膜透析液貯留による腹満感	爽快感など症状の改善
免疫抑制薬	不要	不要	不可欠
食事・水分制限	多い（蛋白・水・塩分・カリウム・リンなど）	少ない	少ない
旅行・出張	制限あり（通院透析施設の確保）	自由（必要物品の携帯が必要）	自由
出産	困難	困難	腎機能により可能
スポーツ	ほぼ自由	ほぼ自由	ほぼ自由
入浴	透析後はシャワーが望ましい	腹膜透析カテーテルの清潔保持が必要	問題なし
社会復帰率	中程度	中程度	高い
その他の利点	医学的ケアが常に提供される．日本で最も確立した治療方法	自己管理が可能	透析による束縛からの開放感

3. 尿路結石　urolithiasis

Ⅰ．定義

尿路（腎・尿管・膀胱・尿道）に尿中物質が結晶化した結石が存在する状態．

Ⅱ．分類（表1）

腎（腎実質，腎盂・腎杯），尿管結石を上部尿路結石，膀胱，尿道結石を下部尿路結石とよぶ．X線透過性の違いによりX線陽性結石とX線陰性結石に分類される．上部尿路結石の成分は男女ともカルシウム含有結石が90％以上で，下部尿路結石は男性ではカルシウム含有結石が約70％，女性では感染結石（リン酸Mgアンモニウムなど）が約半数を占める．

Ⅲ．病態（表2）

結石形成の成因は複雑多岐にわたる．結石成分が過飽和状態で結晶が析出して核を形成する．核は成長・凝集・固化し結石の原基となる．原因別に大別すると①環境の異常（飲水不足，気温，動物性蛋白質・脂肪摂取過多），②腎・尿路の異常（海綿腎，腎尿細管性アシドーシスtypeⅠ，尿路奇形），③尿中物質の排泄異常（過カルシウム尿症，高シュウ酸尿症，低クエン酸尿症，低マグネシウム尿症，高尿酸尿症，シスチン尿症，感染尿）が関係する．

Ⅳ．症候

男性に多く上部尿路結石が全体の約96％を占め，40〜50歳代に発生のピークがある．上部尿路結石の3大主徴は疼痛（疝痛*），血尿，結石排出であるが自覚症状がない場合も少なくない．結石が①尿路，特に尿管内に嵌頓し尿流の通過障害を引き起こし尿路内圧が上昇すること，②結石による物理的刺激によって尿路が攣縮すること，③結石による炎症などのために種々の程度の鈍痛から疝痛発作*を発症する．疼痛部位は結石存在部位で異なり，腎結石では腰背部や側腹部，尿管結石では下腹部や鼠径部に放散痛を生じる場合が多い．また疼痛関連症状として悪心・嘔吐，冷汗，腹部膨満など自律神経症状を呈する．尿管結石が膀胱壁内尿管まで下降すると膀胱刺激症状（頻尿など）が出現する．両側尿管結石が嵌頓した場合，突然無尿となり腎後性腎不全を発症する．

膀胱結石では頻尿，排尿痛，血膿尿を認め，結石が膀胱頸部に嵌頓すると突然排尿困難や尿閉が出現する．尿道結石では排尿困難，尿閉を認め，結石が前部尿道に存在する場合は結石を触知できる．

*疝痛，疝痛発作：腎盂尿管壁を構成する平滑筋の異常収縮によって生じる数分〜数時間おきに繰り返す差し込むような鋭い痛みで，痛みには波がある．

Ⅴ．診断（図1，図2）

症状から尿路結石を疑い，尿検査と画像診断で確定診断に至る．尿検査では顕微鏡的血尿*から肉眼的血尿まで種々の程度の血尿を認めることが多い．尿沈渣ではシスチン結晶（光輝性六角形結晶），シュウ酸Ca結晶（無色八面体結晶）が認められる．尿pHから酸性尿では尿酸結石やシスチン結石，アルカリ尿ではリン酸Ca結石やリン酸Mgアンモニウム結石を疑う．

X線単純撮影（KUB）で腎，尿管，膀胱に一致した部位に石灰化像が認められれば結石（X線陽性結石）の可能性が高いが，尿酸結石，シスチン結石，キサンチン結石はX線透過性のためX線描出困難である（X線陰性結石）．

腹部超音波断層検査は非侵襲的検査でありX線単純撮影とともに最初に施行されるべき検査である．腎結石の場合，結石は音響陰影acoustic shadowを伴う高輝度エコー像を示す．しかし5mm以下の結石や尿管結石の描出は困難なことが多い．尿管結石が嵌頓した場合は水腎症を生じ腎盂腎杯の拡張に伴うcentral echo complex像が解離した低エコー領域として認識される．

経静脈性尿路造影（IVU）によってKUBで描出された石灰化像が尿路内であることが証明される．結石嵌頓による尿流障害がある場合は造影剤の排泄遅延や水腎症あるいはnephrogram像*が得られる．

CT検査はX線陰性結石の診断が可能であり，

結石容積の測定やCT値を測定することで後述するESWLによる砕石効果を予測できる.

* **顕微鏡的血尿**：尿沈渣を強拡大（400倍）で観察し1視野に5個以上の赤血球を認める.
* **nephrogram像**：腎実質像をさし腎臓の輪郭および実質が描出された像.

VI. 治療

尿路結石の治療は疝痛発作への対応，内科的治療，外科的治療，再発予防，基礎疾患の治療を行う．

疝痛発作に対しては鎮痛薬（NSAIDs）や鎮痙薬〔ブチルスコポラミン臭化物（ブスコパン®）〕を使用する．

長径10 mm未満の結石は自然排石が期待できるため適度な運動と1日尿量が2,000 mL以上になるような水分摂取に努める．また1日尿量2,000 mL以上を維持することは結石の再発予防効果がある．

結石溶解療法（重曹：重炭酸Naによる尿のアルカリ化；pH6.5〜7.0）は尿酸結石やシスチン結石に有効である．尿酸結石ではアロプリノール（ザイロリック®，リボール®），シスチン結石ではD-ペニシラミン（メタルカプターゼ®）を投与する．

外科的治療の適応は一般に10 mm以上の結石，感染，高度な尿路閉塞を認める場合である．腎結石の場合，サンゴ状結石や20 mm以上の結石，複数結石はPNL*，TUL*とESWL*の併用が推奨される．20 mm以下であればESWLが第一選択となる．尿管結石の場合，上部尿管はESWL，中部尿管はESWLまたはTUL，下部尿管（10 mm未満）はESWLまたはTUL，下部尿管（10 mm以上）はTULが第一選択となる．

下部尿路結石は経尿道的膀胱砕石術など経尿道的処置で摘出する．

* **PNL**：経皮的腎砕石術.
* **TUL**：経尿道的尿管砕石術.
* **ESWL**：体外衝撃波結石破砕術.

（野村威雄）

表1　X線透過性による分類

結石	X線透過性
リン酸Ca	非透過性
シュウ酸Ca	非透過性
リン酸Mgアンモニウム	非透過性
シスチン	透過性
キサンチン	透過性
尿酸	透過性

表2　尿路結石の成因

原因	因子
環境の異常	気温，年齢，遺伝，人種，食事，薬剤，性差，飲水不足，長期臥床
腎・尿路の異常	尿路奇形，尿細管障害，感染，尿pH，尿停滞，尿濃縮
尿中物質の排泄異常	ピロリン酸，クエン酸，Mg，尿酸，アミノ酸，酸性ムコ多糖類，シュウ酸，Ca

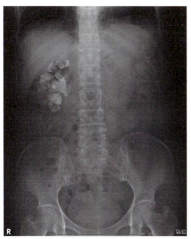

図1　右腎サンゴ状結石
腎盂腎杯を鋳型にした結石像を認める．

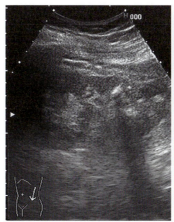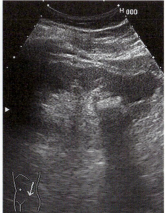

図2　腎（下腎杯）結石
結石は音響陰影 acoustic shadow を伴う高輝度エコー像を呈する．

4. 腎癌・膀胱癌
kidney cancer/bladder cancer

[腎癌 kidney cancer]

Ⅰ. 定義
腎臓の尿細管から発生する悪性腫瘍.

Ⅱ. 分類
- 病理組織学的分類

淡明細胞癌（約80％），乳頭状細胞癌（約10％），嫌色素性細胞癌（約5％），その他（ベリニ管癌，紡錘細胞癌など）.

Ⅲ. 病態
肥満，喫煙，高血圧などが危険因子とされ，肥満は腎癌発症リスクを最大4倍上げる．透析患者に発生する後天性囊胞性腎疾患（ACDK）や，常染色体優性遺伝性疾患である von Hippel-Lindau（VHL）病において腎癌が高率に発生する．

Ⅳ. 症候
男女比は約2：1，40歳以上に発生しやすく60歳代に最も多い．症状として肉眼的血尿，腹部腫瘤，腰背部痛の古典的な三徴が知られているが，最近は検診エコーや他の疾患精査CT中に無症状で偶然に発見されることが多い．早期では無症状であるが，進行に伴い発熱や体重減少，貧血，高Ca血症といった多彩な症状がみられる．静脈内腫瘍栓を形成することがあり，遠隔転移臓器は肺が最も頻度が高い．

Ⅴ. 診断 (図1)
腎癌の診断は画像検査（腹部エコー，CT，MRI）が中心的役割を果たす．特に造影CTは精度が高く，皮質実質相，髄質実質相，腎盂造影相を撮影することで診断だけでなく良性疾患との鑑別にも有用である．最も頻度の高い淡明細胞癌の典型的造影CT所見は早期相での濃染，遅延相での洗い出し wash out である．小径腫瘍の鑑別，静脈内腫瘍栓の診断，造影剤不適（過敏症，腎機能障害）の症例ではMRIが有用である．転移検索で骨シンチやPET-CTが考慮される．

他の癌と異なり，腎癌では通常生検を行わない．画像検査で良性・悪性の鑑別が困難な場合に限ってのみ行われることがある．

Ⅵ. 治療
転移のない腎癌の治療は手術療法が原則である．転移進行性腎癌に対しては分子標的薬やサイトカイン療法が選択される．抗癌剤による化学療法は有効でない．転移巣に対しては手術療法や放射線療法が行われることがある．

① 手術療法

通常は根治的腎摘除術が行われる．限局性腎癌に対しては腹腔鏡下根治的腎摘除術が標準術式として推奨されている．

4 cm以下の小径腎癌（T1a）に対しては腎部分切除術が考慮される．制癌性は根治的腎摘除術と同等であり，腎機能温存に有利であるが，まれに尿瘻や後出血などの合併症がある．

下大静脈内腫瘍栓を有する症例や周囲臓器への浸潤を伴う限局浸潤性腎癌に対しては浸潤臓器合併切除を含めた腎摘除術が行われる．

② 薬物療法

サイトカイン療法としてインターフェロン，インターロイキン2があり，特に肺転移に有効である．副作用は発熱や倦怠感などの感冒様症状などがある．

近年は分子標的薬の占める割合が増加している．分子標的治療薬としてソラフェニブ，スニチニブ，エベロリムス，テムシロリムス，アキシチニブ，パゾパニブが使用可能である．副作用として手足症候群，甲状腺機能低下症，骨髄抑制，口内炎，間質性肺炎，易感染性などがある．免疫チェックポイント阻害薬としてニボルマブ（オプジーボ®）が承認された．

③ その他の治療

手術困難例など小径腎癌に対して経皮的凍結療法など．

note **Gerota筋膜**：腎，腎周囲脂肪組織，副腎を被っている線維性被膜．腫瘍の進展や病期分類などにおいて重

要な膜構造.

[膀胱癌　bladder cancer]

Ⅰ．定義
膀胱の尿路上皮（移行上皮）から発生する悪性腫瘍.

Ⅱ．分類
● 病理組織学的分類
尿路上皮癌（約90％），その他（扁平上皮癌，腺癌，小細胞癌など）.

Ⅲ．病態
危険因子である喫煙は膀胱癌発症リスクを2〜4倍上げる．職業性発癌物質（合成化学染料）曝露や慢性炎症（膀胱結石，尿路感染症，ビルハルツ住血吸虫症など），放射線被曝が発癌の要因となる．

膀胱と同じ尿路上皮である腎盂・尿管・前立腺部尿道といった他の尿路に病変を合併することが多い．

Ⅳ．症候
男女比は約4：1．血尿と膀胱刺激症状（頻尿，排尿時痛など）が二大症状で，無症候性肉眼的血尿の頻度が高い．遠隔転移好発部位は，リンパ節，肺，肝臓である．

Ⅴ．診断（図2）
膀胱鏡検査などにより腫瘍を確認し，尿細胞診または後述する経尿道的膀胱腫瘍切除術（TUR-Bt）により病理学的に悪性を確認することで確定診断される．

乳頭状有茎性腫瘍は筋層非浸潤癌，非乳頭状広基性腫瘍は筋層浸潤癌である頻度が高い．

腫瘍の壁内深達度，リンパ節転移，遠隔転移の有無の診断には画像検査（MRI，CTなど）が有用であるが，壁内深達度の評価はTUR-Btによる病理学的評価が必須．上部尿路の腫瘍の有無の評価（腹部エコー，静脈性尿路造影など）も併せて行う．

Ⅵ．治療（図3）

① 膀胱上皮内癌（carcinoma in situ：CIS）
BCG膀胱内注入療法*が行われる．

② 筋層非浸潤癌
経尿道的膀胱腫瘍切除術（TUR-Bt）を行い，症例によっては再度切除を行う2ndTUR-Btや膀胱内注入療法（BCGまたは抗癌剤）が選択される．

③ 筋層浸潤癌
根治的膀胱全摘＋骨盤リンパ節郭清および尿路変向術が行われる．尿路変向術として回腸導管造設が最も一般的で，ほかに腸管利用新膀胱造設（尿禁制型）や尿管皮膚瘻がある．

④ 進行転移癌
全身化学療法（GC療法*やM-VAC療法*）など集学的治療が行われる．

* **BCG膀胱内注入療法**：弱毒化した結核菌（bacillus Calmette-Guerin：BCG）を膀胱内に注入する治療法．
* **GC療法**：ゲムシタビン（GEM）とシスプラチン（CDDP）を組み合わせた化学療法．M-VAC療法と比較して効果が同等で副作用が軽く，現在の標準的治療．
* **M-VAC療法**：メトトレキサート（MTX），ビンブラスチン（VBL），アドリアマイシン（ADM），シスプラチン（CDDP）の4剤を組み合わせた化学療法．

（山崎六志）

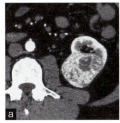
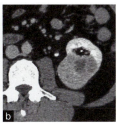
図1　造影CT所見（淡明細胞癌）
(a) 早期相，(b) 遅延相．早期相での濃染，遅延相での洗い出しwash outの像．

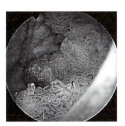
図2　膀胱鏡所見（有茎性乳頭状腫瘍）

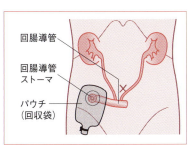
図3　回腸導管造設

5. 前立腺癌・前立腺肥大症
prostate cancer/benign prostatic hyperplagia

[前立腺癌　prostate cancer]

Ⅰ．定義

前立腺に発生する上皮性悪性腫瘍で，多くは腺癌である．

Ⅱ．病態

前立腺の発生，分化，成長，機能のすべてにアンドロゲンが関与しており，前立腺癌の発生，進展においてもアンドロゲンの関与が大きい．前立腺癌のリスクファクターとしては，加齢，遺伝，人種，食生活，性生活，内分泌などがあげられる．

Ⅲ．症候

早期の前立腺癌では特有の症状はない．進行期の前立腺癌では，局所進展による症状や転移巣による症状が出現する．局所進展により，尿閉や血尿，膀胱タンポナーデ，尿管へ浸潤し水腎症となり腎後性腎不全をきたす．転移部位として骨やリンパ節が多く，骨転移により疼痛，骨折，脊髄圧迫による麻痺症状が，骨盤リンパ節転移により下肢浮腫などが生じる．

Ⅳ．診断

血清PSA値の測定を行い，スクリーニングを行う．また，直腸診を行い，異常所見の有無を確認する．前立腺癌が疑われれば，超音波ガイド下に系統的前立腺針生検を行い，確定診断を得る．前立腺癌の診断が得られたら，病期決定を行う．局所進展の判定には直腸診やMRI（図1）が，所属リンパ節転移の判定にはCTが，遠隔転移の判定にはCTや骨シンチが行われる．

Ⅴ．治療

前立腺癌の治療方針を図2に示す．治療は手術療法，放射線療法，ホルモン療法に大別される．手術療法，放射線療法は限局性前立腺癌に対して根治を目的として行われるが，ホルモン療法は転移がある場合や，手術や放射線療法の補助療法として用いられる．手術療法には開腹手術（恥骨後式，会陰式），腹腔鏡手術，ロボット支援手術などがある．放射線療法には外照射，小線源療法（組織内照射）がある．ホルモン療法はアンドロゲン作用を抑制する治療である．アンドロゲンの95％は精巣由来のテストステロンで，残りの5％は副腎由来のデヒドロエピアンドロステロンやアンドロステンジオンである．精巣由来のアンドロゲンを内科的去勢（LH-RHアナログ製剤やLH-RHアンタゴニスト製剤の投与）や外科的去勢（両側精巣摘除）によって抑制し，副腎由来のアンドロゲンは抗アンドロゲン薬を用いて抑制する．その他，去勢抵抗性前立腺癌に対して，タキサン系の抗癌剤治療を行う．

[前立腺肥大症
benign prostatic hyperplagia]

Ⅰ．定義

前立腺腺腫が増大し，尿道抵抗が高まる結果，膀胱機能に影響を与え，さまざまな下部尿路症状を呈する状態．

Ⅱ．病態

前立腺腺腫の発生部位は移行領域と尿道周囲組織で，初期には間質細胞のみで結節が形成されるが，次第に腺増生を誘導し，成熟した肥大結節を形成する．肥大結節により下部尿路が閉塞され，下部尿路症状が生じる．

Ⅲ．症候

下部尿路症状として排尿相にみられる排尿症状と，蓄尿相にみられる蓄尿症状がみられる．排尿症状としては尿勢低下，尿線分割・尿線散乱，尿線途絶，排尿遅延，腹圧排尿がみられ，蓄尿症状としては夜間頻尿や尿意切迫感などがみられる．また残尿感や排尿後滴下といった排尿後症状もみられる．

IV. 診断

国際前立腺症状スコア（I-PSS）を用いた症状の定量的評価，尿流率測定と残尿測定による排尿機能の評価，前立腺容積の測定による前立腺形態の評価を行い，重症度判定を行う．手術に際しては，膀胱内圧測定を行い排尿筋収縮障害の有無を確認し，膀胱尿道鏡で前立腺部尿道の観察や尿道狭窄がないか確認し，治療法選択の決定に用いる．病歴の聴取，身体所見，検尿検査，腎機能評価，PSA検査といった初期評価は当然行っておく．

V. 治療

薬物療法には$α_1$アドレナリン受容体遮断薬，$5α$還元酵素阻害薬，PDE5阻害薬，抗アンドロゲン薬がある．すべての重症度に用いられ，単剤あるいは併用して用いる．薬物療法が不十分な症例や，中等度～重度の症状，尿閉などの合併症がある場合には手術療法が考慮される．手術療法は開放手術と経尿道的手術に分けられ，標準術式は経尿道的前立腺切除術（TURP）である．開放手術による被膜下前立腺核出術は大きな前立腺には有用性が高いが，近年では経尿道的手術でもさまざまな術式が考案され，ホルミウムレーザー前立腺核出術（HoLEP）（図3）は大きな前立腺にも有用性が高く，その施行件数は増加している．

しかしながら，前立腺肥大があっても，症状や合併症がない場合は無治療で経過観察を行う場合もある．前立腺肥大症はQOLに影響を与える疾患であるため，患者背景など，病態以外の要因も含めて，治療法を決定していくことが重要である．

（澁谷忠正）

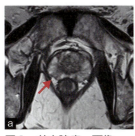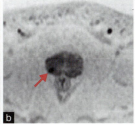

図1　前立腺癌　画像
(a) 前立腺癌はMRI T2強調画像で低信号を呈す（矢印）．
(b) 同部位は拡散強調画像で高信号を呈す（矢印）．

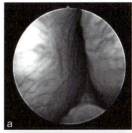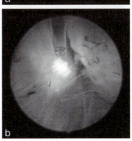

図3　内視鏡所見
(a) 両葉の肥大を認める．
(b) レーザーで前立腺内腺を核出している．

図2　前立腺癌　治療方針
前立腺癌の病期診断の後，リスク分類※を考慮して治療方針を決定する．治療法の選択肢が幅広く，種々の因子が影響するため，決定の際には患者と十分に話し合い，総合的に判断して決定する．
※前立腺癌リスク分類：臨床病期，PSAの値，生検でのGleason scoreに基づいて分類される．D'Amicoの分類やNCCN分類が頻用される．

1. 生殖器の構造と機能
structure and function of genital organ

Ⅰ．女性生殖器の構造

女性生殖器は外陰，腟，子宮（頸部，体部），子宮付属器（卵管，卵巣）に大別される．胎児期のはじめに女子ではMüller管が発育して子宮，卵管，腟上皮へ分化する．腟の下1/3は退化したWolf管由来とされる．

① 外陰

恥骨上の脂肪組織である恥丘から後方に向かって大陰唇，陰核，小陰唇，腟口，会陰，からなる．両側の小陰唇に囲まれた窪みを腟前庭といい，外尿道口，腟口が含まれる．外分泌腺であるバルトリン腺が左右4時8時方向に開口している（図1）．

② 腟，子宮

腟は外陰と子宮頸部の間に存在する管腔で粘膜は重層扁平上皮で覆われている．子宮は腟の上方，膀胱と直腸間に存在し，受精卵の着床と胎児発育の場である．子宮の下1/3を子宮頸部，上2/3を子宮体部という．最も腟側の子宮の開口部（外子宮口）を含む部を子宮腟部，腟からの重層扁平上皮と子宮頸部の頸管腺上皮への移行部は移行帯と称す．子宮の内腔が最も狭い解剖学的内子宮口と頸管内膜から子宮体部内膜腺への移行部である組織学的内子宮口との間を子宮峡部という（図2）．

性成熟期の子宮の大きさは鶏卵大であるが，閉経後は萎縮する．子宮は前方を膀胱子宮靱帯（子宮支帯前部），側方を基靱帯（子宮支帯中部），後方を仙骨子宮靱帯（子宮支帯後部）の3方向の結合織で支持されている．子宮体部の頂を子宮底とよび，子宮内腔は子宮底の両側で卵管と交通している．

子宮体部は前壁後壁ともに厚さ1cm程度の分厚い平滑筋により構成されており，妊娠末期には恥骨から子宮底までは平均34cmにも達する．子宮を含む骨盤内臓器は腹膜に連続する漿膜で覆われているが，子宮の周辺の腹膜は子宮広間膜という．子宮へ直接流入している血管は内腸骨動脈の分枝である子宮動脈であり，左右の尿管と交差しながら内子宮口の高さで上行枝，下降枝に分枝している．

③ 卵巣，卵管

卵巣は子宮の両側にある腹腔内に露出した充実性の臓器で，性成熟期には超母子頭大であるが，閉経後は小指頭大に萎縮する．卵巣は左右の卵巣固有靱帯で子宮と連続しており，骨盤側は左右の骨盤漏斗靱帯（卵巣提索）で保持されている．骨盤漏斗靱帯内には卵巣動静脈*が走行している．卵巣の表層は腹膜から連続する表層上皮で覆われ，内部は外側の皮質と内側の髄質からなり，皮質には多数の卵胞が存在する．そのほかの部分は間質とよばれる．

卵管は子宮底の左右，子宮角とつながっている約10cm長の管腔臓器である．漿膜，筋層，粘膜の3層構造であり，子宮側より間質部，峡部，膨大部，卵管采を経て腹腔内に開口している．

*卵巣動静脈：卵巣動脈は両側とも腹大動脈から分枝しているが，右側の卵巣静脈は下大静脈に流入するが，左側は左腎静脈へ流入する（図3）．

Ⅱ．女性生殖器の機能

腟上皮は性成熟期ではエストロゲンの作用により伸展性に富む．腟内は常在菌であるDöderline桿菌により腟粘膜のグリコーゲンが分解されて腟内を弱酸性に保たれており，上行性の感染を防御している．

子宮頸部移行帯の頸管腺上皮の化成異常が子宮頸がんの発生母地として重要である．排卵前には頸管粘液が増加し，精子の子宮への侵入を容易とする．子宮体部にある内膜腺上皮は排卵前には着床に備えて増殖するが，妊娠に至らない場合はエストロゲン，プロゲステロンの消退により剥脱し月経となる．

卵巣皮質に存在する卵胞は，原子卵胞から発育卵胞，1個の卵胞が成熟卵胞となりエストロゲンの分泌が亢進する．卵胞径が20 mm程度になると，下垂体からのLHの一過性の大量の分泌（LHサージ）により，卵が卵巣の皮質を破って排卵す

る．排卵後の卵胞は黄体となり，プロゲステロンが分泌される．妊娠に至らない場合は白体となる．卵胞数自体は胎生期に最も多く，出生時には200万個程度に減少し，一生に排卵するのは400〜500個のみである．腹腔内に排出された卵が卵管采により捕獲され，腟より子宮腔内を経て卵管采に到達した精子と膨大部で受精した場合に妊娠が成立する．受精卵は卵管粘膜の繊毛運動と卵管筋層の蠕動運動により子宮内膜まで移動する．炎症などにより卵管が閉塞や運動障害が起これば不妊や異所性妊娠の原因となる．

note 月経などホルモンの下降による出血を消退出血という．

(牛嶋公生)

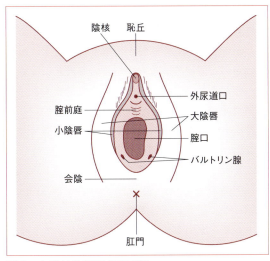

図1　女性外性殖器（正面像）

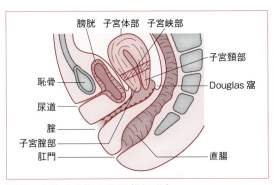

図2　女性の骨盤内臓器（断面像）

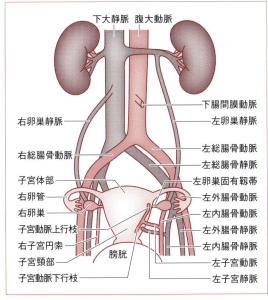

図3　子宮に関連する血管系

2. 子宮筋腫・子宮内膜症
uterine leiomyoma/endometriosis

[子宮筋腫　uterine leiomyoma]

I．定義

子宮の筋組織から発生する良性腫瘍で，実質は筋線維，間質は結合組織からなり組織学的には平滑筋腫である．

II．分類

Müller管由来の組織から発生し，そのほとんどは子宮筋層からである．約95％が子宮体部から，約5％が子宮頸部から発生する．発育方向によって，粘膜下筋腫，筋層内筋腫，漿膜下筋腫に分類される．これらの筋腫が複数種合併し多発することが多い．

III．病態

婦人科腫瘍の中で最も高頻度な疾患であり，顕微鏡的なものを含めると約75％にみられるとされる．人種差があり，黒人に多く白人に少ない．増殖には卵巣性ステロイドホルモンが関与し，初経前に発症することはなく，性成熟期に増大する可能性がある．妊娠すると急速に増大することもある．閉経後は一般的に縮小する．

IV．症候

子宮筋腫の約半数は無症状である．代表的な症状は，過多月経，過長月経および月経困難症である．毎月徐々に貧血が進行し，重症化して気づかれることも多い．サイズや部位により下腹部腫瘤感や頻尿などの圧迫症状や不妊症の原因ともなる．

V．診断

問診により症状や経過を聴取する．内診では，子宮の形状が不整で硬く腫大して触れる．超音波検査（経腹法・経腟法）は低侵襲であり第一選択の検査法である．筋腫は比較的明瞭な充実性腫瘤として描出され，やや低エコーである．子宮肉腫など悪性疾患の否定，腫瘤の正確な位置とサイズなど診断精度を高める目的で骨盤MRI検査を行う．MRI検査では，筋腫は境界明瞭で，T1像で正常筋層よりやや低信号，T2強調像では均一な低信号の腫瘤として描出される．子宮鏡検査は粘膜下筋腫の診断に有用で，子宮内膜ポリープとの鑑別診断や切除方法の検討に用いられる．

VI．治療

筋腫は良性腫瘍であり，約半数は無症状であることから，すべての筋腫が治療を必要とするわけではない．症状の重篤度や不妊の原因となっているかなどを考慮し，個別に治療法を選択する．

① 薬物療法（対症療法とホルモン療法）

対症療法：造血薬・止血薬・消炎鎮痛薬，漢方薬などで症状の緩和を図る．過多月経に対しては，レボノルゲストレル含有子宮内挿入器具（levonorgestrel releasing intrauterine system：LNG-IUS）も効果が期待できる．

ホルモン療法：ダナゾール，ジエノゲストなどがあるが，本邦で実際に使用できるのは保険適応のあるGnRHアゴニスト製剤*のみである．GnRHアゴニスト製剤による偽閉経療法により筋腫は縮小し症状も軽快するが，投与終了後は4～6ヵ月で再燃する．また長期投与により骨密度の低下などの副作用もある．このため根本的治療法とはなりえず，閉経前の患者に閉経までの待機や手術までの待期的治療として用いる．

② 手術療法

- 子宮全摘術：根治的であるが，術後の妊孕性は失われる．腹式，腟式，腹腔鏡下のアプローチがある．
- 子宮筋腫核出術：妊孕性温存を目的に筋腫のみを摘出する．開腹もしくは腹腔鏡下で行う．妊娠時に子宮破裂のリスクが高まる．術後再発も15～30％程度認められる．
- 子宮鏡下筋腫摘出術：子宮内腔に突出した粘膜下筋腫に対して行う．
- 子宮動脈塞栓術（uterine artery embolization：UAE）：外科的治療がリスクを伴う場合に選択される．両側子宮動脈をゼラチンスポンジなど

により塞栓し，筋腫を不可逆的な梗塞に陥らせ縮小させる．しかし，透視による被曝，術後疼痛などリスクを伴い，妊孕性も失われる．

＊GnRH (gonadotropin releasing hormone)：視床下部から分泌され，下垂体前葉よりのLH（黄体化ホルモン），FSH（卵胞刺激ホルモン）の分泌を調整しているホルモン．GnRHアゴニスト製剤は下垂体前葉のGnRH産生細胞を刺激し，一時的にGnRHが産生されるが，継続的刺激によりGnRHレセプターのダウンレギュレーションが起こりLH，FSHの分泌が抑制され，結果的に低エストロゲン状態を作り出す．

[子宮内膜症　endometriosis]

Ⅰ．定義

子宮内膜あるいはその類似組織が，子宮外に異所性に存在する良性疾患である．

Ⅱ．分類

内診所見によるBeecham分類と，腹腔鏡所見に基づいたr-ASRM (revised-American Society for Reproduction Medicine) 分類がある．ただし分類は症状の種類や程度，予後などの臨床的事項と必ずしも関連がない．

Ⅲ．病態

発症のメカニズムは，いまだに不明である．ホルモン依存性の疾患であり発症率は年々増加している．未産婦に多く，人種差があり白人に多い．年齢分布は30歳前半にピークがあり，性成熟期女性の10人に1人程度に存在する．

最も多い発生部位は卵巣である．病理組織学的には良性であるにもかかわらず，増殖浸潤し，周囲の組織と癒着を形成するという腫瘍に類似した性格を有する．

Ⅳ．症候

月経痛，下腹痛，腰痛，性交痛，非月経時慢性骨盤痛などと，不妊が主な症状である．不妊の原因には，骨盤内癒着，腹水中の活性化マクロファージより分泌されるサイトカインや増殖因子が関与している．一般に，妊娠，分娩によって症状が改善する．

Ⅴ．診断

確定診断は腹腔鏡あるいは開腹して腹腔内所見を直視下かつ組織学的に確認する．しかし，実際には臨床的に本疾患を疑うものを「臨床子宮内膜症」として取り扱う．

問診により疼痛の経過，発症時期，部位などを詳細に聴取する．内診により子宮の腫大，硬さ，可動性を確認する．経腟超音波断層法にて卵巣の子宮内膜症性嚢胞の有無を観察する．卵巣に腫瘍が認められた場合にはMRIやCT検査が必要なこともある．特に50歳以上で腫瘍径が大きい場合は，頻度は低いが腺癌の合併が認められ注意が必要である．血清CA125の上昇が認められるが，感度や特異度が低く診断や治療の指標には適さない．

Ⅵ．治療

① 薬物療法

対症療法：内膜症に伴う疼痛改善の目的でNSAIDsなどの鎮痛薬や漢方薬が用いられる．

ホルモン療法：エストロゲン・プロゲステロン合剤を用いた偽妊娠療法，低用量ピル，ジエノゲスト，ダナゾールおよび各種GnRHアゴニスト製剤などが用いられる．近年では月経困難症および過多月経に対してLNG-IUSが，疼痛を伴う子宮内膜症に対しても効果が得られている．

患者の年齢，症状，病巣の重症度（進行期），挙児希望の有無および既往治療歴などにより薬剤を選択する．しかし，薬剤療法のみで内膜症を根治させることは困難であり，外科的治療との組み合わせや，不妊症例では体外受精法 (assisted reproductive technology：ART) が導入されることも多い．

② 外科的治療

子宮内膜症は性成熟期婦人に好発するため，腹腔鏡下に妊孕性温存手術が行われることが多い．一方，根治を目的とする場合は，付属器摘出やDouglas窩を中心とした腹膜病変を切除する．

〔駒井　幹〕

3. 子宮頸癌・子宮体癌
cervical cancer, endometrial cancer

Ⅰ. 定義
子宮頸癌は子宮頸部の上皮から発生した癌．子宮体癌は子宮体部内膜から発生した癌．

Ⅱ. 分類（表1，表2）
① 組織分類
子宮頸癌：最も多い組織型は扁平上皮癌であるが，近年腺癌の割合が増えている（表1）．
子宮体癌：85％は類内膜腺癌で子宮内膜腺に類似した管状構造を特徴とする．充実性蜂巣の割合と細胞の各異型によって3つのGrade1～3に分類され，Grade3は充実性蜂巣の割合が高く予後不良である．特殊型として，漿液性腺癌，明細胞腺癌，癌肉腫などがある．

② 進行期分類
子宮頸癌：進行期により治療法が異なるため進行期は治療前に決定され，以後変更してはならない．
子宮体癌：手術後に病理組織学的な進展を確定して決定される．

Ⅲ. 病態
子宮頸癌の原因は性交渉によるヒトパピローマウイルス（human papillomavirus：HPV）の持続感染である．多くは一時的感染で自然に排除されるが，排除されずに感染が持続すると子宮頸部上皮内腫瘍（cervical intraepithelial neoplasia：CIN）を経て，その3割程度が浸潤子宮頸癌に進展する．HPV16型と18型によるものが子宮頸がん症例の約70％を占める．
子宮体癌はエストロゲン依存性（Ⅰ型）と非依存性（Ⅱ型）がある．Ⅰ型はエストロゲンの持続的曝露により子宮内膜異型増殖症を経て発生する．体癌全体の85％を占めGrade1,2の類内膜癌がこれに相当する．Ⅱ型は子宮内膜異型増殖症を経ずに癌化するもので，より発症年齢が高齢で予後不良とされる．主な組織型はGrade3の類内膜腺癌，漿液性腺癌，明細胞腺癌である．

Ⅳ. 症候
子宮頸癌：好発年齢は30～40歳代である．早期は無症状で，子宮腔部に腫瘤を形成した後に性交時出血などの不正性器出血を生じる．進行すれば壊死による帯下の増量をきたす．膀胱や直腸へ浸潤すれば膀胱腟瘻や直腸腟瘻を形成する．
子宮体癌：閉経後の不正性器出血で気づかれることが多い．子宮体部筋層を越えて浸潤すると卵巣がんと同様に腹膜播種を起こす．

Ⅴ. 診断（図1）
子宮頸癌：子宮腟部の擦過細胞診で異常が検出されればコルポスコピーを用い子宮頸部狙い組織診を行う．生検で浸潤が不明である場合は診断的子宮頸部円錐切除を行う．癌の診断が確定したら進行期を決定するための必須の検査（腟鏡診，内診，直腸診，排泄性尿路造影，膀胱鏡，直腸鏡検査，胸部X線）を行う．CTやMRIなど画像診断も病勢把握のために施行される．なお，微小浸潤癌（ⅠA期）の診断は円錐切除術によってなされる．
子宮体癌：子宮内膜組織診により診断される．MRI検査では子宮頸部や子宮体部の筋層浸潤の評価を行う．CT検査で子宮外病変の有無の検索を行う．下部消化管の異常や下部尿路への浸潤のないことも治療前に確認する．

Ⅵ. 治療
子宮頸癌の治療は臨床進行期に基づいて決定される．1A2期以降は子宮の温存は困難とされるが，条件を満たせば1B1期に対しても子宮体部温存治療を行っている施設もある．手術後の摘出標本により再発リスクを示す結果を認めた場合術後療法（全骨盤照射もしくは化学療法）が検討される．根治的放射線療法には外部照射と腟腔内照射がある．外部照射は全骨盤領域に1回線量1.8～2.0 GyのLinac照射を25～28回行う．腟内照射は外照射により腫瘍径が縮小した後に中央遮蔽を行って遠隔操作式高線量率腟内照射（RALS）によ

りA点(外子宮口を基準として，前額面上，子宮腔長軸に沿って上方2cmの高さを通る垂直線上で，側方にそれぞれ2cmの点)の1回線量を5〜6Gyとして週1回計5,6回行われる．腎機能などに異常がなければ放射線療法の感受性を増強させるため，同時化学放射線療法としてプラチナ製剤(シスプラチン)が併用されることが多い．

子宮体癌の治療は原則手術である．単純子宮全摘術＋両側付属器摘出術＋骨盤・傍大動脈リンパ節郭清(生検)を行い，摘出標本により進行期を決定する．やはり再発リスク因子が確認された場合は術後化学療法(シスプラチン，アドリアシン®併用療法，もしくはパクリタキセル，カルボプラチン併用療法)が計画される．

(河野光一郎・牛嶋公生)

表1 子宮頸癌の進行期分類(日産婦分類2011年)と治療法

進行期分類	治療法
I期：癌が子宮にとどまっているもの．	
IA期：肉眼的に見えない癌．	
IA1期：間質浸潤の深さが3mm以内で，広がりが7mmを超えないもの．	単純子宮全摘術
IA2期：間質浸潤の深さが3mmを超えるが5mm以内で，広がりが7mmを超えないもの．	準広汎子宮全摘術
IB期：肉眼的に見える癌．または組織検査でIA期を超えるもの．	
IB1期：病巣が4cm以下のもの．	広汎子宮全摘術もしくは放射線療法
IB2期：病巣が4cmを超えるもの．	
II期：癌が子宮頸部を越えて広がっているが，骨盤壁または腟下1/3には達していないもの．	広汎子宮全摘術もしくは同時化学放射線療法
IIA期：腟壁に浸潤しているが，子宮傍組織には浸潤していないもの．	
IIA1期：病巣が4cm以下のもの．	
IIA2期：病巣が4cmを超えるもの．	
IIB期：子宮傍組織に浸潤しているもの．	
III期：癌の浸潤が腟壁の下1/3に達するもの，または骨盤壁に達するもの．	同時化学放射線療法
IIIA期：腟壁の浸潤は下1/3に達するが，子宮傍組織浸潤が骨盤壁にまでは達していないもの．	
IIIB期：子宮傍組織浸潤が骨盤壁にまで達しているもの．または，明らかな水腎症や無機能腎を認めるもの．	
IV期：癌が小骨盤腔を越えて広がるか，膀胱，直腸粘膜を侵すもの．	
IVA期：膀胱，直腸粘膜への浸潤があるもの．	
IVB期：小骨盤腔を越えて広がるもの．	全身化学療法もしくは同時化学放射線療法

表2 子宮体癌の進行期分類(日産婦分類2008年)

- I期：癌が子宮体部にとどまっているもの
  - IA期：浸潤が子宮筋層1/2以内のもの
  - IB期：浸潤が子宮筋層1/2を超えるもの
- II期：癌が頸部間質に浸潤するが，子宮を越えていないもの
- III期：癌が子宮外に広がるが，小骨盤を越えていないもの，または所属リンパ節へ広がるもの
  - IIIA期：子宮漿膜ならびに/あるいは付属器を侵すもの
  - IIIB期：腟ならびに/あるいは子宮傍組織へ広がるもの
  - IIIC期：骨盤リンパ節ならびに/あるいは傍大動脈リンパ節転移のあるもの
    - IIIC1期：骨盤リンパ節転移陽性のもの
    - IIIC2期：骨盤リンパ節の転移の有無にかかわらず，傍大動脈リンパ節転移陽性のもの
- IV期：癌が小骨盤腔を越えているか，明らかに膀胱ならびに/あるいは腸粘膜を侵すもの，ならびに/あるいは遠隔転移のあるもの
  - IVA期：膀胱ならびに/あるいは腸粘膜浸潤のあるもの
  - IVB期：腹腔内ならびに/あるいは鼠径リンパ節転移を含む遠隔転移のあるもの

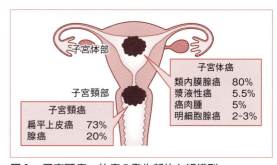

図1 子宮頸癌・体癌の発生部位と組織型

4. 卵巣腫瘍　ovarian tumor

Ⅰ. 定義

卵巣から発生したすべての腫瘍である．

Ⅱ. 分類（表1，表2）

卵巣からはさまざまな種類の腫瘍が発生する．腫瘍の起源により上皮性腫瘍（約70％），胚細胞腫瘍（約20％），性索間質性腫瘍（約6％），その他に大別される．さらに臨床的態度により良性，境界悪性・低悪性度・悪性度不明，悪性に分類される．卵巣癌の進行期分類は手術での摘出標本の病理診断で決定する．

Ⅲ. 病態

明確な病因は不明である．上皮性腫瘍では排卵による卵巣表層上皮の破綻と再生の繰り返しが一因ともいわれる．妊娠歴のない排卵誘発剤使用者はリスクが高く，経口避妊薬の内服者ではリスクが低い．卵巣癌の5〜10％は遺伝性とされ，遺伝性乳がん卵巣がん症候群（hereditary breast and ovarian cancer：HBOC）におけるBRCA1および2遺伝子の変異が知られている．また，子宮内膜症からの発がんも知られている．近年，卵巣悪性腫瘍で最も頻度の高い漿液性癌の多くが卵管由来であるとの概念が浸透しており，卵巣，卵管，腹膜がんを同一の疾患概念として取り扱う傾向にある．

Ⅳ. 症候

一般に無症状であるが，巨大な腫瘍や腹水貯留による腹囲の増大，腹部膨満感で気づかれることも多い．60〜70％は性成熟期に発生し，悪性腫瘍の90％は40歳以上である．胚細胞腫瘍は10〜20歳代の若年者に多く，奇形腫などでは茎捻転により急性腹症を起こす．エストロゲン産生腫瘍では不正性器出血などを生じることがある．

Ⅴ. 診断

内診，経腟超音波断層法で付属器領域に腫瘍を確認する．腫瘍の穿刺による生検は，悪性腫瘍の場合は破綻による腫瘍細胞の腹腔内への拡散をもたらすため原則禁忌である．

① 超音波検査：腫瘍の大きさにかかわらず充実部のない嚢胞性腫瘍は良性の可能性が高い．腫瘍内部の充実性結節や，腫瘍外に腹水や播種病巣を疑う結節を認める場合は悪性を疑う．悪性を疑う所見が両側卵巣にある場合は転移性腫瘍も鑑別の必要がある．

② 胸腹部造影CT検査：腫瘍壁や充実部の造影効果，付属器以外の病変の有無を検索する．

③ 骨盤部造影MRI検査：腫瘍内部の性状や周辺臓器との関連を確認する．拡散強調画像など撮影法の進歩により診断精度が高まっている．

④ 血清腫瘍マーカー：補助診断であり，漿液性癌，類内膜癌でCA125値の上昇がみられるが，良性疾患でも上昇する場合がある．一方，悪性胚細胞腫瘍のうち卵黄嚢腫瘍におけるAFP値の上昇は特異的であり，治癒の判定にも用いられる．

Ⅵ. 治療

第一選択は手術である．腫瘍を摘出し術中迅速病理組織診断を行う．

良性腫瘍：卵巣機能温存目的に腫瘍切除術を計画するが閉経後であれば付属器摘出術を行う．

悪性腫瘍：腹腔内に播種を認める状態でも進行期確定のために単純子宮全摘術，両側付属器摘出術，大網切除術を基本術式とする．後腹膜リンパ節（骨盤および傍大動脈リンパ節）の郭清もしくは生検，虫垂切除術を行う（staging laparotomy）．残存腫瘍の大きさが予後と関連するといわれ，可能な限り腫瘍減量を試みる．初回減量手術（primary debulking surgery：PDS）ともよぶ．

術後化学療法：摘出病理組織診断で高分化型腺癌の1A期以外の症例は適応である．化学療法はタキサン系（パクリタキセル）とプラチナ製剤（カルボプラチン）の併用療法が標準的である．進行例ではこれにベバシズマブを併用する．また，癌の進行により全身状態が不良もしくはあらかじめ切除不能な状況が想定される場合には，術前化学療法（neo-adjuvant chemotherapy：NAC）を3〜4サイクル行い，切除可能と判断された後に手術

(interval debulking surgery：IDS)を行う．NAC後のIDSは近年PDSと同等の成績が報告されており，近年その事例が増加傾向にある．

（河野光一郎・牛嶋公生）

表1　臨床取扱いに基づいた卵巣腫瘍の分類

	良性腫瘍	境界悪性腫瘍/低悪性度腫瘍/悪性度不明の腫瘍	悪性腫瘍
上皮性腫瘍	漿液性囊胞腺腫・腺線維腫 漿液性表在性乳頭腫 粘液性囊胞腺腫・腺線維腫 類内膜囊胞腺腫・腺線維腫 明細胞囊胞腺腫・腺線維腫 ブレンナー腫瘍 漿液粘液性囊胞腺腫・腺線維腫 子宮内膜症性囊胞	漿液性境界悪性腫瘍 粘液性境界悪性腫瘍 類内膜境界悪性腫瘍 明細胞境界悪性腫瘍 境界悪性ブレンナー腫瘍 漿液粘液性境界悪性腫瘍	低異型度漿液性癌　　粘液性癌 高異型度漿液性癌　　類内膜癌 悪性ブレンナー腫瘍　明細胞癌 漿液粘液性癌 未分化癌
		微小乳頭状パターンを伴う漿液性境界悪性腫瘍	
間葉系腫瘍			類内膜間質肉腫
混合型上皮性間葉系腫瘍			腺肉腫 癌肉腫
性索間質性腫瘍	線維腫 莢膜細胞腫 硬化性腹膜炎を伴う黄体化莢膜細胞腫 印環細胞間質性腫瘍 微小囊胞性間質性腫瘍 ライディッヒ細胞腫 ステロイド細胞腫瘍 セルトリ・ライディッヒ細胞腫瘍(高分化型)	富細胞性線維腫 若年型顆粒膜細胞腫 セルトリ細胞腫 輪状細管を伴う性索腫瘍 セルトリ・ライディッヒ腫瘍(中分化型) その他の性索間質性腫瘍	線維肉腫 悪性ステロイド細胞腫瘍 セルトリ・ライディッヒ細胞腫(低分化型)
		成人型顆粒膜細胞腫	
胚細胞腫瘍	成熟奇形腫 良性卵巣甲状腺腫 脂腺腺腫		未分化胚細胞腫　　絨毛癌(非妊娠性) 卵黄囊腫瘍　　　　混合型胚細胞腫瘍 胎芽性癌 悪性卵巣甲状腺腫(乳頭癌，濾胞癌) 脂腺癌 癌(扁平上皮癌，その他)
		未熟奇形腫(Grade 1〜Grade 3) カルチノイド腫瘍	
胚細胞・性索間質性腫瘍		性腺芽腫 分類不能な混合型胚細胞・性索間質性腫瘍	
その他		ウォルフ管腫瘍 傍神経節腫 充実性偽乳頭状腫瘍	卵巣網腺癌　　悪性リンパ腫 小細胞癌　　　形質細胞腫 ウィルムス腫瘍　骨髄性腫瘍

（日本産科婦人科学会/日本病理学会編．卵巣腫瘍・卵管癌・腹膜癌取扱い規約　病理編　第1版．2016；金原出版より引用）

表2　卵巣癌・卵管癌・腹膜癌の進行期分類(日産婦分類2014年)

Ⅰ期：腫瘍が卵巣あるいは卵管にとどまっているもの
　ⅠA期：腫瘍が片側の卵巣(被膜破綻がない)あるいは卵管にとどまっており，被膜表面への浸潤がないもの．腹水細胞診または腹腔洗浄細胞診で悪性細胞が認められない
　ⅠB期：腫瘍が両側の卵巣(被膜破綻がない)あるいは卵管にとどまっており，被膜表面への浸潤がないもの．腹水細胞診または腹腔洗浄細胞診で悪性細胞が認められない
　ⅠC期：腫瘍は片側または両側の卵巣あるいは卵管にとどまっているが，被膜表面への浸潤や被膜破綻があり，腹水細胞診または腹腔洗浄細胞診で悪性細胞が認められるもの
　　ⅠC1期：手術操作による被膜破綻
　　ⅠC2期：自然被膜破綻あるいは被膜表面への浸潤
　　ⅠC3期：腹水または腹腔洗浄細胞診で悪性細胞が認められるもの
Ⅱ期：腫瘍が片側または両側の卵巣あるいは卵管に存在し，さらに骨盤内へ進展しているもの．あるいは原発性腹膜癌
　ⅡA期：子宮や，原発部位以外の卵巣，卵管へ進展しているもの
　ⅡB期：他の骨盤部腹腔内臓器へ進展しているもの
Ⅲ期：腫瘍が骨盤腔を越えて腹腔内，もしくは所属リンパ節への転移があるもの
　ⅢA1期：後腹膜リンパ節のみに転移のあるもの
　ⅢA2期：後腹膜リンパ節転移の有無にかかわらず，骨盤外に顕微鏡的播種のあるもの
　ⅢB期：後腹膜リンパ節転移の有無にかかわらず，最大径2cm以下の腹腔内播種のあるもの
　ⅢC期：後腹膜リンパ節転移の有無にかかわらず，最大径2cmをこえる腹腔内播種のあるもの
Ⅳ期：腹腔内転移以外の遠隔転移
　ⅣA期：胸水中に悪性細胞を認めるもの
　ⅣB期：腹腔内臓器への実質転移のあるもの，あるいは腹腔外臓器に転移のあるもの

5. 骨盤炎症性疾患
（pelvic inflammatory disease：PID）

Ⅰ．定義

PIDとは子宮頸管より上部の婦人生殖器に発症する上行性感染症であり，子宮内膜炎，付属器炎，卵管卵巣膿瘍，骨盤腹膜炎が含まれ，骨盤内感染症とほぼ同義語である．

Ⅱ．病態

女性生殖器は卵管，子宮内腔，腟管を通じ外界と交通するため，起因菌が上行感染を起こし発症するが，まれに虫垂炎や腸管穿孔，婦人科悪性疾患からの波及が原因となることがある．

性感染症のクラミジアChlamydia trachomatisおよび淋菌neisseria gonorrhoeaeと，腟・頸管の常在菌群の感染が原因となる．多くは複合感染である．一般的に検出される起炎菌は，好気性グラム陰性桿菌の大腸菌Escherichia coliが多い．淋菌は症状が重篤化しやすく，近年はクラミジアによるPIDが増加傾向である．

PIDの危険因子として，①子宮内避妊用具（intrauterine device：IUD）の使用，②腟炎・細菌性腟症・子宮頸管炎の存在，③複数の性的パートナー，④若年・未婚女性，⑤腟の洗浄，⑥月経不順などがある．

また，治療が奏効し寛解した後も不妊症や子宮外妊娠，慢性腹痛などの合併症をしばしば発症する．閉経後，すなわち性活動期を過ぎた女性にPIDを発症することはまれである．

Ⅲ．症候

下腹部痛と発熱が典型的症状である．内診所見として子宮および付属器の圧痛，移動痛，抵抗や腫瘤の触知，Douglas窩の圧痛などがある．しかし，明確な症状を呈さない骨盤内感染もあり，これらは見逃されると，卵管不妊および子宮外妊娠の原因となるため非定型例では慎重な対応を要する．また，クラミジアや淋菌感染の場合，上腹部に病巣が波及すると肝周囲炎（Fitz-Hugh-Curtis症候群）を引き起こすことがある．

Ⅳ．診断

PIDは特異的な症状に乏しいため，臨床症状だけでは診断が困難であり，生化学検査や画像検査を用いて診断する．

検査所見：白血球数増加および核の左方移動，CRP上昇．

経腟超音波検査：腹腔内の液体貯留．しかし，実際の膿瘍の診断にはCTやMRIが有効である．臨床現場では米国疾病管理予防センター（Centers for Disease Control and Prevention：CDC）の診断基準が広く利用されている（表1）．

PIDと鑑別を要する疾患は多く，卵巣腫瘍や卵巣出血，子宮外妊娠，悪性新生物，虫垂炎や子宮留膿腫などがあげられる（図1）．特に卵巣腫瘍茎捻転との鑑別が非常に困難な場合がある．

Ⅴ．治療

① 保存的治療

(1) 抗菌薬の投与を行う．経口薬はまずセフェム系やペニシリン系（β-ラクタマーゼ阻害薬配合剤を含む），ニューキノロン系の内服薬を選択する．重症例では点滴静注での投薬が原則であり，セフェム系，ペニシリン系（β-ラクタマーゼ阻害薬配合剤を含む），カルバペネム系，アジスロマイシンを選択する．起因菌が同定できた場合は菌種に応じてメトロニダゾールの経口薬やクリンダマイシン，ミノサイクリンなどの経口薬や点滴静注を併用する．適切な抗菌薬を選択できれば，ほとんどの症例は保存的に治療が可能である．

クラミジアや淋菌など性感染症に起因する場合は再感染のないようにセックスパートナーの検査と治療も確実に行うべきである．

(2) 外来治療が原則であるが，経口抗菌薬投与から72時間経過しても改善を認めない症例や膿瘍形成を疑う症例などでは入院治療とする（表2）．

膿瘍形成例はしばしば治療抵抗性で，ドレナージによる排膿が必要となる場合も多い．後遺症として卵管の通過障害，Douglus窩の癒着などがあり結果として不妊になることがある．

また，膿瘍破裂や敗血症による状態急変リスクがあるため入院後少なくとも24時間は厳重管理を要する．

② 外科的治療

10 cmを超える膿瘍や，保存的治療で症状の改善を認めない場合，もしくは臨床症状の増悪を認める場合は外科的治療が適応となる．

超音波やCTガイド下の経腟的ドレナージが選択されるが，腸管損傷のリスクがあり，一般には腹腔鏡下での洗浄・ドレナージが行われる．癒着などにより腹腔鏡下の操作が困難例では開腹手術を選択する．

術式は洗浄・ドレナージから両側付属器摘出術および単純子宮全摘術まで幅広いが，敗血症性ショックへ至ると救命率が低くなることを考慮して術式を検討する．特に妊孕性温存希望例では慎重に術式を選択する．

（駒井　幹）

表1　PIDの診断基準（CDC, 2015）

「必須診断基準」
1. 子宮頸部可動痛
2. 子宮圧痛
3. 付属器圧痛

「付加診断基準」
1. 口腔体温＞38.3℃
2. 異常な頸管や腟内の粘稠膿性帯下
3. 腟分泌物の過剰な白血球数の存在
4. ESRの上昇
5. CRPの上昇
6. 淋菌またはクラミジアの子宮頸部感染の存在

「特異的診断基準」
1. 子宮内膜診断組織診による子宮内膜炎の組織学的根拠
2. 経腟超音波やMRIにより，卵管肥厚や卵管留水腫の所見が認められた場合
3. ドップラーにより，骨盤内感染を疑う所見（卵管の血流増加）が認められた場合
4. 腹腔鏡でのPIDと一致した所見（卵巣卵管膿瘍の存在）

（CDC. Sexually Transmitted Diseases Treatment Guidelines, 2015）

表2　PID治療の入院適応

1. 外科的な緊急疾患（虫垂炎など）を除外できない症例
2. 妊婦
3. 経口抗菌薬が無効であった症例
4. 外来での経口抗菌薬投与が不可能な症例
5. 重篤な病態，悪心・嘔吐や高熱を伴う症例
6. 卵管卵巣膿瘍を伴う症例

（CDC. Sexually Transmitted Diseases Treatment Guidelines, 2010）

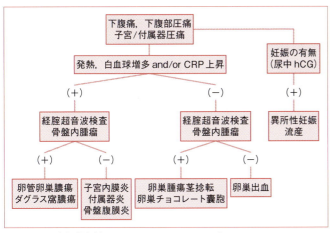

図1　PID鑑別診断のためのフローチャート
（日本性感染症学会編．日性感染症会誌，2011より引用）

1. 運動器の構造と機能
structure and function of the locomotive organ

Ⅰ. 運動器の構造(図1, 図2)

① 骨の構造

骨の種類には長管骨(四肢骨)，扁平骨(頭蓋骨，肩甲骨，腸骨)，短骨(手根骨，足根骨)，種子骨(膝蓋骨など)がある．長管骨では両端部分を骨端，中央部を骨幹，骨端と骨幹の境をなす部分を骨幹端という．成長期には成長軟骨層(骨端軟骨板)で骨端と骨幹端は区別される．骨は内部に骨髄を有しており，骨髄内にある骨を海綿骨，厚い外郭を形成する骨を皮質骨という．皮質骨は3層(外層，中間層，内層)からなる．中間層には血管(ハバース管)を中心に円柱が構成される．この円柱をオステオンとよび，フォルクマン管がハバース管を横方向に連結している．

② 関節の構造(図3)

関節には可動関節と不動関節があり，可動関節は主に四肢に存在する関節であり，相対する骨端が関節軟骨(硝子軟骨)に覆われ，関節包とよばれる線維性の袋に包まれる．関節包の内側は滑膜によって覆われ，関節包内には関節腔が形成され，滑液で満たされている．関節包の外層は靱帯様構造となっており，関節の安定性に重要である．膝関節には関節腔内に靱帯が存在し，膝，肩鎖，胸鎖，手関節などには関節軟骨間に半月板，もしくは関節円板が存在する．成人の関節軟骨には血管，神経，リンパ管はなく，軟骨細胞と軟骨基質から構成される．軟骨基質の主成分は水分で70～80％を占める．水分以外はコラーゲン，プロテオグリカン*，非コラーゲン性蛋白，糖蛋白からなる．不動関節とは可動性がまったくないか，ごくわずかの可動性しかもたない関節である．頭蓋骨縫合，恥骨結合，椎間板などがある．

***プロテオグリカン**：軟骨ではコア蛋白にコンドロイチン硫酸とケラタン硫酸が結合したもの．さらに複数のプロテオグリカンがヒアルロン酸と結合した会合体aggregateとして存在している．

Ⅱ. 運動器の機能(図2, 表1)

① 骨の発育, 再生

骨の成長には横径成長として骨膜からの膜性骨化，長径成長は成長軟骨層(骨端軟骨板)による軟骨内骨化がある．成長期には骨は基本的な形状を保ち，バランスをとりながら成長するが，この骨形態調整を骨モデリング(造形)とよぶ．成長終了後では骨内で骨吸収と骨形成が常に行われており，この代謝機能を骨リモデリング(再造形)とよぶ．また骨には再生能力があり，骨折が起こると，新しい骨(仮骨)が形成され骨修復が行われる．修復過程は炎症期，修復期，再造形期に分けられる．

② 関節の機能(図3)

可動関節においては，主な機能は可動性と支持性である．不動関節では支持性である．可動性は関節軟骨，関節包，靱帯，滑膜，半月板(関節円板)にて維持され，膝関節にみられる半月板は，関節の荷重の伝達と分散，安定性，潤滑の促進としての機能を果たしている．滑膜を構成する滑膜細胞から産生される滑液が軟骨細胞の栄養と関節の潤滑を担う．正常な滑液は粘稠性が高く，ヒアルロン酸の濃度に比例する．炎症性疾患などでは蛋白が分解され粘稠性が低下する．骨端の関節包外に筋肉から連続した腱が付着し，筋肉の収縮により関節を動かす．

(平岡弘二・志波直人)

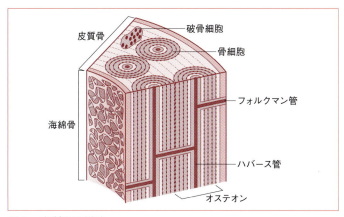

図1　皮質骨の構造

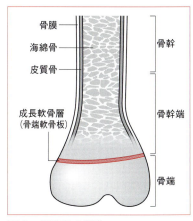

図2　長管骨の構造

表1　関節の動きと主要な筋

肩関節	屈曲	三角筋（前部線維），烏口腕筋
	伸展	広背筋，大円筋，三角筋（後部線維）
	内転	大胸筋
	外転	三角筋（中央線維），棘上筋
	内旋	肩甲下筋，大胸筋，広背筋
	外旋	棘下筋，小円筋
肘関節	屈曲	上腕二頭筋
	伸展	上腕三頭筋
前腕	回内	円回内筋，方形回内筋
	回外	上腕二頭筋，回外筋
手関節	背屈	長・短橈側手根伸筋，尺側手根伸筋
	掌屈	橈側手根屈筋，尺側手根屈筋
	橈屈	長・短橈側手根伸筋，橈側手根屈筋
	尺屈	尺側手根伸筋，尺側手根屈筋
股関節	屈曲	大腰筋，腸骨筋
	伸展	大殿筋，大腿二頭筋長頭，半腱様筋，半膜様筋
	内転	大内転筋，長・短内転筋，恥骨筋
	外転	中殿筋
	内旋	小殿筋，大腿筋膜張筋
	外旋	外閉鎖筋，内閉鎖筋，大腿方形筋，梨状筋，上下双子筋，大殿筋
膝関節	屈曲	大腿二頭筋，半腱様筋，半膜様筋
	伸展	大腿四頭筋
足関節	背屈	前脛骨筋
	底屈	下腿三頭筋

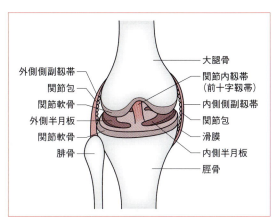

図3　膝関節の構造模式図

2. 骨折　fracture

Ⅰ．定義

骨に対し単発あるいは多発の過負荷によって生じ，四肢の運動と機械的な機能が破綻した状態．

Ⅱ．分類（AO分類）（図1）

解剖学的部位を骨と部位の2つの数字で示す．上腕骨骨幹部骨折はAO12となり，さらに骨折型をtype A（単純骨折），type B（楔状骨折），type C（複雑骨折）に分ける（図2）．これらをgroup化し，コード化された分類を基に治療方針が決定される．また，情報を共有するうえでも非常に有効である．例）大腿骨骨幹部螺旋骨折：AO32-A1

Ⅲ．病態

骨折は1/1,000秒の衝撃で生じる．破断や内部の破裂作用によって，軟部組織にかなりの損傷をきたす．急速な骨折面の破裂は高度の軟部組織損傷も伴う．

Ⅳ．症候

① **開放骨折**：受傷後の創の状態は衝撃の種類と範囲，汚染によって決まる．Gustilo分類が広く汎用されている（図3）．主要血管の多くは神経と伴走しており，知覚消失，運動不全がある場合，主要血管損傷を伴っている可能性があり，緊急手術で血行再建を行う．拍動の消失は血管損傷の可能性を示唆する重要なポイントである．造影CTは早急に撮影できれば行うが，通常血管造影を待つ余裕はない．

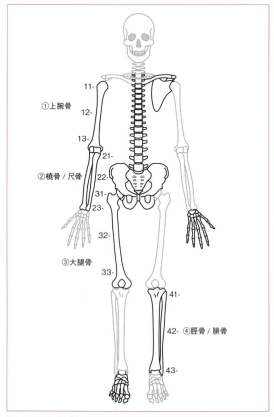

図1　AO分類

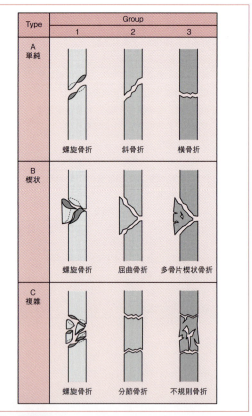

図2　骨折型

② **閉鎖骨折**：開放骨折と違い創の汚染と感染のリスクが低いが，直接損傷部位に到達できないため，診断と治療の困難さがある．損傷が深刻な状態では，術後感染の原因や偽関節に至る．

③ **コンパートメント症候群**：筋内圧の上昇が外因（きつく巻かれたギプス）や内因（阻血や骨折部からの血腫，血管損傷）によって生じる．内圧の測定が 30 mmHg という閾値を参考するが，絶え間ない裂けるような筋肉痛と適切な鎮痛薬を用いても改善されない臨床症状で診断される．疑われれば躊躇せず解剖学的なアプローチで適切に皮膚筋膜切開を行う（図4）．

V．治療

整復術：明らかに変形を伴っている場合は初療で牽引を行い，可及的に整復するが，整復が得られない場合，整復を，繰り返す行為は腫脹をきたし，軟部組織損傷を助長する．

内固定：骨幹部閉鎖骨折であれば髄内釘を用い，関節近傍であればプレートで内固定を行う．

開放骨折：初療で汚染した創のデブリードマンを行い，創外固定を施行し二期的に内固定に切り替える（図5）．創の汚染が軽度だと判断できれば，一期的に内固定を行う：術後48時間以内に手術室でセカンドルックで創の安全性を確認することが必須となる．

（吉田史郎・志波直人）

文献
1) Thomas P Ruedi, 他原書編，糸満盛憲 日本語版編. AO法骨折治療 第2版. 2010；医学書院.

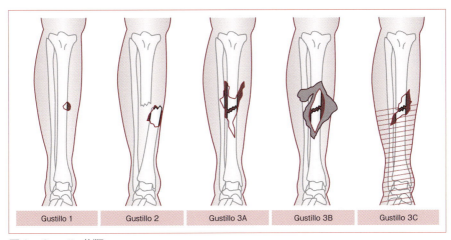

図3 Gustilo分類

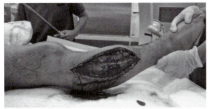

図4 コンパートメント症候群に対し，緊急皮膚減張切開を行う

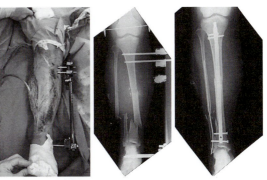

図5 創外固定から髄内釘へ二期的に確定的治療を行う

3. 絞扼性末梢神経障害
entrapment peripheral neuropathy

I．定義
末梢神経が解剖学的に狭いところを通過し，四肢の繰り返す運動に伴って加わる圧迫が原因で発症する疾患（手根管症候群：正中神経，肘部管症候群：尺骨神経）である．

II．分類
運動障害として，手根管症候群では正中神経由来の母指球筋の萎縮に伴う母指対立運動ができず，perfect O signが不能（図1）になる．肘部管症候群では尺骨神経由来の骨間筋の働きが低下し，Froment's sign，claw fingerを呈する（図2）．また絞扼部での神経の放散痛いわゆるTinel like signを呈するのが特徴である．

III．症候
症状は支配する神経領域の痺れや痛み（図3）．初期は安静時痛，就寝時の疼痛による睡眠障害などを伴う．これらの絞扼の進行により支配筋の萎縮，筋力低下，麻痺が出現する．

IV．治療
①保存的治療では早期であればステロイド注射などの効果を期待するが，再発するケースが多い．②除圧術（手根管開放術，肘部管開放術）が臨床症状改善目的に行われる．発症より数年経過している症例では，腱移行を含めた．③機能再建術が併用される（図4）．

（吉田史郎・志波直人）

文献
1) Thomas P Ruedi, 他原書編, 糸満盛憲 日本語版編. AO法骨折治療 第2版. 2010；医学書院.

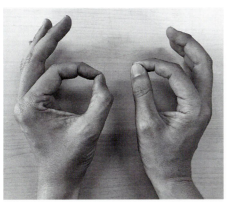

図1　perfect O test
左が正常，右が異常．正中神経による母指対立機能が低下している．

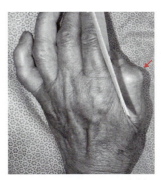

図2　Froment's sign陽性
尺骨神経支配の骨間筋機能不全に対し母指IP関節屈曲による代償作用．

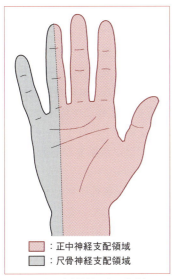

■：正中神経支配領域
■：尺骨神経支配領域

図3　手の末梢神経支配領域

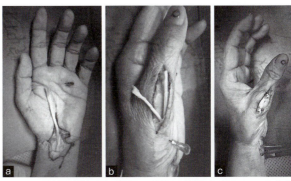

図4　手根管開放術に環指の浅指屈筋腱を利用した母指対立機能再建の併用
(a) 手根管を開放し，環指の浅指屈筋腱を引き出した状態．(b) 母指背側に腱を引き出し，母指対立位がまだできていない状態．(c) 腱移行が完了し，良好な母指対立位が得られている状態．

4. 脱臼・靱帯損傷
dislocation/ligament injury

I. 定義

関節固有の生理的な範囲・方向を逸脱するような外力が働き，関節内・外の靱帯組織が損傷され，関節面の相互の位置関係が失われた状態を脱臼という（外傷性脱臼）．なお脳出血・梗塞後に生じる麻痺性脱臼や自己の意思によって自由に脱臼・整復が可能な随意性脱臼は本項では省略する．

II. 分類

脱臼・靱帯損傷が生じる関節別に分類する．たとえばスポーツによる肩関節脱臼，転倒などによる肘関節脱臼，交通外傷で生じる股関節脱臼がある．

III. 病態

関節面の相互の位置関係が失われ，一部の接触が保たれている場合を亜脱臼，完全に接触面がなくなった場合を脱臼という．靱帯は関節の運動を維持・制御している重要な組織であり，脱臼が生じた際には靱帯も必然的に同時に損傷される．

IV. 症候

脱臼では疼痛と可動域制限が著しく，関節腔は虚脱し輪郭は失われる．靱帯損傷は疼痛と機能障害が生じるが，損傷の程度がひどくなると異常動揺性をきたすようになる．

V. 診断

疼痛による運動制限がみられ，関節腔は空虚となり正常な輪郭を失う．X線撮影は少なくとも2方向は行い，関節面相互の関係を注意深く観察する．正確な診断を行うためにはX線は正確な角度で照射する必要があるが，良好な肢位で撮像することができない場合は斜位撮影も行いさまざまな角度から検討する．

靱帯損傷の診断にはストレス撮影を行うが，急性期など痛みが強い時期には困難な場合があるので，MRI撮影が可能な施設で精査する．

VI. 治療（図1，図2）

脱臼は速やかに整復する．脱臼から整復までの時間が長くなるほど大腿骨頭では外傷性骨頭壊死の発生頻度が高くなる．無理な整復操作は神経血管損傷や骨折を引き起こす危険があり，場合によっては適切な麻酔下に行う．一般的には関節包や靱帯組織の損傷が治癒する3週間固定とする場合が多い．

肩関節脱臼後に反復性に移行する場合は，靱帯損傷の治癒不全が生じているため修復術もしくは関節外制動術を行う．肘関節脱臼では靱帯損傷の治癒は固定しても不完全であるため，一期的に靱帯縫合術を行う．

（後藤昌史・志波直人）

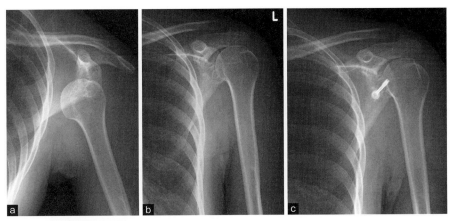

図1 左肩関節脱臼症例
(a) 整復前, (b) 整復後, (c) 手術後.

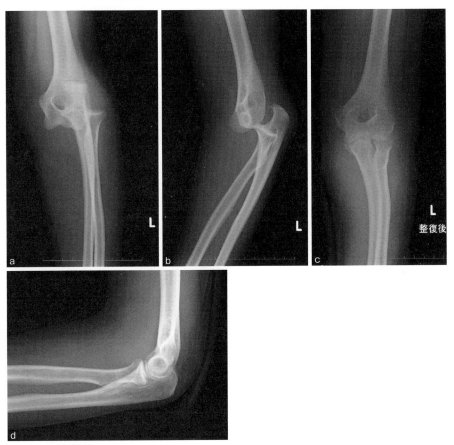

図2 左肘関節脱臼
(a) 正面像 (整復前), (b) 側面像 (整復前), (c) 正面像 (整復後), (d) 側面像 (整復後).
本症例は後日, 靱帯修復術が施行された.

5. 骨粗鬆症・変形性関節症
osteoporosis/osteoarthritis：OA

[骨粗鬆症　osteoporosis]

I．定義

骨強度（表1）の低下の結果，骨に脆弱性が生じ，骨折の危険性が増大した骨の状態．

II．分類

原発性骨粗鬆症と続発性（二次性）骨粗鬆症に分けられる．原発性骨粗鬆症は閉経や老化に伴い骨密度が低下するもので，骨粗鬆症の多くが原発性である．エストロゲン分泌量の低下が主な原因である．続発性骨粗鬆症は内分泌性，薬物性（主にステロイド），先天性をベースとする．

III．病態（図1）

骨は多孔構造で，破骨細胞による骨吸収と，それに続く骨芽細胞による骨形成によって，常にリモデリング（再造形）され，恒常性を維持している．破骨細胞による骨吸収が増大した場合を高回転型骨粗鬆症（high turnover：閉経後骨粗鬆症が相当），骨芽細胞による骨形成が低下した場合を低回転型骨粗鬆症（low turnover：ステロイド性骨粗鬆症が相当）という．

IV．症候

軽微な外傷で胸腰椎圧迫骨折（図2a）を生じ，腰背部痛を訴える．また，転倒により大腿骨近位部骨折（図2b）や橈骨遠位端骨折などの脆弱性骨折を生じやすい．

V．診断

骨粗鬆症の診断は，腰背部痛などの有症者，検診での要精査者などを対象に行い，①医療面接，②身体診察，③画像検査，④血液検査・尿検査（骨代謝マーカー*を含む），⑤骨評価（骨密度および脊椎X線撮影）で行う．原発性骨粗鬆症は骨密度がYAM値*の70％以下，もしくは骨密度がYAM値の80％以下でかつ脆弱性骨折の既往がある場合をいう．

* **骨代謝マーカー**：骨代謝マーカーとして骨吸収マーカー〔骨型酒石酸抵抗性酸性ホスファターゼ(tartra-resistant acid phosphatase-5b：TRAPS-5b)やI型コラーゲン架橋N-テロペプチド(type I collagen cross-linked N-terminal telopeptide：NTx)など〕と骨形成マーカー〔骨型アルカリホスファターゼ(bone alkaline phosphatase：BAP)，オステオカルシン(osteocalcin：OC)など〕がある．
* **YAM値**：若年成人平均値(20-44歳) young adult mean．

VI．治療

運動療法や食事療法，薬物療法が積極的に行われている．薬物療法は骨吸収抑制薬と骨形成促進薬がある．近年，単剤で骨折予防の効果が高いビスホスホネート製剤は破骨細胞の機能を抑制し，骨吸収抑制作用の高い薬剤で，エストロゲンや活性型ビタミンD製剤との併用による効果が期待されている．また，PTH（副甲状腺ホルモン）製剤は骨形成促進効果が高い製剤で，骨折予防効果の高い新しい治療薬として注目されている．

[変形性関節症(osteoarthritis：OA)]

I．定義

関節軟骨をはじめとした関節構成体の退行性変化を基盤として，軟骨・骨の破壊および増殖性変化の結果起こる疾患である．

II．分類

原疾患のない一次性関節症と原疾患に続発して発症する二次性関節症に分類する．最も罹患頻度の高い膝関節では一次性関節症が多く，股関節では発育性股関節形成不全や寛骨臼形成不全*を基盤とする二次性関節症（表2）が多い．また，肘関節，肩関節，脊椎，指関節（Heberden結節*）にも認められる．Charcot（シャルコー）関節は，糖尿病や脊髄空洞症にしばしば認められる関節痛を伴わない例外的な変形性関節症である．

* **寛骨臼形成不全**：大腿骨頭に対する骨盤の「屋根」が十分被覆されていない状態．
* **Heberden結節**：DIP(distal interphalangeal joint)関節に起こる変形性関節症．

III. 症候

① 疼痛：運動の開始時に起こる starting pain が特徴的である．
② 変形：膝関節は内反変形が多く，荷重関節では動揺性も生じる．
③ 可動域制限：進行すると関節拘縮となる．
④ 歩行障害（跛行）
⑤ 関節液貯留：関節液 synovial fluid は淡黄色透明で，粘稠度が高く，ムチン凝塊を形成する．

IV. 診断

上記症候とX線所見（図3）によって診断する．

V. 治療

保存的治療〔日常生活指導（減量や正座は避けるなど）や運動療法，薬物治療，装具治療〕が基本であるが，摩耗した軟骨や変形した関節を再生する治療法はなく，手術治療（図4）が必要となることが多い．

（久米慎一郎・志波直人）

表1 骨強度の規定因子

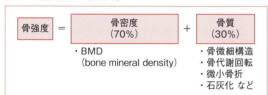

表2 病因からみた二次性関節症の原疾患

1. 形態異常
   寛骨臼形成不全，ペルテス病，大腿骨頭すべり症
2. 代謝異常
   巨人症，アルカプトン尿症，Kaschin Beck病，血友病
3. 関節外傷後
   関節内骨折，脱臼骨折，脚長差

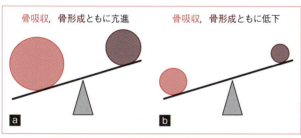

図1 骨代謝回転による骨粗鬆症の分類
(a) 高回転型骨粗鬆症，(b) 低回転型骨粗鬆症．

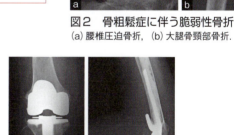

図2 骨粗鬆症に伴う脆弱性骨折
(a) 腰椎圧迫骨折，(b) 大腿骨頸部骨折．

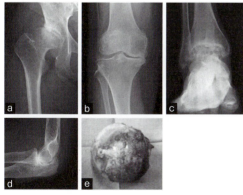

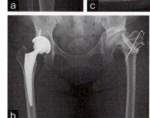

図4 変形性関節症の手術治療
(a) 人工膝関節置換術．
(b) 右は人工股関節置換術，左は骨切り術（骨盤骨切り術＋大腿骨骨切り術）．
(c) 人工肘関節置換術．

図3 主な変形性関節症　(a) 変形性股関節症：寛骨臼形成不全と関節裂隙の狭小化．(b) 変形性膝関節症：内側関節裂隙の狭小化と骨硬化像．(c) 変形性足関節症：関節全体の関節裂隙消失と骨硬化像．(d) 変形性肘関節症．(e) 摘出された大腿骨頭：中央部の関節軟骨は消失し，硬化している．

6. 腰椎椎間板ヘルニア・腰部脊柱管狭窄症
lumbar disc herniation：LDH/
lumbar spinal stenosis：LSS

[腰椎椎間板ヘルニア　lumbar disc herniation：LDH]

Ⅰ．定義
主に変性髄核が線維輪を穿破することにより，馬尾や神経根が圧迫されて腰下肢の神経症状が出現する疾患．

Ⅱ．分類
線維輪に断裂のない髄核膨隆 protrusion，線維輪が完全断裂している髄核脱出 extrusion，ヘルニアが硬膜外腔を遊離移動する髄核分離 sequestrationに分け，髄核脱出を後縦靱帯の穿破していない subligamentous extrusion と後縦靱帯を穿破している transligamentous extrusion に細分する．また，ヘルニア塊が硬膜外腔と隔絶されている contained type（protrusion，subligamentous extrusion）とヘルニア塊が硬膜外腔に脱出している noncontained type（transligamentous extrusion，sequestration）に大別することもある．

Ⅲ．病態
疼痛発現には，ヘルニア塊が神経根を物理的に圧迫する作用のみならず，ヘルニア塊の組織から産生される炎症性サイトカインなどが関与する．また，脱出したヘルニア塊は異物として認識され，血管新生やマクロファージの浸潤が起こり退縮する．

Ⅳ．症候
男女比は 2〜3：1 で男性に多く発生し，好発年齢は 20〜40 歳代，好発高位は L4/5，L5/S1 間である．腰下肢痛，下肢のしびれや筋力低下，膀胱直腸障害などが出現する．上位の LDH（L1/2〜L3/4）では大腿神経痛を呈し，FNST*が陽性となる．一方，下位の LDH（L4/5，L5/S1）では坐骨神経痛を呈し，SLR テスト*やラセーグ徴候*が陽性となる．ヘルニア高位と障害神経根，神経学的所見との関係を示す（表1）．頻度は低いものの外側型（椎間孔内・外）の LDH で障害される神経根は，表1に示した脊柱管内ヘルニアで障害される神経根より1つ上位になる（たとえば，L5/S1 高位の外側型 LDH では L5 神経根障害となる）．

*大腿神経伸展テスト（femoral nerve stretch test：FNST）：腹臥位で膝関節を 90°屈曲位にして股関節を他動的に伸展する際に，大腿神経痛が誘発または増強する場合を陽性とする．
*下肢伸展挙上（straight leg rising：SLR）テスト：仰臥位で下肢を伸展したまま股関節を他動的に屈曲する際に，坐骨神経痛が誘発または増強する場合を陽性とし，その角度を記載する．
*ラセーグ Lasègue 徴候：仰臥位で股関節と膝関節を 90°屈曲位にして膝関節を他動的に伸展する際に，坐骨神経痛が誘発または増強する場合を陽性とする．

Ⅴ．診断
画像診断には MRI が最も有用である（図1）．高位診断確定には神経根ブロックを行う．外側型 LDH の診断には椎間板造影後 CT が有用である．「腰椎椎間板ヘルニア診療ガイドライン」では，診断基準を以下のように定めている．①腰・下肢痛を有する（主に片側，ないしは片側優位），②安静時にも症状を有する，③SLR テストは 70°以下陽性（ただし高齢者では絶対条件ではない），④MRI など画像所見で椎間板の突出がみられ，脊柱管狭窄所見を合併していない，⑤症状と画像所見が一致する．

Ⅵ．治療
多くは保存療法の適応であり，薬物療法（鎮痛薬や筋弛緩薬），理学療法，ブロック療法などを行う．進行性の下肢筋力低下や膀胱直腸障害を認める場合，疼痛コントロールが困難な場合は手術適応である．手術は Love 法が基本であり，顕微鏡や内視鏡を用いた手術も行われている．

[腰部脊柱管狭窄症　lumbar spinal stenosis：LSS]

Ⅰ．定義
腰椎の変性を基盤として神経の通路である脊柱

管や椎間孔が狭小化することで、特有の症状を呈する症候群.

II. 分類

国際分類では，先天性（発育性）と後天性に大別されている．先天性は特発性と軟骨形成不全症に分けられ，後天性は変性性，混合性，分離・すべり症，医原性，外傷性，その他に分けられている．症候別には，神経根型（単根性障害で自覚症状の特徴は疼痛），馬尾型（多根性障害で自覚症状の特徴はしびれ），混合型（多根性障害で自覚症状の特徴は疼痛としびれ）の3型に分類する．

III. 病態

腰椎部の脊柱管あるいは椎間孔の狭小化により，馬尾や神経根の絞扼性障害あるいは血流の障害が生じ発症する．

IV. 症候

中高齢者に好発する．腰殿部から下肢の疼痛・しびれ，筋力低下，膀胱直腸障害などが出現する．特徴的な症状の1つに間欠跛行*がある．LSSで認める馬尾性間欠跛行は，前屈で症状が軽減し，後屈で症状が増強するので，押し車の使用や自転車走行では症状が出現しにくい．末梢動脈疾患（peripheral arterial disease：PAD）の血管性間欠跛行は姿勢と関係なく，立ち止まるだけで下肢痛が軽減する特徴がある．

*間欠跛行：下肢痛やしびれなどの症状が歩行により増強したり，安静時にはなかった新たな症状が出現して歩行が困難になるが，休息により再び歩行が可能になる症状．

V. 診断

画像診断にはMRIが最も有用である（図2）．PADを鑑別するためには，足背動脈や後脛骨動脈の拍動触知や，足関節上腕血圧比（ankle brachial pressure index：ABI）を参考にする．「腰部脊柱管狭窄症診療ガイドライン」では，診断基準（案）を以下の4項目すべてを満たすものとしている．①殿部から下肢の疼痛やしびれを有する，②殿部から下肢の疼痛やしびれは立位や歩行の持続によって出現あるいは増悪し，前屈や座位保持で軽快する，③歩行で増悪する腰痛は単独であれば除外する，④MRIなどの画像で脊柱管や椎間孔の変性狭窄状態が確認され，臨床所見を説明できる．

VI. 治療

初期治療は保存療法が原則であり，薬物療法では経口プロスタグランジンE_1製剤（オパルモン®，プロレナール®）や鎮痛薬，筋弛緩薬などを用いる．その他，理学療法やブロック療法などが行われる．保存療法が無効な場合，進行性の下肢筋力低下や膀胱直腸障害を認める場合は手術適応である．手術は椎弓切除術に代表される除圧術が行われ，脊椎不安定性が認められる場合は固定術を併用する．

（佐藤公昭・志波直人）

表1 椎間板ヘルニアの高位と障害神経根，神経学的所見

ヘルニア高位	障害神経根	筋力低下	知覚障害	腱反射
L3/4	L4	膝伸展	下腿内側	膝蓋腱反射減弱，消失
L4/5	L5	足関節・足趾背屈	下腿外側足背	正常
L5/S1	S1	足関節・足趾底屈	足外側足底	アキレス腱反射減弱，消失

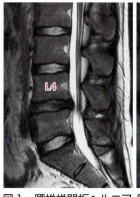 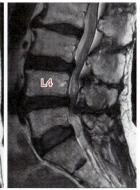

図1 腰椎椎間板ヘルニア（MRI T2強調矢状断像）
L4/5高位の椎間板は低信号を呈し，硬膜管を腹側から圧排している．

図2 腰部脊柱管狭窄症（MRI T2強調矢状断像）
L3/4，L4/5高位で硬膜管が腹側および背側から圧排されている．

1. 脳神経の構造と機能
structure and function of central nervous system

Ⅰ. 脳神経の構造

中枢神経系とは大脳，脳幹（中脳・橋・延髄からなる），小脳，脊髄から構成される（図1）．その周囲は硬膜がすべてを覆っており脳との間に脳脊髄液が満たされている．大脳には多くの"しわ"がありその表面を脳回gyrus，間の溝を脳溝sulcusとよぶ．脳の表面側には大脳皮質（灰白質）があり，深部には髄質（白質）がある（図2）．灰白質には神経細胞の細胞自体（例えると，コンピュータ本体に相当）が集まっており，それぞれの神経細胞から白質を通って縦横無尽に神経線維が脳のあちこちと連絡している．コンピュータに例えるとこの白質の部分はコンピュータ同士を結ぶネットワークの集合体に相当する．この白質の深部や脳幹などにも神経細胞の集合した部分が存在し神経核とよばれる．大脳基底核は白質の深部の神経核の集合であり随意運動（自分の意思で行う運動）をコントロールしている（図1，図2）．

大脳から延髄までの間に左右それぞれ12種類の"脳神経"が出ておりさまざまな機能を司っているが，頸髄以降から分岐する神経は"脊髄神経"として区別される．

Ⅱ. 脳神経の機能

大脳にはさまざまな部位において特別な機能があることが知られており，これを機能局在とよぶ．代表的な機能としては，運動機能（運動野），感覚機能（感覚野），視覚機能（視覚野：後頭葉）などがある．小脳は平衡機能と関係し繊細で複雑な運動機能と関係している．脳幹部には意識の中枢である網様体があり，脳幹の最下部の延髄には呼吸と循環（心臓機能など）の中枢が存在する（図1）．

脳は外見上左右対称であるが脳機能に関しては左右で異なるものがある．優位半球（右利きの人では左大脳半球）にのみ言語中枢が存在し前頭葉に運動性言語中枢Broca野，側頭葉に感覚性言語中枢Wernicke野が存在し，それぞれの部位が障害されると運動性失語（言葉がしゃべれない），感覚性失語（言葉を聞いても理解できない）の症状が出現する．

大脳はほとんどが左右反対側の機能を司っている（例：右半球は左半身の運動感覚機能を司っている）が小脳は同側の機能に関与し，脊髄や脳神経（脊髄神経）は同側の機能に関与している（図2）．

脳神経は12種類あり頭部のすべての運動/感覚の神経機能を司っている．これらの神経症状を診察することで病変が脳内のどの部位に存在するかを同定することができる．

視覚視野の神経伝導路を簡単に図示したものが図3である．両眼ともに片側の視野は反対側の後頭葉/視索に病変が存在すると障害される．これらの視野障害の出現パターンからどの部位に障害があるかを推測することができる．

眼球運動に関与する神経は3種類（動眼神経/滑車神経/外転神経）あるが滑車神経障害は特殊な状況でのみ症状が出現する（図4a）．最も多くの機能に関与しているのが動眼神経であり瞳孔の対光反射にも関与している（図4b）．臨床的に重要なサインである動眼神経麻痺では麻痺側の目が閉眼し瞳孔が外側に偏位，さらに瞳孔散大の症状がすべてみられる（図4c）．ただしすべての神経が麻痺する脳死のような状況では眼位は正中で瞳孔散大/対光反射消失の状態となる．

三叉神経は文字通り3本に分かれておりそれぞれが顔面の異なる部位の感覚に関与している（図5a）．顔面神経は顔面の表情筋を支配し閉眼・口角の動き・口をすぼめる動きなどに関与している．図5bのように目をぎゅっとつぶらせて口を"いー"と言わせると顔面神経麻痺が明確になりやすい．左迷走神経麻痺は開口させ"あー"と言わせると麻痺側の柔口蓋が挙上せずカーテンが引かれるような動きをする（カーテン徴候）．舌下神経は舌を前に押し出す筋肉を支配している．そのため舌を前に出すと麻痺した側の舌が前に出せないため舌は"麻痺側"へ偏位する（図5c）．

〔森岡基浩〕

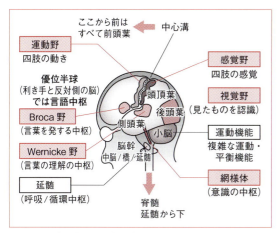

図1 大脳の構造と機能（脳の矢状断）

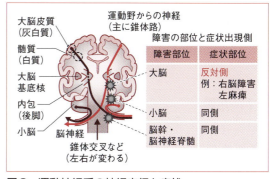

図2 運動神経系の神経走行と症状

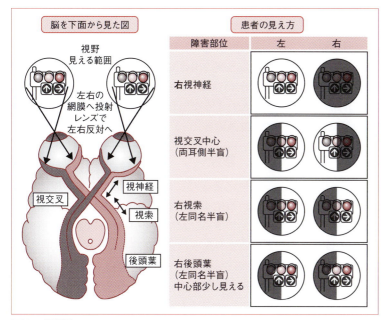

図3 視覚路

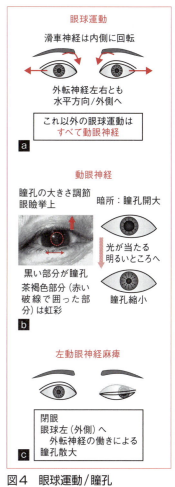

図4 眼球運動/瞳孔

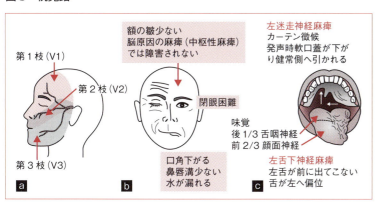

図5 脳神経の主要徴候
(a) 三叉神経の顔面感覚支配.
(b) 左顔面神経麻痺："イーッ"と言ってもらい開閉眼してもらう.
(c) 開口・発声からわかる神経障害.

2. 脳血管障害
cerebral vascular disease

I．定義

脳血管異常による疾患．脳虚血（血流低下）による脳梗塞／TIA*と，出血による脳出血／くも膜下出血が主要疾患．

* TIA：transient ischemic attack 一過性脳虚血発作．

II．分類

脳梗塞は原因によって①脳血管に狭窄があるもの（ラクナ梗塞，アテローム血栓性脳梗塞），②脳血管以外から血栓が流れてくるもの（脳塞栓症）に大別される．

出血による疾患は出血部位により①くも膜下出血と②脳内出血に大別されるがその原因は脳動脈瘤，脳動静脈奇形（AVM），もやもや病などさまざまであり根本的な治療方法は出血原因により決定される（表1）．

III．病態

脳の血管狭窄の原因のほとんどは動脈硬化であり脳血管以外から血栓が流れてくる原因のほとんどは心房細動である．

血管が一度閉塞したものの脳梗塞（壊死）にならず短時間で血流が再開し脳が正常に戻ったものがTIA（一過性脳虚血発作）である．

出血の原因は単一ではない．①くも膜下出血(SAH)*：脳動脈瘤破裂による．②脳内出血：高血圧性変化や老化などにより血管壁が脆弱化したものによる．③脳動静脈奇形：先天的な脳内血管の奇形から出血したもの．④もやもや病：幼小児期から脳血管がゆっくりと狭窄してくる疾患である．そのため小児期には脳梗塞／TIAの原因ともなるが，正常脳へ血流を供給するため周囲に側副血行路としての小さな血管がいくつも発達する（もやもや血管）（図1）．成人になるとこの血管から出血することがある．

* SAH：subarachnoid hemorrhage くも膜下出血．

IV．症候

出血／虚血性疾患ともに突然（目撃者が発症時間が○○時○○分と明確にわかるくらい）発症する．

脳梗塞は梗塞部位の脳機能が障害された症状（麻痺，失語，視野障害など）．小児のもやもや病では奇妙なTIAが多い．脳の血管は過換気になったときに血管が収縮し脳血流が低下することで脳梗塞と同じ症状となるがすぐに元に戻るためTIA型の発作となる．小児では叱られて"大泣き"したとき，熱いもの・辛いものを食べて"フーフー"したときに半身の麻痺が生じるが10分ほどで治ってしまうため見過ごされることが多い．

出血性疾患：突然の頭痛・嘔吐・血圧上昇がみられる．脳内出血では出血部位の脳機能が障害された症状（麻痺，失語など），くも膜下出血では殴られたような激しい頭痛が特徴．どちらも重症では意識障害．

V．診断

脳梗塞発症時にはCT-scanで異常の確認は難しいがMRIの拡散強調画像（DWI）にて梗塞範囲が特定できる．MR-アンギオを同時に撮影すると脳血管の狭窄の有無が診断できる（図2）．

出血性疾患はCT-scanにて白く（high density）見えるが血管異常は脳血管検査（MR-アンギオ，造影3次元CT，DSAなど）により診断する．

VI．治療

脳梗塞発症4.5時間以内ではtPA（血栓溶解薬）*の静脈内投与，脳梗塞6時間以内であればカテーテル／ステントを用いた血栓回収が行われる．

脳梗塞慢性期にはバイパス手術やCEA*が行われる．ステントで狭窄を広げるCAS*治療も行われる（図3）．

出血性疾患：重症の大きな脳内出血では摘出を考慮．

出血原因の治療：脳動脈瘤は開頭クリッピング術またはカテーテルによるコイル塞栓術．AVM*は摘出（図4）．

* **tPA**：tissue plasminogen activator 血栓溶解薬.
* **CEA**：carotid endoarterectomy 頸部内膜剥離術. 血管内の動脈硬化巣を摘出する：頸部の内頸動脈で行う.
* **CAS**：carotid artery stenting.
* **AVM**：arterio venous malformation 脳動静脈奇形.

（森岡基浩）

表1 出血型脳血管障害

出血の原因	主な出血のタイプ	治療法
脳動脈瘤	SAH（くも膜下出血）	動脈瘤クリッピング コイル塞栓術
高血圧性	脳内出血	血腫が大きいときは摘出
AVM	脳内出血（時折SAHを伴う）	AVM摘出
もやもや病	脳内出血／脳室内出血	バイパス術

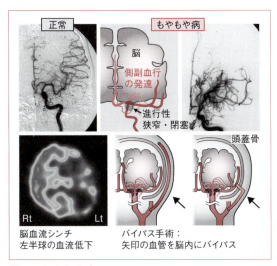

図1 もやもや病

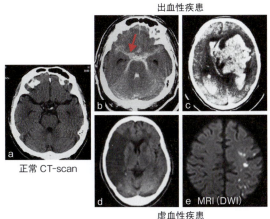

図2 脳血管障害の画像診断
（a）正常CT，脳梗塞急性期は同様な画像で脳梗塞がわかりにくい．（b）くも膜下出血（矢印の部分）．（c）脳出血．（d）24時間経過した後の脳梗塞．（e）MRI拡散強調画像（DWI），多発性の小梗塞がみられる．

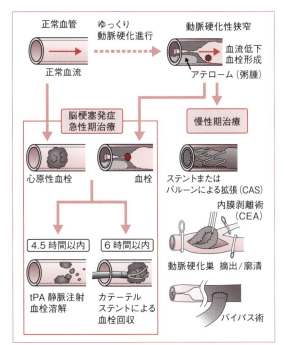

図3 脳梗塞の治療

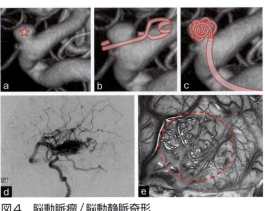

図4 脳動脈瘤／脳動静脈奇形
（a）脳動脈瘤（☆）．（b）開頭クリッピング術．（c）カテーテルによるコイル塞栓術（形状記憶合金性のコイルを電流で切断し動脈瘤内に留置する）．
（d）AVMの脳血管撮影写真（側面像）．（e）脳表面のAVM．破線の範囲で摘出する．

3. 頭部外傷
traumatic brain injury

Ⅰ. 定義
転落や事故などにより頭部（脳）へ強い外力が加わり頭皮/頭蓋/脳神経系組織に何らかの損傷が生じたもの．

Ⅱ. 分類
①頭皮裂傷：閉鎖性，解放性（縫合が必要な創があるものが開放性）．
②頭蓋骨骨折：線状骨折，陥没性骨折，離解骨折（図1）（正常でも存在する頭蓋骨の融合部が開いたものが離解骨折）．
③脳実質外出血：急性硬膜外血腫，急性硬膜下血腫，外傷性くも膜下出血．
④脳実質内出血（損傷）：脳挫傷，びまん性軸索損傷，びまん性脳腫脹．
これら③と④は合併することが多い．

Ⅲ. 病態
頭部への外傷（injury）は直線方向の力（前後や左右方向への直接加速度損傷）と回転方向の力（回転加速度損傷）に分けられる．直線方向の力では打撲部側損傷（coup injury）か，その対角線上の反対側の損傷（contra-coup injury）のどちらかに損傷が起こる．回転加速度損傷では脳の内部で中心部と周辺部でずれが生じ神経線維（軸索）が断裂する（図2a, b）．
急性硬膜下血腫は脳表面の架橋静脈損傷による出血であり，脳自体に悪影響（脳浮腫）を生じ障害が強く脳腫脹をきたしやすい（図3）．
急性硬膜外血腫は硬膜の外側の中硬膜動脈からの出血によるもので脳は硬膜に守られており血腫が一定以上増大するまで脳への直接の悪影響は少ない（図4）．

Ⅳ. 症候
治療を必要とする頭部外傷では頭痛が必ずみられる．脳実質内出血（損傷）と急性硬膜下血腫では意識障害，けいれん，損傷部脳の症状が出現する．
びまん性脳損傷（軸索損傷，脳腫脹）では意識障害が強く，特に脳腫脹では重症意識障害でありバイタルサインも危険な徴候を示し死亡率が高い．
急性硬膜外血腫のみでは脳が硬膜により守られているため受傷時すぐには神経症状はない．しかし血腫が急速に増大すると数時間で意識障害が出現し放置しておくと死亡する．"talk and die"（会話できていたのに死んでしまった）の代表疾患である．

Ⅴ. 診断
脳内の出血はCT-scanにてhigh densityとなる（白く見える）ことで診断する．脳挫傷は脳浮腫（low density：黒く見える）と小さな出血が混在している．急性硬膜下出血は頭蓋骨に沿った"三日月型"の出血となり，急性硬膜外血腫は"凸レンズ型"出血となる（図2, 図3, 図4）．

Ⅵ. 治療
頭蓋内圧（ICP*；脳内の圧力）が高くなると脳ヘルニアをきたし脳死となるためICPのコントロールは重要である．ICPをコントロールするには大きな血腫は開頭手術で摘出する．脳自体が腫脹しているような重症例ではICPモニターを設置し，脳室ドレナージや頭蓋骨の一部を外し圧力を外に逃がす（外減圧）手術を行う．
手術だけではICPがコントロールできない場合は薬剤治療としてグリセオール®やマンニトールなどの脳圧降下薬を4～6時間ごとに点滴静脈注射する．最重症では全身麻酔人工呼吸管理下で低体温療法やバルビツレート療法を行う（表1）．

*ICP : intra cranial pressure.

（森岡基浩）

3. 頭部外傷　traumatic brain injury　221

図1　頭蓋骨骨折の分類
(a)(b) 線状骨折，(c) 離解骨折，(d) 陥没骨折.

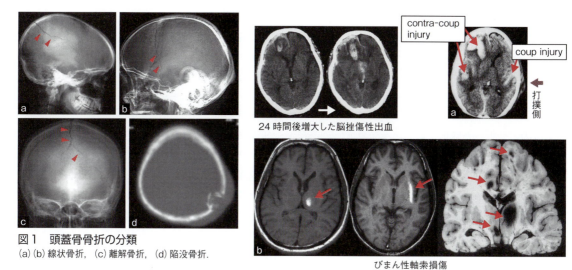

図2　外傷性脳内出血の画像

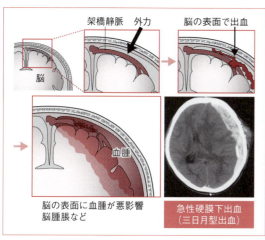

図3　急性硬膜下血腫

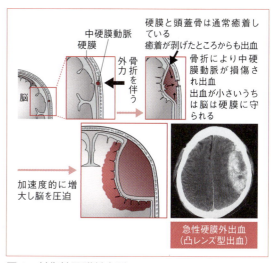

図4　外傷性硬膜外血腫

表1　頭蓋内圧降下治療

治療薬（方法）	特徴	注意点
過換気	効果が早く緊急時有効	人工呼吸必要 長期間維持は不能
グリセオール®	高浸透圧薬 点滴静脈内投与	効果はやや弱いが安全
マンニトール	高浸透圧薬 点滴静脈内投与	効果は強い 電解質異常をきたしやすい
脳室ドレナージ	穿頭手術にて施行 局所麻酔	脳室がつぶれていると不可能
低体温	小児などに有効	全身麻酔ICU管理必要
バルビツレート療法	全身麻酔により脳圧低下 (麻酔薬)持続投与	全身麻酔ICU管理必要

4. 脳腫瘍　brain tumor

I. 定義

頭蓋内に発生した腫瘍全般.

II. 分類（表1）

腫瘍の発生母地による分類を表1に示す. グリア細胞は脳内で神経細胞以外の大部分を占める細胞であり腫瘍化すると脳の中で増大し広がってゆく.

これらの脳腫瘍はすべてWHO（世界保健機関）が重症度分類を行いI〜IVまで4段階に分けている. Iは最も良性, IVが最も悪性である.

III. 病態

腫瘍は良性といえども増大してゆくので周囲の組織（脳, 神経）を圧迫破壊し症状を引き起こす. こういった症状は局所症状とよばれ, 腫瘍周辺の神経症状, 麻痺, 感覚障害, 視野障害などである.

症状が出現しにくい部位で, ゆっくりと増大する腫瘍は局所症状が出現しにくい. そのため巨大になって発見される. 大きなものは頭蓋内圧（ICP）亢進症状（頭痛・吐き気）を示し, 意識障害となり治療が行われないと脳ヘルニアとなり死亡する.

＊ICP：intra-cranial pressure 頭蓋内圧.

IV. 症候

①腫瘍の存在する部位の神経機能障害による症状（局所症状）：麻痺, 感覚障害, 視野・視力異常, 小脳失調.
②けいれん発作：腫瘍が小さくてもけいれんを起こしやすい部位に腫瘍が存在するとき.
③頭蓋内圧亢進によるもの：頭痛・嘔吐がみられる. 初期は早朝の頭痛（目が覚めたときに激しい頭痛自覚）.
④水頭症：腫瘍が脳脊髄液の流れを障害することによる. 脳室で産生された脳脊髄液が流れなくなり脳室の拡大とともに頭蓋内圧が上昇し頭痛・嘔吐が急速に進行する.
⑤ホルモンを産生する下垂体腺腫ではホルモン過剰による症状がみられる（図1）.

V. 診断

造影剤を用いたCT-scan/MRIにより診断される. グリオーマは脳自体が腫大した形となり悪性になるほど造影効果が強くなる. 悪性の膠芽腫は周囲が造影され中心部がlow-intensity（黒く見える）となるring enhancement（環状造影）が特徴的であるが, この所見は転移性脳腫瘍と脳膿瘍でもみられるため鑑別が必要である（図2）.

その他の腫瘍は造影効果が高いことが多い. 硬膜から発生する髄膜腫は硬膜に付着している様子がわかりやすくその部分の硬膜が造影されしっぽのように見える（tail-sign：図2e）

聴神経腫瘍は通常は1側に発生する. 聴神経が走行する内耳道の拡大を伴う（図3）. 遺伝性疾患の神経線維腫症2型（NF2）ではこの腫瘍が両側に発生する.

下垂体の存在するトルコ鞍周辺にはいくつかの腫瘍が発生するため鑑別が必要である.（図3d, e, f）いずれも視力視野異常・ホルモン異常の検査は必須である.

遺伝子異常としては, NF2では*NF2*遺伝子, 血管芽腫に関連するvon Hippel-Lindau病では*VHL*遺伝子が知られている. グリオーマの診断には1p19q染色体の欠失, *IDH1*遺伝子異常の検査を行うことがWHOより勧められており, これらの遺伝子異常があるほうが治療成績がよい.

VI. 治療

脳腫瘍は基本的に開頭による摘出手術が必要である. 全摘出できなくとも正確な病理診断を得るためにも手術は必要である.

WHOグレードIII以上のグリオーマでは術後放射線治療と抗がん剤であるテモゾロミドにより治療する.

トルコ鞍近傍腫瘍は鼻腔を通って手術（ハーディー手術）することも可能である（図1）. 悪性腫瘍（WHOグレードIII, IV）は手術後放射線治療

を併用することが多い．下垂体腺腫のうち成長ホルモン・プロラクチン産生腫瘍ではブロモクリプチン，カベルゴリンの内服薬で縮小する．悪性リンパ腫ではメトトレキサート（メソトレキセート®）による治療を行う．胚細胞腫，髄芽腫ではいくつかの抗がん剤の組み合わせ治療（シクロホスファミド，シスプラチン，ビンクリスチン）が行われる．放射線治療も同時に行うことが多い．

（森岡基浩）

表1 脳実質・脳実質外から発生する主な腫瘍

	由来の細胞	腫瘍名	付記（WHOグレード，その他）
脳実質	グリア細胞	上衣腫	WHO-Ⅱ
		星細胞腫	WHO-Ⅱ
		乏突起膠腫	WHO-Ⅱ
		退形成性膠腫	WHO-Ⅲ
		膠芽腫	WHO-Ⅳ
	リンパ系細胞	悪性リンパ腫	WHO-Ⅳ
	血管系細胞	血管芽腫	WHO-Ⅰ．小脳/脊髄が多い VHL（遺伝疾患）では多発
	胎児性細胞	胚細胞腫	WHO-Ⅳ．松果体，鞍上部に多い
	がん転移	転移性脳腫瘍	肺がんが半数 乳がん，消化器がんが続く
	不明	髄芽腫	WHO-Ⅳ．小児小脳に多い
脳実質外	髄膜：実際は硬膜が多い	髄膜腫	硬膜のどこからでも発生 発生部位の脳機能障害 WHO-Ⅰ
	神経鞘細胞（シュワン細胞）	神経鞘腫	聴神経発生：聴力障害 WHO-Ⅰ 三叉神経発生：顔面感覚障害 NF-2では両側の聴神経に発生
	下垂体細胞	下垂体腺腫	ホルモン過剰分泌による症状 視神経圧迫による症状 WHO-Ⅰ
	下垂体近傍	頭蓋咽頭腫	視力視野障害 尿崩症 WHO-Ⅰ

VHL：von Hippel-Lindau病．常染色体優性遺伝．
NF-2：neurofibromatosis type-2．常染色体優性遺伝．

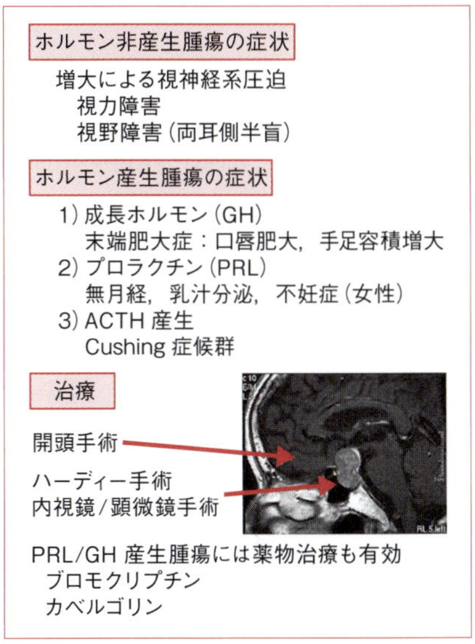

図1 下垂体腺腫の症状と治療

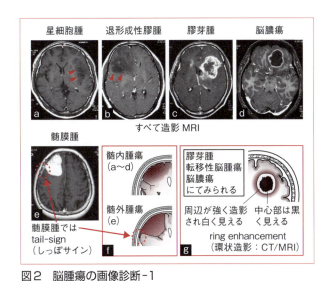

図2 脳腫瘍の画像診断-1

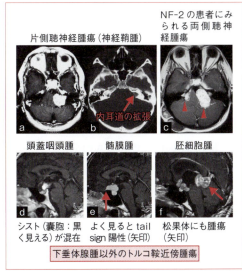

図3 脳腫瘍の画像診断-2

1. 内分泌系の構造と機能
structure and function of the endocrine organs

Ⅰ. ホルモンの定義

ホルモンは内分泌細胞で産生され，血液中に分泌され，標的細胞に存在する特異的受容体に結合することにより，細胞に作用を発揮させる情報伝達物質である．ホルモンは微量な濃度で効果を発揮する．

Ⅱ. ホルモンを分泌する器官

主な分泌器官は，松果体，視床下部，下垂体（前葉・後葉），甲状腺，副甲状腺，心臓・血管，消化管，膵臓，肝臓，副腎（皮質・髄質），腎臓，精巣，卵巣，脂肪細胞，胎盤などである．その中でも内分泌外科領域で扱うのは，甲状腺，副甲状腺，副腎，膵・消化管である（表1）．

Ⅲ. 化学構造によるホルモンの種類

化学構造からペプチドホルモン，ステロイドホルモン，その他のホルモンの3つに分けられる．ペプチドホルモンは，視床下部ホルモン，下垂体ホルモン，膵ホルモン，消化管ホルモンなどである．ステロイドホルモンは，ステロール核を有し，副腎皮質ホルモン，性ホルモン，活性型ビタミンD_3などである．その他のホルモンには，甲状腺ホルモン，副腎髄質ホルモンであるカテコラミンなどがある．一般にペプチドホルモンは水溶性，ステロイドホルモンは脂溶性である．

Ⅳ. ネガティブフィードバック機構

上位のホルモンであるAの分泌が，その標的臓器での下位のホルモンBの分泌を促進・増加し，この増加により元のAの分泌が抑制・減少される仕組みをネガティブフィードバックとよぶ．これは，生体のホメオスターシスを維持するために欠かせないホルモン分泌調節機構である．通常，生体内ではホルモン濃度は一定に保たれており，内分泌疾患では，過剰症や欠乏症が問題となる．

Ⅴ. 受容体の構造と機能

水溶性ホルモンは（細胞膜を通過しないため），細胞膜上の受容体と結合することにより，細胞内の信号に変換される．たとえば，G蛋白質連結型受容体は，細胞膜を7回貫通して細胞外にホルモン結合部位をもつ．ホルモンが結合すると，受容体はG蛋白質を活性化し，さらに標的酵素であるアデニル酸サイクラーゼを活性化する．活性化したアデニル酸サイクラーゼは，ATPからcAMPを生成する反応を触媒する．cAMPはセカンドメッセンジャーとなり，細胞質内のcAMP依存性蛋白質キナーゼと結合して活性化し，さらに次の標的蛋白質がリン酸化され活性化する．

脂溶性ホルモンは分子量が小さく，細胞膜を容易に通過し，細胞内の細胞質や核内の受容体に結合する．たとえばステロイドホルモンが受容体に結合して二量体になると，核内に移行し，転写調節因子として特定の遺伝子の転写を活性化する．

Ⅵ. 甲状腺，副甲状腺，副腎の構造と機能

① 甲状腺

甲状腺は頸部の第2〜4気管輪の前〜側方に蝶が羽を広げた形として位置しており，右葉，左葉，峡部，錐体葉からなる．成人での正常の大きさは約10gである．甲状腺を形成する細胞は，濾胞細胞と傍濾胞細胞（C細胞）であり，濾胞細胞からは甲状腺ホルモンが，傍濾胞細胞からはカルシトニンが分泌される．

甲状腺ホルモンは，全身の細胞に作用して細胞のエネルギー代謝を上昇させる働きがあり，トリヨードサイロニン（triiodothyronine：T_3）とサイロキシン（thyroxine：T_4）がある．蛋白質と結合しない遊離型（Free T_3，Free T_4）が活性を示し，T_3はT_4より生理活性が高く，T_4が脱ヨード化されてT_3に変換される．甲状腺ホルモンは核内受容体と結合し，その複合体はさらにDNAと結合し，特定のRNAの転写を調節している．甲状腺ホルモンの分泌は，下垂体前葉から分泌される甲状腺刺激ホルモン（TSH）により制御を受ける．

② 副甲状腺

　副甲状腺は通常，甲状腺に隣接して左右上下に4腺存在し，副甲状腺ホルモンを産生する．色調は脂肪組織よりわずかに褐色を帯びた黄色であり，大きさは米粒大（約30〜50 mg）である．上の副甲状腺は甲状腺上極でベリー靭帯*のやや上方に位置し，下の副甲状腺は甲状腺下極付近〜胸腺内に存在する．

　副甲状腺ホルモンはペプチドホルモンであり，副甲状腺ホルモン受容体は，骨・腸・腎臓に発現している．副甲状腺ホルモンは，骨吸収を促進させ，腎尿細管でのカルシウム再吸収を促進，リンの再吸収を抑制させることにより，血清カルシウム濃度を上昇させ，リン濃度を低下させる．

③ 副腎

　副腎は左右の腎臓の上端に接して存在し，全体が脂肪に包まれており，正常の大きさは約5gである．副腎は皮質と髄質からなり，皮質は球状層，束状層，網状層からなる．球状層からは糖質コルチコイド（コルチゾール），束状層からは鉱質コルチコイド（アルドステロン），網状層からはアンドロゲンが分泌される．また髄質からはアドレナリン，ノルアドレナリン，ドパミンを産生する．

④ 膵臓・消化管

　膵ランゲルハンス島の α 細胞からグルカゴン，β 細胞からインスリン，δ 細胞からソマトスタチンが分泌される．主な消化管ホルモンには，ガストリン，セクレチン，血管作動性腸管ペプチド（VIP）などがある．

*ベリー靭帯：甲状腺は背面でベリー靭帯により気管に固定されており，反回神経はベリー靭帯の脇から喉頭に入る．

（内野眞也）

表1　内分泌外科領域における内分泌臓器と主なホルモンの作用

産生臓器	ホルモン	標的臓器	作用
甲状腺	トリヨードサイロニン（T_3）	全身	代謝促進
	サイロキシン（T_4）	全身	代謝促進
	カルシトニン	骨	骨の再吸収抑制，血中Ca濃度低下
副甲状腺	副甲状腺ホルモン（PTH）	骨，腎臓	骨吸収，血中Ca濃度上昇，ビタミンD活性化
副腎皮質	糖質コルチコイド（コルチゾール）	全身	血糖上昇，免疫抑制，抗炎症作用
	鉱質コルチコイド（アルドステロン）	腎遠位尿細管，心臓，血管	Na再吸収，K排泄
	デヒドロエピアンドロステロン（DHEA）	筋肉，皮膚	筋肉増強
副腎髄質	アドレナリン	心臓，筋肉，気管支	血糖上昇，心筋収縮，気管支拡張
	ノルアドレナリン	心臓，血管，脂肪	血圧上昇，血糖上昇
膵臓	グルカゴン	肝臓	血糖上昇
	インスリン	肝臓，筋肉，脂肪	血糖降下
	ソマトスタチン	膵臓，消化管	ホルモン分泌抑制，消化管運動の抑制
消化管	ガストリン	胃	胃酸の分泌亢進
	血管作動性腸管ペプチド（VIP）	胃，腸，血管	胃液分泌抑制，腸管運動促進，血管拡張

2. バセドウ病・慢性甲状腺炎（橋本病） Basedow's disease/Graves' disease・chronic thyroiditis/Hashimoto's disease

[バセドウ病 Basedow's disease/Graves' disease]

I．定義

バセドウ病は，血中に抗TSH受容体抗体（TSH receptor antibody：TRAb）が生成され，甲状腺ホルモンT_3，T_4の分泌が異常亢進（甲状腺機能亢進）する自己免疫疾患．

II．分類

突眼・複視を併発したものをバセドウ眼症とよぶ．重篤な甲状腺機能亢進状態を甲状腺クリーゼとよび，うっ血性心不全や意識障害をきたす．

III．病態

発症には遺伝的要因が強く関わる．TRAbは甲状腺細胞膜上のTSH受容体抗体を持続的に刺激し，甲状腺ホルモンの分泌亢進を引き起こす．甲状腺ホルモンは全身の甲状腺ホルモン受容体に結合し，甲状腺中毒症状を起こす．

IV．症候

10～50歳に好発し，圧倒的に女性に多い．甲状腺腫，動悸，頻脈，心悸亢進，発汗過多，暑がり，手指振戦，食欲亢進，体重減少，下痢，精神不安定，過少月経や無月経などの症状がある．低カリウム血症による周期性四肢麻痺はアジア系男性のみにみられる．

- note メルゼブルグ Merseburgの3徴：甲状腺腫，心悸亢進，眼球突出．
- note グラーフェ von Graefe徴候：下方視で上眼瞼と角膜の間に白目が露出．
- note メビウス Moebius徴候：輻輳反応の失調．
- note ダルリンプル Dalrymple徴候：正面視において上眼瞼が過度に挙上．
- note ステルワーグ Stellwag徴候：不随意の瞬目が減少（数分に1回程度）．

V．診断

甲状腺中毒症状，びまん性甲状腺腫，眼症状を有し，血液検査にて甲状腺機能亢進を示し，TRAbが高ければ，バセドウ病を強く疑う．確定診断は，甲状腺の放射性ヨウ素あるいはテクネシウム摂取率高値による．頸部超音波にて，甲状腺腫の大きさや腫瘍合併の有無を調べる．甲状腺クリーゼでは，せん妄から昏睡に至る神経症状，38℃以上の発熱，130回/分以上の高度頻脈，心不全症状，嘔吐・下痢などにより診断する．

VI．治療（図1）

① 抗甲状腺薬

チアマゾール（MMI）（メルカゾール®）とプロピルチオウラシル（PTU）（チウラジール®，プロパジール®）がある．副作用として，発疹，白血球（顆粒球）減少症，肝機能障害，MPO-ANCA血管炎がある．好中球数が500/μL以下の場合は無顆粒球症であり，G-CSFを投与する．MMIやPTUが副作用のため使用できない場合は，ヨウ化カリウム（KI）を使用するが，エスケープ現象＊に留意する．

＊エスケープ現象：内服開始後2～3週間で効果が消失すること．

② 手術

適応は，抗甲状腺薬で寛解が得られない，内服コンプライアンスが悪い，副作用がある，大きな甲状腺腫，悪性腫瘍の合併，長期通院が困難，早期治療を望む場合などである．術式は両側甲状腺組織を計約4～6g残す亜全摘と全摘術がある．術後合併症として，副甲状腺機能低下症と反回神経麻痺がある．

③ 放射性ヨウ素内用療法（アイソトープ治療）

^{131}Iを内服することにより，甲状腺組織を破壊する治療法．抗甲状腺薬で寛解が得られない，副作用がある，亜全摘術後の再発などで，甲状腺腫が比較的小さい場合などに行う．治療後に眼症が増悪することがある．最終的に永久性甲状腺機能低下症になるため，甲状腺ホルモン剤内服〔レボチロキシンNa（チラージンS®）〕が生涯必要となる．

[慢性甲状腺炎（橋本病）chronic thyroiditis/Hashimoto's disease]

Ⅰ．定義

慢性甲状腺炎（橋本病）は，甲状腺組織にリンパ球が浸潤している病態であり，自己免疫疾患の1つである．

Ⅱ．分類

甲状腺の大きさにより腫大型と萎縮型がある．

Ⅲ．病態

発症には遺伝的要因が強く関わる．サイログロブリン（Tg）と甲状腺ペルオキシダーゼ（TPO）が抗原となり，これらに対する自己抗体が血中に存在する．組織学的には，甲状腺内へのリンパ球浸潤による甲状腺濾胞上皮の萎縮・変性，濾胞構造の破壊，リンパ濾胞の形成，間質の線維化などが認められる．

Ⅳ．症候

20～50歳に多く，圧倒的に女性に多い．甲状腺機能は，一般に機能低下の傾向にあるが，潜在性低下や機能正常のことも多い．無痛性甲状腺炎*や急性増悪*を起こした場合は甲状腺機能亢進となる．腫大型では，甲状腺はびまん性に両葉対称性に硬く触れる．甲状腺機能低下の症状として，全身倦怠感，眠気，浮腫，体重増加，徐脈，寒がり，皮膚乾燥，便秘，脱毛，月経過多などがある．甲状腺腫が巨大になると，気管狭窄をきたす．経過中に悪性リンパ腫を発症することがある．

＊**無痛性甲状腺炎**：自発痛や圧痛を伴わず，甲状腺機能亢進を示す．安静とヨウ素制限のみで甲状腺機能は正常化する．

＊**慢性甲状腺炎急性増悪**：甲状腺腫の自発痛と圧痛を伴い，甲状腺機能亢進を示す．治療はステロイドが有効．

Ⅴ．診断

びまん性で硬い甲状腺腫を触知し，バセドウ病の臨床所見がない場合は，慢性甲状腺炎を疑う．血液検査所見にて抗甲状腺自己抗体が陽性となる．機能低下症ではfree T_3低値，free T_4低値，TSH高値となり，潜在性機能低下症ではfree T_3正常，free T_4正常，TSH高値となる．頸部超音波では，内部エコーレベルが低下し，不均質なびまん性甲状腺腫として描出される．PET-CTでは甲状腺がびまん性に集積する．

Ⅵ．治療（図2）

甲状腺腫が比較的小さく，甲状腺機能正常の場合は経過観察でよい．機能低下症が存在する場合は，甲状腺ホルモン剤を処方する．甲状腺腫があまり大きくなく潜在性甲状腺機能低下の場合は，ヨウ素制限を指導する．甲状腺機能が正常でも，甲状腺腫が大きい場合は，甲状腺ホルモン剤を処方する．甲状腺腫が100 g以上と巨大で呼吸困難症状を有している場合は，手術（両葉亜全摘）の適応となる．

（内野眞也）

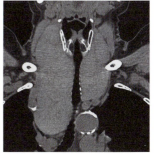

図2　慢性甲状腺炎の手術適応の例

甲状腺はびまん性に腫大（約300 g）し，下方半分以上は鎖骨より下方の縦隔内に落ち込んで気管を狭窄している．

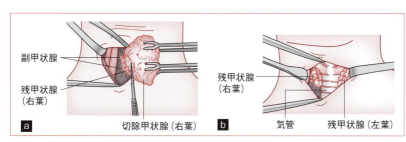

図1　バセドウ病甲状腺亜全摘術
(a) 甲状腺右葉を挙上し，右葉背面を残して切除する．
(b) 両葉亜全摘が終了したところ．

3. 甲状腺腫瘍・副甲状腺疾患
thyroid tumor・parathyroid disease

[甲状腺腫瘍 thyroid tumor]

Ⅰ. 定義

甲状腺より発生した腫瘍.

Ⅱ. 分類

良性は濾胞腺腫follicular adenomaであり，悪性は乳頭癌papillary carcinoma，濾胞癌follicular carcinoma，低分化癌poorly differentiated carcinoma，未分化癌anaplastic carcinoma，髄様癌medullary carcinoma，悪性リンパ腫malignant lymphomaに分類される.

note **腺腫様甲状腺腫adenomatous goiter**：びまん性結節性に腫大する過形成病変であり，腫瘍ではない.

Ⅲ. 病態

ホルモン産生の観点から，機能性（プラマー病Plummer's disease）と非機能性に分ける．縦隔内に進展したものは縦隔甲状腺腫mediastinal goiterとよぶ．悪性腫瘍が反回神経の片側に浸潤すると嗄声となり，両側に浸潤すると呼吸困難をきたす.

Ⅳ. 症候（図1, 図2）

悪性腫瘍は10歳以降全年齢にみられ，女性に多い．分化癌である乳頭癌，濾胞癌は濾胞細胞由来であり，一部は低分化癌や未分化癌へ転化する．乳頭癌はリンパ行性転移，濾胞癌は血行性転移が多い．髄様癌は傍濾胞細胞（C細胞）由来で，遺伝性と散発性がある．遺伝性は多発性内分泌腫瘍症2型の一部分症であり，原因遺伝子は*RET*遺伝子である．悪性リンパ腫は慢性甲状腺炎を発生母地とする.

Ⅴ. 診断

乳頭癌は頸部超音波にて境界不整な低エコーの中に微細多発高エコーを示し，穿刺吸引細胞診で診断する．濾胞癌を術前術中に濾胞腺腫と鑑別することは困難である．頸部CT/MRIでは，腫瘍の周囲組織への浸潤，縦隔内進展，リンパ節転移の有無を検索する．胸部CT・骨シンチにて遠隔転移の有無を検索する.

note **血清サイログロブリン**：良性でも上昇するので，必ずしも腫瘍マーカーにはならない.
note **機能性結節**：甲状腺機能亢進症を示し，放射性ヨウ素シンチグラフィにて結節に集積する.
note **血清カルシトニンとCEA**：髄様癌の腫瘍マーカー.

Ⅵ. 治療（図3）

良性腫瘍は基本的に経過観察だが，充実性で

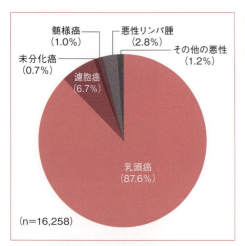

図1　甲状腺癌の組織型別頻度
乳頭癌と濾胞癌で95％を占める.

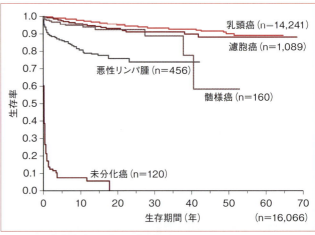

図2　甲状腺癌の生命予後曲線
甲状腺癌の予後観察は長期間必要である．未分化癌はきわめて予後不良.

3 cm以上，濾胞癌と鑑別困難，機能性の場合は手術を勧める．悪性腫瘍では，甲状腺切除範囲*とリンパ節郭清範囲*を症例ごとに決定する．遺伝性髄様癌は全摘，散発性髄様癌は葉切除を選択する．分化癌に対する放射性ヨウ素(^{131}I)内用療法*は，甲状腺全摘後に施行する．

- *甲状腺切除範囲：葉部分切除，葉切除，峡部切除，亜全摘，準全摘，全摘．
- *リンパ節郭清範囲：中央区域（気管周囲），片側外側区域（側頸部），両側外側区域，縦隔郭清．
- *放射性ヨウ素内用療法：目的に応じてアブレーション（全摘後の頸部に残った微量な甲状腺組織を破壊する）と治療（遠隔転移や遺残腫瘍，再発）がある．

[副甲状腺疾患 parathyroid disease]

Ⅰ．定義

副甲状腺ホルモン（PTH）の分泌異常により，血清カルシウム（Ca）濃度に異常をきたす疾患．

Ⅱ．分類

副甲状腺機能亢進症は，副甲状腺自体の原因によりPTH過剰分泌をきたす原発性と，他の基礎疾患によりPTHが過剰分泌となる二次性（続発性，腎性）がある．組織学的に腺腫・過形成・癌に分類され，癌は原発性の約1%である．家族性は，多発性内分泌腫瘍症1型，2A型の一部分症である．副甲状腺機能低下症は，外科的には甲状腺術後あるいは副甲状腺術後に起こる．

note 高Ca血症クリーゼ：血清Ca濃度が14 mg/dL以上になり，生命に危険を及ぼしている状態．

Ⅲ．病態

副甲状腺機能亢進症は，PTH過剰分泌が生じ，血清Ca濃度が上昇し，骨・腎泌尿器・消化器・筋骨格・循環器・中枢神経系などさまざまな臓器に影響を及ぼす．術後副甲状腺機能低下症は，副甲状腺の血流低下や摘出により，PTH分泌が低下して低Ca血症となる．

Ⅳ．症候

副甲状腺機能亢進症の高Ca血症による症状は，腎尿路結石，多飲，多尿，口渇，骨粗鬆症，筋力低下，関節痛，消化性潰瘍，食欲不振，膵炎，倦怠感，抑うつ状態などであり，高Caクリーゼでは，脱水，悪心・嘔吐，意識障害，昏睡をきたし，生命に危険を及ぼす．術後副甲状腺機能低下症では，四肢末梢・口唇のしびれ感から，次第に手指が硬直し，助産婦手位をとる（テタニー発作）．

note 低Ca血症では，トルソーTrousseau徴候やクボステックChvostek徴候がみられる．

Ⅴ．診断

原発性副甲状腺機能亢進症では，高Ca血症，低リン血症，PTH高値，高Ca尿，ALP高値を示す．画像診断では，頸部超音波や^{99m}Tc-MIBI/SPECT CTにて腫大腺の部位診断を行う．術後副甲状腺機能低下症では，低Ca血症，高リン血症，PTH低値，低Ca尿となる．

note 選択的内頸静脈サンプリング：左右の内頸静脈からの採血でPTHを測定し，病的腺の局在（左か右か）を推定する．

Ⅵ．治療（図4）

副甲状腺機能亢進症で単腺病変（散発性，腺腫）の場合は，1腺のみ摘出する．多腺病変（家族性，腎性，過形成）の場合は，亜全摘術か，全摘＋前腕自家移植を行う．術中PTH測定により，PTHが有意に低下すれば，手術は成功である．副甲状腺癌では，甲状腺と周囲組織を合併切除する．術後副甲状腺機能低下症によるテタニー発作に対しては，グルコン酸Ca（カルチコール®）の点滴静注を行い，活性型ビタミンD薬とCa薬を処方して血清Caを正常低値（8.5～9.0 mg/dL）に維持する．

（内野眞也）

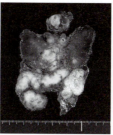

図3 甲状腺乳頭癌の切除標本

甲状腺峡部を中心に乳頭癌が発生（白色部分）しており，気管周囲リンパ節にも多数の転移を認める．

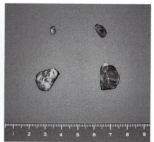

図4 副甲状腺機能亢進症の切除標本

多発性内分泌腫瘍症1型．多腺性で，組織像は過形成．

4. 副腎腫瘍・副腎不全
adrenal tumor/
adrenal insufficiency,
addisonian crisis

[副腎腫瘍　adrenal tumor]

Ⅰ. 定義
副腎に異常に増えた細胞集団が画像的または組織学的に認められる状態.

Ⅱ. 分類
腫瘍の種類〔良性, 悪性（原発性, 転移性）〕による分類, 腫瘍の内分泌的機能（機能性, 無機能性）による分類, 腫瘍の副腎内発生母地（皮質, 髄質）による分類, 症状の有無〔症候性, 無症候性（偶発）〕による分類がある.

Ⅲ. 病態
原因は不明である. 遺伝子異常による多発性内分泌腫瘍症としての褐色細胞腫（図1）は両側性に発生する. 機能性腫瘍の場合, 産生されるホルモンによって症状が異なる.

Ⅳ. 症候
中高年の女性に多い. しかし遺伝性疾患の一部（遺伝子異常）としての副腎腫瘍（褐色細胞腫）は若年者にも発生する. 副腎皮質腫瘍としての原発性アルドステロン症の場合, 高血圧, 低カリウムによる症状が認められる. Cushing症候群の場合, コルチゾール過剰分泌の症状が認められる. 副腎皮質癌（図2）の場合, コルチゾール過剰分泌に加えてアンドロゲン作用の過剰による症状が加わる. 副腎髄質腫瘍としての褐色細胞腫, 悪性褐色細胞腫の場合, カテコラミン過剰分泌による症状が認められる.

Ⅴ. 診断
腫瘍の存在診断はエコー, CT, MRIで行う. 機能性の診断はホルモン測定, 負荷試験, 副腎シンチ, 静脈サンプリングで行う. 近年, 検診や人間ドックの普及により偶発副腎腫瘍が増えている.

Ⅵ. 治療
機能性腫瘍の場合は大きさにかかわらず腫瘍側の副腎摘除術が第一選択である. 近年は腹腔鏡下手術が一般的である. 腫瘍径が3cm以下で非機能性の場合は定期的な経過観察とする. 特に腫瘍径が5cm以上の場合は悪性の可能性が否定できないため副腎摘除術が基本である.

[副腎不全　adrenal insufficiency, addisonian crisis]

Ⅰ. 定義
身体の需要量に対し, 副腎皮質ホルモン（グルココルチコイド, ミネラルコルチコイド）の供給量が不足している状態.

Ⅱ. 分類
原因の分類として副腎皮質に原因がある場合（原発性）と副腎皮質以外に原因がある場合（続発性：ステロイドの長期投与や下垂体のACTH分泌低下など）に分類される. また発症様式として急激な副腎機能低下によって生じる急性副腎不全と副腎の慢性的病変で慢性的な副腎機能低下状態で生じている慢性副腎不全に分類される.

副腎不全状態でショック状態をきたすような重篤な病態を副腎クリーゼadrenal crisis, addisonian crisisとよぶ. 副腎クリーゼは死因となる.

Ⅲ. 病態（表1）
① 副腎皮質ホルモンの分泌量が絶対的に低下している病態（供給量の低下）

原発性の病態として自己免疫疾患, 副腎結核, 両側副腎への癌転移, 急性副腎出血などによる副腎皮質ホルモンの分泌低下がある.

続発性の病態としてステロイドの長期投与や下垂体のACTH分泌低下によって副腎萎縮をきたし副腎皮質ホルモンの分泌低下をきたす場合とステロイド合成阻害薬投与による副腎皮質ホルモンの分泌低下をきたす場合がある.

② 身体の副腎皮質ホルモン需要量が急激に増え、副腎皮質ホルモンが相対的に不足する病態（需要量の増加）

慢性副腎不全状態で分泌能が低下している状態にストレス，感染，手術など身体負荷が加わった場合，ステロイド離脱時がある．

Ⅳ．症候

副腎皮質から分泌されるホルモンの欠乏症状を生じる．コルチゾール（グルココルチコイド）欠乏症状：脱力，発熱，食欲不振，悪心・嘔吐，易疲労感，精神症状．アルドステロン（ミネラルコルチコイド）欠乏症状：低血圧．アンドロゲン欠乏症状：無月経，恥毛・腋毛の脱落．

Ⅴ．診断

- 血中コルチゾール低値，ACTH高値：原発性，ACTH低値：続発性
- コルチゾール（グルココルチコイド）欠乏
- 低血糖
- アルドステロン（ミネラルコルチコイド）欠乏
- 低ナトリウム血症，高カリウム血症
- 画像所見としてCTやMRIで副腎萎縮，副腎出血，癌の両側副腎転移（特に肺癌），下垂体異常（続発性）を認める

Ⅵ．治療

コルチゾン（コートン®），ヒドロコルチゾン（コートリル®）投与．原因不明の発熱，食欲不振，全身倦怠感を認め，低ナトリウム血症を認める患者は常に副腎不全を鑑別にあげることが必要．特に副腎不全徴候を認め，低血圧を呈する重症疾患患者には副腎クリーゼを念頭に各種検査結果を待たずに治療を開始する．

（安藤忠助）

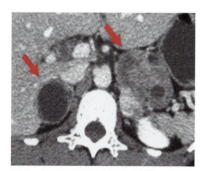

図1　両側副腎褐色細胞腫（矢印）
遺伝子診断によって多発性内分泌腫瘍症と判明した．

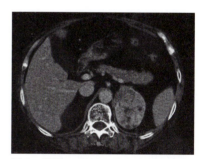

図2　検診で発見された左副腎偶発腫瘍
腫瘍径は60 mmあり腹腔鏡下に副腎摘除術を施行したところ副腎皮質癌であった．

表1　副腎不全の分類

病態	原因部位		副腎不全を生じる原因
副腎皮質ホルモンの分泌量の絶対的不足（供給量不足）	原発性	急性	急性副腎出血 両側副腎摘出 ステロイド離脱
		慢性	自己免疫疾患 副腎結核 両側副腎への癌転移
	続発性		ACTH分泌低下をきたす疾患，脳腫瘍（視床下部−下垂体系） 長期ステロイド投与による副腎萎縮（医原性） ステロイド合成阻害薬投与（医原性）
副腎皮質ホルモンの需要量が増えることによる相対的不足（需要量の増加）		慢性	ストレス，感染，手術など身体負荷が加わった場合 ステロイド離脱時

1. 乳腺の構造と機能
breast anatomy and function

Ⅰ．乳房・乳腺の構造（図1）

　成人女性の乳房は左右の乳頭を頂点とし，縦方向は第2〜6肋骨，横方向は胸骨外縁〜中腋窩線の胸壁の上に位置する．表層から皮膚，皮下組織（脂肪など），乳腺組織で構成される．

　乳腺組織は肉眼的に頭側が境界不明瞭，腋窩方向にaxillary tailが広がることがある．内側は胸骨外縁，外側は前距筋を越え，足側は外腹斜筋や腹直筋の上部前面まで，深部胸筋側は大胸筋筋膜の前面が境界である．

　皮下組織は皮膚真皮から線維束が乳腺組織に放射状に伸び，クーパー靱帯Cooper's ligamentsを形成して，乳腺組織や乳管などの形状と位置を維持している．

　乳腺組織は胸筋膜や腹壁筋膜と連続する線維組織に覆われ，その周囲（皮膚と乳腺の間や胸壁と乳腺の間）を脂肪組織が覆う．

Ⅱ．乳腺の機能

　乳腺は皮下のアポクリン汗腺由来の特殊な皮膚腺で，胎児期の5週目頃につくられ始める．乳腺組織は10〜12歳より女性ホルモンの分泌が高まり，成熟し始める．

　成熟乳腺の乳汁生産を担う基本的な単位が腺（小）葉lobuleである．乳腺上皮細胞mammary epithelial cellと筋上皮細胞myoepithelial cellから構成される分泌部の腺房acinusや細乳管ductileが終末乳管小葉単位（terminal duct lobular unit：TDLU）を形成する．それが10〜100個集まり小葉lobuleとなる．20〜40の小葉腺腔が集合し乳管（小葉間乳管）となり，15〜20の乳管が乳頭nippleに開口する．乳汁は乳管を通して乳頭より分泌される．

　乳頭周囲のメラニン色素を有する乳輪areolaには皮脂腺の一種のモントゴメリ腺Montgomer's glandが存在し，乳汁生産もできる．乳腺間質は主に線維性結合組織と脂肪組織から構成される．未熟な脂肪細胞はアロマターゼaromataseを含んでおり，閉経後のエストロゲンestrogenの産生に関わる．

　乳腺組織が妊娠・授乳期に乳汁分泌に備え，発達・増殖する．小葉内の乳管内腔が拡張し，多数の腺房構造をつくる．閉経後には小葉や乳管および線維結合組織が萎縮し，脂肪組織へ変化していく．

〔唐　宇飛〕

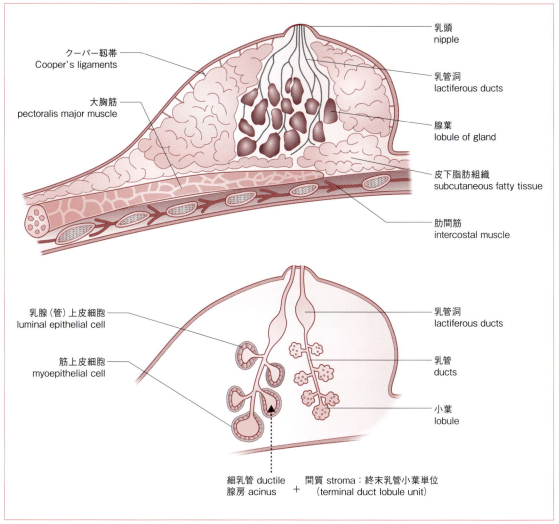

図1 乳腺と周囲の構造

(Netter FH. Mammary gland. Atlas of Human Anatomy, 6th Edition. 2011；Elsevierを参考に作成)

2. 乳癌　breast cancer

I. 定義

乳腺に発生する上皮性悪性腫瘍の癌腫carcinomaで，悪性腫瘍の95％以上を占める．

II. 分類

乳癌は組織学的に間質への浸潤を伴う浸潤癌invasive carcinomaと浸潤のない非浸潤癌noninvasive carcinomaに分類される．浸潤癌のうち浸潤性乳管癌invasive ductal carcinomaが全乳癌の約74％，さまざまな組織細胞像を示す特殊型special typesが約11％である．非浸潤癌は乳管内で増殖する細胞の形態によって非浸潤性乳管癌（noninvasive ductal carcinoma, ductal carcinoma in situ：DCIS）と非浸潤性小葉癌（lobular carcinoma in situ：LCIS）に亜分類される．全乳癌に占める割合はDCISが約10～20％，LCISが約0.5％である．Paget病は乳頭・乳輪の表皮内進展を特徴とし，乳管内進展があり，多くは非浸潤性である（表1）．

III. 病態

乳癌の発生と増殖はさまざまな遺伝子異常の蓄積や浸潤・転移関連因子，内分泌因子である女性ホルモン（エストロゲン）の関与が重要である．乳癌の進展に関してはHalsted理論，Fisher理論とその中間にあるSpectrum理論がある．Halsted理論は乳癌が原発巣からリンパ節転移を経て全身へ進展するという考えである．Fisher理論は乳癌が早期から血行性転移をきたす全身病systemic diseaseとする考えである．Spectrum理論は乳癌が予後の良いDCISから転移傾向の強いものまで多彩な病態を示し，その多くは局所疾患と全身疾患の中間的な病態にあるという考えである．

IV. 症候

乳房腫瘤の触知が最も多い．ほかに①乳房痛，②乳房の変形・左右差（breast asymmetry），③

表1　乳癌の組織分類

組織型	％
浸潤癌	
1．浸潤性乳管癌	73.5
乳頭腺管癌	23.1
充実腺管癌	13.9
硬癌	31.9
分類不能	4.6
2．特殊型	11
粘液癌	3.3
髄様癌	0.3
浸潤性小葉癌	4
アポクリン癌	1.2
扁平上皮癌	0.2
浸潤性微小乳頭癌	0.8
その他	1.2
非浸潤癌	
1．非浸潤性乳管癌	13.6
2．非浸潤性小葉癌	0.5
Paget病	0.4

（乳癌取扱い規約（The 17th Edition）を参考に作成）

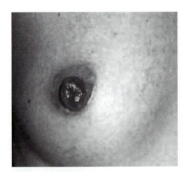

図1　右乳房のPaget病

皮膚の陥凹（Delle）・発赤・浮腫，④乳頭の陥凹，⑤異常分泌・びらん，⑥腋窩や鎖骨上の腫瘤などがある．無症状で検診発見されることも増えている．

V. 診断

視触診は座位と仰臥位の両方で行う．上肢挙上の状態で乳房を，下垂の状態で腋窩リンパ節を診察する．視診では上記の②～⑥の他，えくぼ症状skin dimpling，Paget病では乳頭，時に乳輪部まで広がる湿疹様びらん（図1），そして，炎症性乳癌ではオレンジ皮状peau d'orangeあるいは豚皮

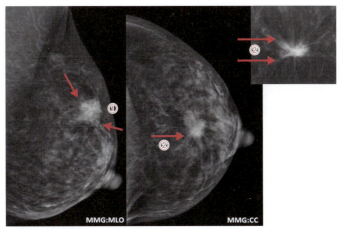

図2　左MMG（MLOとCC）
①辺縁不整な腫瘤影，②スピキュラ像．

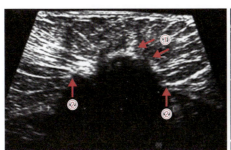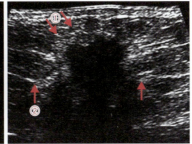

図3　乳癌の超音波所見
①腫瘍辺縁，②乳腺前方境界線．

表2　腋窩リンパ節のレベル

腋窩リンパ節	範囲
レベルⅠ	小胸筋外縁より外側
レベルⅡ	小胸筋の背側と胸筋間（Rotter）にあるリンパ節
レベルⅢ	小胸筋内縁より内側にあるリンパ節

状pig skinの皮膚所見が観察できる．

　画像診断：①マンモグラフィ（mammography：MMG）：内外斜位（mediolateral oblique：MLO）方向と頭尾（craniocaudal：CC）方向の2方向で撮影を行う（図2）．読影では腫瘤，石灰化，その他の所見に基づき，カテゴリー分類により良悪性を評価する．腫瘤は辺縁不整，微細分葉・鋸歯状および境界不明瞭，スピキュラを伴うなどの所見が悪性の疑いである．

　②超音波検査（ultrasonography：US）：視触診やMMGでは検出できない乳癌が検出でき，良悪性の鑑別にも有用である．乳癌の特徴的な所見として腫瘤の周囲との境界部は粗造，不明瞭で，halo（境界部高エコー像），乳腺境界線の断裂などを伴う（図3）．

　③MRIとCT：良悪性の鑑別に加えて広がり診断，化学療法の効果判定などに有用である．

　④組織診断（生検）：確定診断は組織・細胞採取をできる針生検と穿刺吸引細胞診が標準的手技である．両者ともUSガイド下に行い，細胞診は針生検に比べ，簡便ではあるが，診断能が低い．

Ⅵ．治療

　(1)外科治療：臨床的に腋窩リンパ節転移陰性の早期（stageⅠ～Ⅱ）乳癌や非浸潤乳癌に対し，優先的に行う．また，遠隔転移のない局所（乳房内，胸壁皮膚，所属リンパ節）再発に対しても外科的治療を実施する．

① 胸筋温存乳房切除術

腫瘍径が大きい（直径4cm超）場合や広範な浸潤，多発病巣を認める症例に対し行う．また，放射線治療ができない，温存術後乳房内再発の症例にも勧められる．皮膚切開はStevartの横切開が最も一般的である．大胸筋・小胸筋は温存して全乳房を摘出する．

② 乳房温存術

根治性と整容性の確保を目指し，基本的に腫瘍径が3cm以下のstageⅠ，Ⅱの乳癌が適応となる．皮膚切開は整容性が保たれるように配慮する．癌の皮膚浸潤がある場合は皮膚を合併切除する．
切除範囲は癌腫を中心に約2cm距離を確保しつつ円柱状に大胸筋前面まで行う．

③ センチネルリンパ節 (sentinel lymph node：SN) 生検術

SNは原発腫瘍からのリンパ液が最初に到達するリンパ節で，腫瘍からSNリンパ管に直結するため，所属領域リンパ節の中で最も転移の可能性が高いリンパ節である．術前診断でリンパ節転移陰性の場合にSN生検を行い，転移陰性であれば郭清術を省略する．生検手術はインジゴカルミン

表3　主な薬剤一覧

(1) 内分泌療法薬

一般名	略語	商品名	投与方法	薬効分類名
アナストロゾール	ANA	アリミデックスなど	経口	アロマターゼ阻害薬
エキセメスタン	EXE	アロマシンなど	経口	アロマターゼ阻害薬
ゴセレリン酢酸塩	ZOL	ゾラデックス	皮下注	LH-RHアゴニスト
タモキシフェンクエン酸塩	TAM	ノルバデックスなど	経口	選択的エストロゲン受容体モジュレーター
トレミフェンクエン酸塩	TOR	フェアストンなど	経口	選択的エストロゲン受容体モジュレーター
フルベストラント	FUL	フェソロデックス	筋注	選択的エストロゲン受容体ダウンレギュレーター
メドロキシプロゲステロン酢酸エステル	MPA	ヒスロンH200など	経口	抗悪性腫瘍経口黄体ホルモン製剤
リュープロレリン酢酸塩	LPR	リュープリン	皮下注	LH-RHアゴニスト
レトロゾール	LET	フェマーラ	経口	アロマターゼ阻害薬

(2) 抗体治療薬

一般名	略語	商品名	投与方法	薬効分類名
トラスツズマブ		ハーセプチン	静注	抗HER2ヒト化モノクローナル抗体
トラスツズマブエムタンシン	T-DM1	カドサイラ	静注	トラスツズマブとDM1の抗体薬物複合体
ベバシズマブ	Bmab	アバスチン	静注	抗VEGFヒト化モノクローナル抗体
ペルツズマブ		パージェタ	静注	抗HER2ヒト化モノクローナル抗体

(3) 細胞毒性化学療法薬

一般名	略語	商品名	投与方法	薬効分類名
ドキソルビシン塩酸塩	ADM	アドリアシンなど	静注	抗腫瘍性抗生物質製剤
ドセタキセル水和物	DTX	タキソテールなど	静注	タキソイド系
パクリタキセル	PTX	タキソールなど	静注	タキソイド系
パクリタキセル注射剤（アルブミン懸濁型）	nab-PTX	アブラキサン	静注	タキソイド系
ビノレルビン酒石酸塩	VNB	ナベルビン	静注	ビンカアルカロイド系
フルオロウラシル	5-FU	5-FU	静注	代謝拮抗薬
エピルビシン塩酸塩	EPI	ファルモルビシンなど	静注	抗腫瘍性抗生物質製剤
エリブリンメシル酸塩	HAL	ハラヴェン	静注	微小管阻害薬
カペシタビン	CAP	ゼローダ	経口	代謝拮抗薬
テガフール・ウラシル配合剤	UFT	ユーエフティ	経口	代謝拮抗薬
テガフール・ギメラシル・オテラシルカリウム配合剤	S-1	ティーエスワン	経口	代謝拮抗薬

（日本乳癌学会編．乳癌診療ガイドライン治療編2015年版．2015；金原出版より改変）

やインドシアニングリーン，RIはテクネチウムフチン酸やテクネチウムスズコロイドを使用するラジオアイソトープ（RI）法がある．手術前に乳輪下，腫瘍上の皮内に色素やRIを注入する．両者を併用するとSN同定率が高い．

④ **腋窩リンパ節郭清術（図4）**

リンパ節郭清は①癌の局所制御，②予後の予測，③術後治療法の判断に有用であるので，術前診断でリンパ節転移を認める場合は行う．

郭清部位はリンパ流の領域に従って定められている（表2）．

郭清範囲は通常level Ⅰ，Ⅱまで行う．転移がある場合はlevel Ⅲも郭清する．長胸神経，胸背神経・動静脈，肋間上腕神経は温存する．

⑤ **術後の合併症早期合併症**

術後出血，皮下・腋窩の漿液腫，皮弁・感染・壊死，深部静脈血栓症などがあり，晩期では術後疼痛症候群，上腕リンパ浮腫，肩関節拘縮，モンドール病などが認められる．

(2) 薬物療法：原発乳癌の腫瘍径が大きい場合，術前薬物治療後に乳房温存手術を行う．リンパ節転移陽性などの局所進行癌（stage Ⅲ以上）は薬物療法を先行してから，外科手術を行うことが推奨される．また，全身臓器転移を伴う再発乳癌に対して行う．薬剤は化学療法薬，抗体治療薬と内分泌治療薬などを単独または組み合わせて使用する（表3）．

（唐　宇飛）

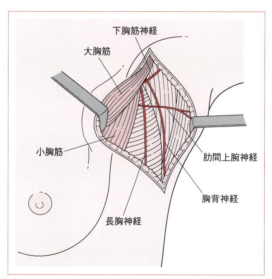

図4　乳腺の腋窩解剖とリンパ節郭清
（霞富士雄編．乳腺外科の要点と盲点　第2版．2005；文光堂を参考に作成）

3. 良性疾患
benign breast disease
(1) 乳腺症・乳腺炎・女性化乳房

[乳腺症　mastopathy]

Ⅰ．定義
乳房の腫瘤，硬結，乳頭分泌や乳房痛などの症状を主訴とする乳腺の良性疾患群である．

Ⅱ．分類
組織学的にアポクリン化生 apocrine metaplasia，閉塞性腺症 blunt duct adenosis，囊胞 cyst，乳管内乳頭腫症 duct papillomatosis，線維腺腫症 fibroadenomatosis，小葉増生症 lobular hyperplasia，硬化性腺症 sclerosing adenosis が認められ，これらが複合した病理像を呈する．

Ⅲ．病態
エストロゲン，プロゲステロンの不均衡により乳腺の増殖，化生，退行などの多様な病態が絡み合った病変群である．

Ⅳ．症候
一側または両側の周期性乳房痛，乳房の腫瘤・硬結，時に乳汁分泌を認める．

Ⅴ．診断
① 問診：症候と年齢，生理周期との関連を確認する．
② 視触診：両側性に境界不明瞭な腫瘤・硬結をしばしば触知する（ケーニッヒ徴候*Konig's sign）．血性・漿液性・乳汁様などの乳頭分泌が時に多孔性や両側性にみられる．
③ MMG：高濃度乳腺や石灰化などをしばしば認める．
④ US：豹紋状陰影 mottled pattern と低エコー境界明瞭な腫瘤（囊胞）などがみられ，乳癌との鑑別が重要である．

*ケーニッヒ徴候陽性：拇指と示指で挟むと硬結が触れるが，手掌で圧迫すると触れない．

Ⅵ．治療
第一選択は経過観察で，生活指導としてカフェインや脂肪の制限，禁煙と下着の適切着用が有用である．持続性疼痛には鎮痛薬などを使用する．組織学的に良悪性の鑑別が必要なときに外科的摘出術を行うことがある．

[乳腺炎　mastitis]

Ⅰ．定義
乳腺組織の炎症性疾患である．

Ⅱ．分類
急性と慢性に分類される．急性乳腺炎 acute mastitis は①乳汁うっ滞性乳腺炎 stagnation mastitis と②化膿性乳腺炎 purulent mastitis が含まれる．慢性乳腺炎 chronic mastitis には③乳輪下膿瘍 subareolar abscess，④肉芽腫性乳腺炎 granulomatous mastitis がある．

Ⅲ．病態
① 乳汁うっ滞性乳腺炎：乳汁排出不十分なため，乳汁うっ滞による無菌性炎症である．
② 化膿性乳腺炎：①に逆行性の細菌感染が加わったものである．
③ 乳輪下膿瘍：陥没乳頭などで主乳管が閉塞し，逆行性細菌感染により膿瘍・瘻孔形成へ進展する．喫煙，肥満，糖尿病もリスク因子で，炎症を繰り返すことが多い．
④ 肉芽腫性乳腺炎：炎症性細胞浸潤を伴う非特異的肉芽腫で，膿瘍・瘻孔も形成する．

Ⅳ．症候
急性乳腺炎：びまん性腫脹・硬結，疼痛が主症状である．症状の進行により皮膚発赤，熱感，悪寒戦慄，高熱（38℃以上）も認められる．

乳輪下膿瘍：乳輪下の疼痛を伴う限局性硬結で，進行により発赤，圧痛，膿瘍・瘻孔形成を伴う．

肉芽腫性乳腺炎：境界不明瞭な硬い腫瘤として触知する．

V. 診断

臨床症候，血液検査（白血球，CRP）のほか，USにより腫瘤や膿瘍形成の有無を確認する．分泌膿汁または穿刺膿汁の細菌培養により原因菌の同定と感受性試験を行う．化膿性乳腺炎は黄色ブドウ球菌，連鎖球菌，腸球菌が多い．乳輪下膿瘍は嫌気性菌がほとんどである．肉芽腫性乳腺炎はUSで地図状低エコー像を認める．

VI. 治療

各疾患の病因病態に基づき治療を行う．

乳汁うっ滞性乳腺炎：乳房マッサージ，搾乳が第一選択で，冷罨法や消炎鎮痛薬・抗菌薬投与も行う．

化膿性乳腺炎：穿刺吸引が第一選択で，切開排膿やドレーン留置を行うことが多い．ブロモクリプチン投与による乳汁産生を抑制することもある．

乳輪下膿瘍：切開排膿と抗菌薬投与を行う．繰り返す場合は膿瘍とともに乳管開放術あるいは乳頭の一部切除を行う．

肉芽腫性乳腺炎：腫瘤切除やステロイド投与を行う．

[女性化乳房　gynecomastia]

I. 定義

男性の乳腺が女性乳房様に発育，肥大した状態である．

II. 分類

①生理的女性化乳房，②内分泌異常などによる病的女性化乳房，③肥満の脂肪組織による偽性女性化乳房と④原因不明の特発性女性化乳房に分類される．

III. 病態

内分泌代謝異常，エストロゲン過剰状態である．思春期では一過性のことが多く，以後は肝硬変や薬物服用（前立腺疾患治療薬，抗潰瘍薬，血圧降下剤，向精神薬など）による女性ホルモン代謝異常，または，精巣腫瘍などホルモン産生腫瘍やクラインフェルター症候群（Klinefelter syndrome*）が原因となる．組織学的には乳管拡張とその周囲結合織の増殖を認め，乳腺小葉，腺房は存在しない．

* **Klinefelter syndrome**：性染色体がXXY型による性分化異常．

IV. 症候

男性の片側あるいは両側の乳房が肥大し，腫瘤様に触知される（図1）．思春期と高齢期で好発，軽度の疼痛や圧痛を伴う．

V. 診断

MMGでは乳腺陰影が増強し，USでは腫瘤像がなく通常の乳腺像を認める．

VI. 治療

基本は経過観察である．症状が強いとき，ホルモン剤などの薬物療法を行う．患者希望などで外科的切除術も行うこともある．

（唐　宇飛）

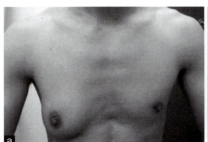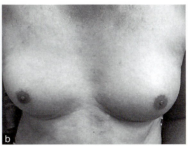

図1　女性化乳房
(a) 26歳男性（片側），(b) 58歳男性（両側）．

3. 良性疾患
benign breast disease

(2) 線維腺腫・葉状腫瘍・乳管内乳頭腫

[線維腺腫 fibroadenoma]

Ⅰ．定義
間質結合織と上皮性成分の混合増殖による良性腫瘍である．

Ⅱ．分類
結合織性と上皮性が混在し，乳腺の良性腫瘍の多くを占める．

Ⅲ．病態
15～35歳に最も多く，自然退縮することがある．経口避妊薬，妊娠やホルモン刺激で増大する．まれ(0.02％)に癌化が認められる．

Ⅳ．症候
無症状が多い．球形，境界明瞭，表面平滑，弾性硬，可動性良好な無痛性腫瘤を触知することがある．

Ⅴ．診断
MMGは円形で均一濃度の腫瘤像を示す．高齢者では粗大あるいはポップコーン状popcorn like石灰化をしばしば認める（図1）．USでは全周性に境界明瞭な腫瘍である．穿刺細胞診では偽陰性のことがあり，確定診断は針生検または摘出生検excisional biopsyを行う．

Ⅵ．治療
40歳未満，3cm以下の場合は経過観察．3cm以上や急速増大する場合は摘出生検を行う．

[葉状腫瘍　phyllodes tumor]

Ⅰ．定義
線維腺腫と同様，上皮性と非上皮性成分が両方増殖する線維上皮性腫瘍である．

Ⅱ．分類
組織学的に良性，境界病変，悪性の3種に分類される．

Ⅲ．病態
35～55歳に最も多く，腫瘍の大きさは大小さまざまで平均4～7cm．巨大化し，乳房変形や皮膚壊死をきたすことがある（図2）．

Ⅳ．症候
境界明瞭，表面平滑，多結節性，可動性良好な無痛性腫瘤を触知する．

Ⅴ．診断
MMGでは境界明瞭で辺縁平滑な分葉状腫瘤影を示す．USでは線維腺腫に類似した所見が多く，内部は不均質で，スリット（裂隙）を形成することがある．良悪性の診断が困難で，穿刺細胞診や針生検でも偽陰性が多い．急速な増大を認めれば，摘出生検を行う．

Ⅵ．治療
外科的切除が第一選択である．腫瘍と1cm以上の距離を離して乳房部分切除術か乳房切除術を行う．腋窩リンパ節郭清は必要ない．

[乳管内乳頭腫　intraducatal papilloma]

Ⅰ．定義
乳管内乳頭状・樹枝状に増生した上皮細胞由来の有茎性の良性腫瘍である．

Ⅱ．分類
主乳管などの大型乳管に発生する中枢型乳頭腫と末梢乳管内に発生する末梢型乳頭腫に分類される．囊胞状に拡張した主乳管などに発生する囊胞内乳頭腫intracystic papillomaは乳頭状乳管内癌との鑑別が必要である．

III. 病態

乳管内の上皮細胞増殖に伴い，不正形な腺腔が形成される．毛細血管や線維組織を含む茎の部分は乳管上皮と筋上皮細胞から覆われる2相性構造やアポクリン化生を有する（乳頭癌との鑑別点である）．

IV. 症候

30～50歳代に好発し血性や漿液性の乳頭分泌を認める．血性乳汁分泌をきたす疾患の中では最も頻度が高い（図3）．腫瘤を自覚することもあるが無症状なものも多い．

V. 診断

大きい腫瘍はMMGでも検出可能であるが，比較的小さい病変はUSや造影MRIで描出が可能となる．乳管造影や乳管内視鏡による存在診断は可能である．乳頭分泌液の細胞診では確定診断が困難であり，穿刺吸引細胞診や組織診による病理診断が必要である．

VI. 治療

乳管腺葉区域切除術microdochectomyを行い，異常分泌する責任乳管を切除する．

（唐　宇飛）

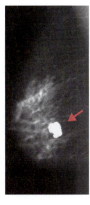
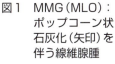

図1　MMG（MLO）：ポップコーン状石灰化（矢印）を伴う線維腺腫

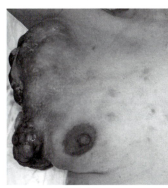 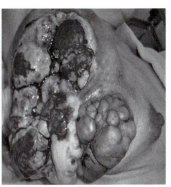

図2　右乳房の皮膚壊死を伴う分葉状巨大葉状腫瘍

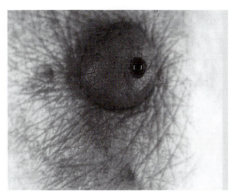

図3　血性乳汁分泌

1. 皮膚の構造と機能
structure and function of the skin

Ⅰ．皮膚の構造（図1）

　皮膚は皮膚および皮膚付属器によって構成され，皮膚は表皮，真皮，皮下組織の3層構造となっている．

　表皮の大部分はケラチノサイト（角化細胞）からなり，平均100μmの厚さがある．上から，角層，顆粒層，有棘層，基底層で構成される．足底と手掌には角層と顆粒層の間に透明層が存在する（図2）．表皮のターンオーバーは40～50日である．表皮内には，ケラチノサイト以外に，メラノサイト（メラニン産生細胞），メルケル細胞（触覚受容細胞），ランゲルハンス細胞（抗原提示細胞）が存在する．

　真皮は，表皮と同程度の厚さの乳頭層と，脈管神経系に富む乳頭下層，真皮の大部分を占め，厚さ2,000～2,500μmの網状層で構成される．乳頭層では，TypeⅢコラーゲンが豊富であり，毛細血管と知覚神経末端に富む．網状層ではTypeⅠコラーゲンが豊富に存在する．真皮の間質成分として，膠原線維（コラーゲン），弾性線維，ムコ多糖やプロテオグリカンやヒアルロン酸などの基質が存在する．これらの間質成分は，真皮内の線維芽細胞によって産生される．さらに，皮膚付属器が存在し，立毛筋などの平滑筋組織も存在する．

　皮下組織は多量の脂肪を含んだ組織で，血管・神経・汗腺などを保護している．

　皮膚付属器には，毛包脂腺系，エクリン汗器官，アポクリン汗器官，爪などがある．

　毛包脂腺系は，毛包が主体であり，これに脂腺と立毛筋がつく．

　エクリン汗器官は，大量の水分を皮膚表面に分泌し体温調節を行う．

　アポクリン汗器官は，ほ乳類の芳香腺の退化したもので，腋窩・乳房・会陰・肛門に存在する．まれに顔・頭・腹部に存在する．断頭分泌を行う．

　爪は指先に存在し，1日に0.1～0.15mm伸び，加齢とともに速度は遅くなる．

Ⅱ．皮膚の機能

① 対外保護作用

　真皮弾性線維により柔軟性をもつ．また物質や細菌・真菌の侵入を防ぐ．物理学的，化学的刺激や光線を防ぎ，体液喪失を防ぐ機能をもっている．

② 体温調節作用

　熱の不良導体として，体温喪失を防ぎ，体温上昇時には，血管拡張・発汗によって熱を放散し，外界温低下時には，血管収縮・立毛筋収縮によって熱放散を防ぐ．

③ 知覚作用

　触覚，痛覚，温覚，冷覚の受容器官である．

④ 分泌排泄作用

　エクリン発汗，アポクリン発汗，脂腺分泌などの作用を有する．

⑤ 合成作用

　表皮細胞のコレステロール合成作用，プロビタミンD_3合成作用などがある．

⑥ 免疫・炎症の調整作用

　ケラチノサイトはIL6，TGF-α，プロスタグランジンなどを分泌し，免疫機能に関与する．

（清水史明）

1. 皮膚の構造と機能　structure and function of the skin　243

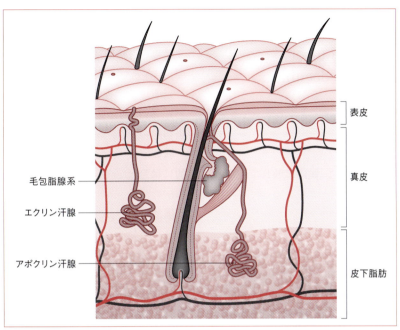

図1　皮膚構造
皮膚構成成分：表皮，真皮，皮下脂肪，皮膚付属器（毛包脂腺系，エクリン汗器官，アポクリン汗器官，爪），神経，血管．

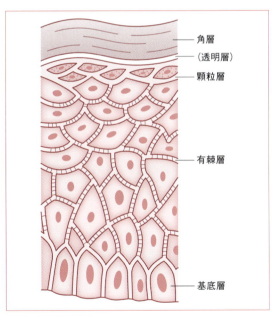

図2　表皮層構造

2. 熱傷・褥瘡
burn/pressure ulcer, pressure sore, decubitus

[熱傷　burn]

I. 定義
高温の気体，火炎，液体，個体に触れて生ずる皮膚および粘膜の障害．

II. 分類
原因によって，熱性液体による熱傷scald burn，火焔による熱傷flame burn，閃光熱flash burn，熱性固体に触れての熱傷contact burnに分けられる．特殊熱傷として，気道熱傷inhalation burn；smoke inhalation，電撃傷electrical burn，化学熱傷chemical burn，放射線皮膚障害radiation dermatitisがある．

深さによる分類として，I度，II度〔浅達性II度熱傷（superficial dermal burn：SDB），深達性II度熱傷（deep dermal burn DDB）〕，III度に分けられる（表1）．

III. 病態
受傷後からショック期，ショック離脱期，異化亢進記（感染期），回復期を経る．

IV. 症候
熱傷の深さによってさまざまな症状を呈する（表1）．熱傷面積が広範囲に及ぶと，ショック，感染，敗血症などを合併する．

V. 診断
熱傷の深さの診断は，前述の症状を参考に行う（表1）．熱傷面積（burned surface area：BSA）の算定方法として，9の法則（成人），5の法則（小児），手掌法（手掌が1%），Lund & Browder法がある（図1）．重症度は，Artzの基準，Burn Indexを用いて判定する（表2）．

VI. 治療
受傷後3時間までは冷却（10～15℃，30～60分間）が有効である．

局所療法：保存的治療（閉鎖療法，軟膏療法など），外科的治療（デブリードマン，植皮術，減張切開）などがある．

輸液療法：ショック期における輸液法で，一般的にはBaxter法（表3）を目安に輸液量を決定する．

[褥瘡　pressure ulcer, pressure sore, decubitus]

I. 定義
一定の場所に一定以上の圧力が加わることによって阻血性壊死が生じて発生する皮膚損傷．

II. 分類
NPUAP/EPUAP（米国褥瘡諮問委員会/欧州褥瘡諮問委員会）分類がある．ステージ1（持続する発赤），ステージ2（部分欠損または水疱形成），ステージ3（全層皮膚欠損），ステージ4（全層組織欠損），分類不能（深さ不明），深部組織損傷疑い（深さ不明）がある．

III. 病態
自立能力や栄養状態などの個体要因と，寝具や体位変換などの環境・ケア要因が複合して発症し，増悪する．各体位での荷重部位に好発する（図2）．

IV. 症候
病変部の発赤，水疱，紫斑形成などが生じ，深い褥瘡では壊死組織を形成する．感染があると悪臭を伴うことがあり，全身的な感染を引き起こすこともある．

V. 診断
D（深さ），E（滲出液），S（大きさ），I（炎症），G（肉芽組織），N（壊死組織），P（ポケット）の程度を評価するDESIGN-Rツールで褥瘡の状態を判定する．

VI. 治療

前述の個体要因と環境・ケア要因を，栄養管理，局所処置，体位変換，耐圧分散寝具などにて改善することが重要である．

局所療法：保存的治療（閉鎖療法，軟膏療法，陰圧閉鎖療法など），外科的治療（デブリードマン，植皮術，皮弁作成術）などがある．

（清水史明）

表1　熱傷深達度とその特徴

熱傷深達度	外観	知覚	血流	治癒までの期間
Ⅰ度 （表皮まで）	発赤	疼痛（+） 知覚過敏	あり	3〜4日 瘢痕形成（−）
浅達性Ⅱ度熱傷 （真皮浅層まで）	水疱 （底面紅色）	疼痛（+）	あり	2週間程度 瘢痕形成（±）
深達性Ⅱ度熱傷 （真皮深層まで）	水疱 （底面白色）	知覚低下	あり	3週間以上 瘢痕形成（+）
Ⅲ度 （皮膚全層）	乾燥， 羊皮紙様	無痛	なし	1ヵ月以上 瘢痕形成（+）

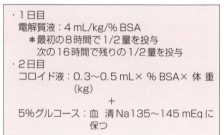

表3　Baxter法

- 1日目
  電解質液：4 mL/kg/% BSA
  ＊最初の8時間で1/2量を投与
  次の16時間で残りの1/2量を投与
- 2日目
  コロイド液：0.3〜0.5 mL × % BSA × 体重（kg）
  ＋
  5%グルコース：血清 Na 135〜145 mEq に保つ

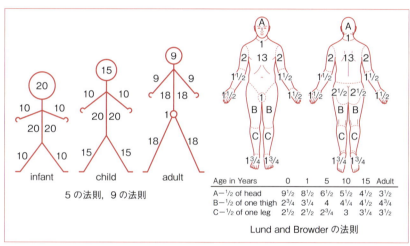

図1　熱傷面積判定法

表2　重症度分類

Artzの基準
- 重症：専門施設への搬送
  Ⅱ度熱傷成人25% BSA 以上
  　　　　小児20% BSA 以上
  Ⅲ度熱傷10 BSA 以上
  顔面・手・足・会陰熱傷
  気道熱傷，電撃傷，骨折あり
  poor risk
- 中等症：入院治療を要する
  Ⅱ度熱傷成人15〜25% BSA
  　　　　小児10〜20% BSA
  Ⅲ度熱傷10 BSA 以下
  軽症：外来治療
- 中等症に満たないもの

Burn Index

Ⅱ度熱傷面積×1/2＋Ⅲ度熱傷面積
10〜15を重症とする

＊Prognostic Burn Index
＝Burn Index＋年齢

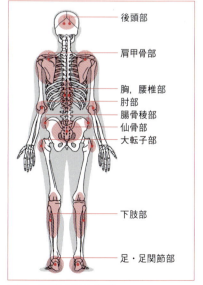

図2　褥瘡の発生部位

索引

【数字・和文索引】

数字
12誘導心電図　70
Ⅰ型呼吸不全　100
Ⅱ型呼吸不全　100

あ
アイソトープ治療　226
アカラシア　117
悪液質　20
悪性胸膜中皮腫　109
悪性腫瘍　20
悪性新生物　20
悪性リンパ腫　223, 228
アドレナリン薬　31
アナフィラキシーショック　25
アナフィラトキシン　25
アルデヒド脱水素酵素　114
アレルギー　14
アレルゲン　25
安楽死　29

い
易感染宿主　24
胃管挿入　68
胃酸　122
胃食道逆流症　118
胃切除後　130
一次救命処置　71
一次治癒　51
一般手技　67
遺伝性乳がん卵巣がん症候群　200
胃の解剖　122
胃の血管　122
胃の消化運動　122
医療安全元年　3
医療事故調査制度　3, 50
医療被曝　16
医療面接　62
イレウス　60
胃瘻　57
インシデントレポート　50
インスリノーマ　175
インフォームド・コンセント　2, 50

う
ウイルス　12
植え込み型除細動器　86
右室の拡張障害　86
右心不全　76
うっ血　18
運動器　204

え
腋窩リンパ節　234
腋窩リンパ節郭清術　237
えくぼ症状　234
壊疽性虫垂炎　134
エネルギーデバイス　69
エビデンス　5
遠隔操作式高線量率腔内照射　198
嚥下　113

お
横行結腸　132
オレンジ皮状　234

か
外痔核　146
外傷性くも膜下出血　220
開放骨折　206
潰瘍性大腸炎　136
拡散障害　100
拡張型心筋症　78
獲得免疫　13
下行結腸　132
下肢伸展挙上テスト　214
下垂体腺腫　223
ガス交換能　98
ガストリノーマ　175
仮性憩室　140
仮性大動脈瘤　88
仮性囊胞　174
仮説演繹法　64
過多月経　196
カタル性虫垂炎　134
褐色細胞腫　230
カテーテル・インターベンション　82
可動関節　204
化膿性乳腺炎　239
下部食道括約筋　113
カルチノイド　142
カルチノイド症候群　142
肝外胆管　158
肝外胆管切除　166
肝芽腫　180
換気血流比の不均等分布　100
間歇(性)跛行　92, 215
肝硬変　150
寛骨臼形成不全　212

間質性肺炎の急性増悪　102
がん死亡（数）　6, 21
肝周囲炎　202
肝障害度　148
関節　205
感染症　19
肝臓　148
感度　42
冠動脈バイパス術　82
嵌頓　182
嵌頓痔核　146
肝内胆管　158
がんの原因　7
がん免疫　14
がん予防　7
緩和療法　23

き
機械弁　85
気管支拡張薬　34
気管支充塡術　111
気胸　110
偽腔開存型　90, 91
偽腔閉塞型　90, 91
気道吸引　67
ギプス　67
基本的外科手技　69
奇脈　87
急性硬膜外血腫　220
急性硬膜下血腫　220
急性腎障害　186
急性腎不全　186
急性膵炎　170
急性胆管炎　160
急性胆囊炎　160
急性虫垂炎　134
急性動脈閉塞症　92
急性乳腺炎　238
急性肺血栓塞栓症　94
急性腹症　60
吸入ステロイド薬　34
吸入麻酔薬　55
救命処置　71
胸筋温存乳房切除術　236
胸腔ドレナージ　110
狭心症　82
胸腺腫　108
胸部誘導　70
胸膜切除/剥皮術　109
胸膜肺全摘術　109

局所麻酔　55
虚血　18
虚血性心筋症　78
拒絶反応　59
去痰薬　34
起立性低血圧　66
キリップ分類　82

く

駆出率　77
クーパー靱帯　232
くも膜下出血　218
グラーフェ徴候　226
グリオーマ　222
グルカゴノーマ　175
クローン病　136

け

経口内視鏡下筋層切開術　116
経静脈栄養　56
経腸栄養　56
経尿道的尿管砕石術　189
経皮経肝胆道ドレナージ　163
経皮的酸素飽和度モニター　45
経皮的腎砕石術　189
経皮的心肺補助循環　77
頸部　194
外科的肛門管　146
血液型判定　70
血液検査　43
血液製剤　58
血液分布異常性ショック　27
血管確保　67
血栓　18
血栓溶解薬　40
ケーニッヒ徴候陽性　238
原発性アルドステロン症　230
原発性肝癌　154
顕微鏡的血尿　189

こ

抗アドレナリン薬　32
高位結紮法　182
抗ウイルス薬　37
抗うつ薬　30
高回転型骨粗鬆症　212
膠芽腫　222
抗凝固薬　40
抗けいれん薬　30
抗血小板薬　40
抗血栓薬　40
抗コリン薬　32
交叉試験　58
交差切開法　134
甲状腺クリーゼ　226
甲状腺ホルモン　224
抗真菌薬　37
合成抗菌薬　36
抗生物質　36

梗塞　18
広範型　94
抗不安薬　30
後負荷　76
肛門管　132
肛門鏡　146
肛門周囲膿瘍　144
絞扼性末梢神経障害　208
抗利尿ホルモン　32
呼吸筋運動　98
姑息手術　80
骨折　206
骨粗鬆症　212
骨代謝マーカー　212
コミュニケーション　4
コリン作動薬　32
コレステロールポリープ　164
根治手術　80
コンパートメント症候群　207

さ

細菌　12
サイトカイン　13
サイトカイン療法　190
細胞診　22
再膨張性肺水腫　102
鎖肛　178
左心室内径　77
左心室容積　77
左心不全　76
嗄声　114
殺細胞薬　41
酸塩基平衡　98
三次治癒　51
三尖弁閉鎖不全　84

し

痔核　146
子宮　194
子宮筋腫　196
子宮頸部　194
子宮体部　194
糸球体濾過量　186
子宮内膜症　197
子宮付属器　194
刺激伝導系　74
四肢誘導　70
システムレヴュー　62
自然免疫　13
失語　216
湿疹様びらん　234
自動体外式除細動器　71
死の三徴候　8
死亡原因　6
シャント　100
縦隔腫瘍　108
充血　18
集団災害　61
集中治療室　53

終末乳管小葉単位　232
手術侵襲　19
手術療法　23
術後合併症　49
術前導入療法　104
術中迅速診断　47
術中迅速病理検査　104
術中胆道造影　166
腫瘍死　20
腫瘍マーカー　22
循環血液量減少性ショック　27
消化管出血　60
消化管ポリポーシス・カルチノイド　142
消化管ホルモン　123
消化器病治療薬　35
消化吸収障害　130
上行結腸　132
小細胞肺癌　104
脂溶性ホルモン　224
小児がん　180
小脳　216
上部消化管出血　120
静脈還流　86
静脈採血　67
静脈麻酔薬　55
初回減量手術　200
褥瘡　244
食道静脈瘤　150
食道裂孔ヘルニア　118
女性化乳房　239
自律神経　31
痔瘻　144
腎盂　184
心外膜　87
腎芽腫　180
真菌　12
心筋梗塞　82
心筋梗塞後合併症　82
心筋梗塞後心室瘤　83
神経芽腫　180
神経芽腫国際病期分類　181
神経鞘腫　108
心原性ショック　27
真性憩室　140
真性大動脈瘤　88
腎臓　184
心臓移植　78
心臓カテーテル検査　44
心臓超音波検査　44
靱帯損傷　210
心タンポナーデ　86
心電図　70
心電図検査　44
心嚢ドレナージ　87
腎杯　184
心肺蘇生　71
心拍出量　76
真皮　242

深部静脈血栓症　94
心房細動　33
心房細動に対するアブレーション　86
心膜　87
診療ガイドライン　10
診療記録　9, 63

す
膵液　168
膵炎　170
髄芽腫　223
膵癌　172
膵腫瘍　172
膵臓　168
膵・胆管合流異常　166
膵頭十二指腸切除術　172
髄膜腫　222
睡眠薬　30
髄様癌　228
水溶性ホルモン　224
ステージ分類　22
ステルワーグ徴候　226
ステロイドホルモン　224
ステロイド薬　38
ステントグラフト内挿術　89
スパイロメトリー　45

せ
性感染症　202
生検診断　47
生体反応　19
生体弁　85
生理的狭窄部　112
セカンドオピニオン　50
脊髄　216
切除標本診断　47
セミノーマ　108
線維腺腫　240
全身麻酔　55
全身麻酔薬　30
センチネルリンパ節生検術　236
先天性心疾患　80
先天性胆道拡張症　166
前負荷　76
腺房細胞　168
前立腺癌　192
前立腺肥大症　192

そ
臓器移植　59
総合機能評価　28
相互作用　17
創傷治癒　51
僧帽弁逸脱　84
僧帽弁狭窄　84
僧帽弁閉鎖不全　84
塞栓　18
側副血行路　150
鼠径管　182

鼠径部ヘルニア　182
組織診　22
ゾリンジャー-エリソン症候群　128
尊厳死　29

た
体外衝撃波結石破砕術　189
待機的虫垂切除術　134
大腿神経伸展テスト　214
大腿ヘルニア　182
大腸癌　138
大腸憩室　140
大動脈解離　90
大動脈バルーンポンプ　77, 82
大動脈弁狭窄　84
大動脈弁狭窄症　84
大動脈弁閉鎖不全　84
大動脈瘤　88
大脳　216
体部　194
タタミ目サイン　115
脱臼　210
多発性内分泌腫瘍症1型　229
多発性内分泌腫瘍症2型　228
ダルリンプル徴候　226
胆管癌　162
胆汁　158
胆石症　160
胆道　158
胆嚢癌　162
胆嚢腺筋症　164
胆嚢ポリープ　164
ダンピング症候群　130
淡明細胞癌　190

ち
チアノーゼ性　80
致死性不整脈　86
腟　194
チーム医療　4
注射　68
中心静脈栄養　57
中枢型　94
チューブ　52
長管骨　205
腸重積症　176
聴神経腫瘍　222
腸閉塞　60
直腸　132
直腸S状部　132
鎮咳薬　34

て
定位放射線療法　107
低回転型骨粗鬆症　212
テタニー発作　229
転移性肝腫瘍　156
転移性脳腫瘍　222
転移性肺腫瘍　106

典型的肝細胞癌　154

と
頭蓋骨骨折　220
動眼神経　216
頭皮裂傷　220
動脈血ガス分析　45
特異度　42
特発性血小板減少性紫斑病　152
戸谷分類　166
塗抹検査　46
トリアージ　61
ドレーン　52
トロンボポエチン受容体作動薬　152
呑酸　118
豚皮状　234

な
内痔核　146
内視鏡的逆行性胆道膵管造影　162
内視鏡的静脈瘤結紮術　150
内鼠径ヘルニア　182

に
肉芽腫性乳腺炎　239
二次救命処置　71
二次治癒　51
ニッシュ　128
乳癌　234
乳管内乳頭腫　240
乳汁うっ滞性乳腺炎　239
乳腺　232
乳腺炎　238
乳腺症　238
乳腺上皮細胞　232
乳頭癌　228
乳房　232
乳房温存術　236
乳房痛　234
乳輪下膿瘍　239
尿管　184
尿検査　43
尿素呼気試験　129
尿道　184
尿路結石　188
尿路上皮癌　191
尿路変向術　191
妊娠　70

ね
熱傷　244
ネフロン　185
年齢調整死亡率　21

の
脳幹　216
脳梗塞　218
脳挫傷　220
脳実質外出血　220

脳死判定　59
脳死判定基準　29
脳神経　216
脳脊髄液検査　43
脳動静脈奇形　218
脳動脈瘤　218

は
敗血症性ショック　24
胚細胞腫　223
胚細胞性腫瘍　108
肺塞栓症　49
バイタルサイン　66
肺胞低換気　100
培養検査　46
橋本病　227
バセドウ病　226
発がん　20
華岡青洲　11
ハルステッド　11
破裂性大動脈瘤　88
反回神経　112
半月弁　74

ひ
肥厚性幽門狭窄症　176, 177
膝関節　205
皮質骨　205
非小細胞肺癌　104
肥大型心筋症　78
左-右短絡　80
非チアノーゼ性　80
ヒトパピローマウイルス　198
泌尿器　184
皮膚消毒　67
皮膚付属器　242
ヒポクラテス　2
びまん性軸索損傷　220
びまん性大細胞B細胞性リンパ腫　126
病期分類　22
表皮　242
ビルロート　11
ピロリ菌除菌　126, 129

ふ
フォレスター分類　82
副甲状腺機能亢進症　229
副甲状腺機能低下症　229
副甲状腺ホルモン　225
副腎　185
副腎クリーゼ　230

不動関節　204
プラセボ効果　17
フラッシャー　21
ブールハーフェ症候群　120
分子標的薬　41, 190
噴門無弛緩症　116

へ
平滑筋腫　196
閉鎖骨折　207
ベイズの定理　64
閉塞性黄疸　172
閉塞性ショック　27
ペースメーカ　86
ペプチドホルモン　224
ヘルニア　182
ベルリン定義　102
変形性関節症　212
弁形成術　84
弁置換術　85

ほ
膀胱　184
縫合不全　49
房室弁　74
放射性ヨウ素内用療法　226
放射線感受性　15
放射線障害　15
放射線療法　23
蜂巣炎性虫垂炎　134
補助人工心臓　78
骨　204
ポリポーシス　142, 143

ま
幕内の基準　149
末梢型　94
末梢静脈栄養　57
末梢動脈疾患　92
マロリー・ワイス症候群　120
慢性甲状腺炎　227
慢性腎臓病　186
慢性腎不全　186
慢性膵炎　170
慢性動脈閉塞症　92
慢性乳腺炎　238

み
未分化癌　228

め
メビウス徴候　226
メルゼブルグの3徴　226
免疫チェックポイント阻害薬　41
免疫不全　14
免疫抑制薬　59
免疫療法　23

も
盲腸　132
もやもや病　218
問題解決能力　5
モントゴメリ腺　232
門脈圧亢進症　150

や
薬剤感受性　46
薬物動態　17
薬物療法　23
薬理作用　17
薬効評価　17

ゆ
尤度比　42
幽門輪温存　172
癒着療法　111

よ
葉状腫瘍　240
腰椎椎間板ヘルニア　214
腰部脊柱管狭窄症　214
予後因子　22

ら
ラジオ波焼灼療法　107
ラセーグ徴候　214
ランゲルハンス島　168

り
リスボン宣言　2
臨床研究　10

る
ルゴール染色　115

ろ
瘻管くりぬき術　144
老年症候群　28
濾胞癌　228

【欧文索引】

A
ABPI 93
acute kidney injury：AKI 186
AED 71
AFP 154
AFP-L3分画 154
AJCC分類 22
ALS 71
ASA-PS 48
AVM 218

B
Barrett食道 118
BCG膀胱内注入療法 191
Beck's Triad 87
BLS 71
Boerhaave症候群 120
Bull's eye（target）sign 156

C
CABG 82
Carnett徴候 66
CGA 28
chronic kidney disease：CKD 186
closed question 62
cluster sign 156
complicated type B 91
Cooper's ligaments 232
Couinaudの分類法 148
Crohn病 136
Cushing症候群 230

D
Dalrymple徴候 226
DeBakey分類 90
DLBCL 126

E
EBM 5, 64
E-cadherin遺伝子 124
EMR 139
Epstein-Barr virus 124
ERCP 162
ESD 125, 139
ESWL 189

F
femoral nerve stretch test：FNST 214
Fisher理論 234
Fitz-Hugh-Curtis症候群 202
Fontaine分類 93
Fontan型の手術 80
Frank-Staring曲線 76
Froment's sign陽性 209

G
Gell & Coombs分類 25
GERD 118
GFR 186
GnRHアゴニスト製剤 197
Goligher分類 147

H
Halsted理論 234
Healey & Schroyの分類 148
Heberden結節 212
HER2 125
hereditary breast and ovarian cancer：HBOC 200
Hericobacter pylori 124
Hesselbach三角 182
hiatal hernia 118
Hirschsprung病 178
human papillomavirus：HPV 198
HVA 180

I
IABP 27, 83
ICD 86
ICP 220
ICU 53
INSS分類 181
interval debulking surgery：IDS 201
intra-aortic balloon pumping 82
IPMN 174
ITP 152

K
Klinefelter syndrome 239
Kummellの圧痛点 135

L
Lanzの圧痛点 135
Laségue徴候 214
LDH 214
LNG-IUS 196
LSS 214
Lugano分類 126

M
Mallory-Weiss症候群 120
MALTリンパ腫 126
mammary epithelial cell 232
Marfan症候群 88
McBurney incision 134
McBurneyの圧痛点 135
MCN 174
MEN-1 175
Merseburgの3徴 226

M (cont.)
Moebius徴候 226
Montgomer's gland 232

N
narrow band imaging 114
nephrogram像 189
New York Heart Association 77
NPUAP/EPUAP分類 244
NSAIDs 38
NYHA 77

O
off-pump CABG 82
open question 62

P
PAD 92
Paget病 234
PAIgG 152
pancreatoduodenectomy 172
PCI 82
PCPS 27
peau d'orange 234
perfect O test 209
peripheral arterial disease 92
PICO 64
PID 202
pig skin 235
PNL 189
POEM 116
POMR 9, 63
Potts法 182
PRETEXT分類 181
primary debulking surgery：PDS 200
PTCD 163
pylolus-preserving PD：PPPD 172

Q
qSOFAスコア 24

R
RALS 198
Ramstedt粘膜外幽門筋切開術 176
rapid turnover protein 48
RAS 164
Rex-Cantlie線 148
Rokitansky-Aschoff洞 164

S
S状結腸 132
SAH 218
SCN 174
skin dimpling 234
SOAP 9, 63
SOFA 53

SOFAスコア　24
Spectrum理論　234
SSI　69
Stanford分類　90
Stanford A型急性大動脈解離　90
Stanford B型急性大動脈解離　91
Stellwag徴候　226
straight leg rising：SLR　214
surgical site infection　69

T
tail-sign　222
TAVI　85
terminal duct lobular unit：TDLU　232
Thomford　106
TIA　218
TUL　189

U
UICC TNM分類　22
ULP型　91

V
VMA　180
von Graefe徴候　226

von Hippel-Lindau病　222

W
WAGR症候群　180
withdrawal syndrome　33
*WT1*遺伝子（11p13）　180

X
X線陰性結石　188

Y
YAM値　212

検印省略

わかりやすい外科学

定価（本体 4,800円＋税）

2017年4月17日　第1版　第1刷発行

編　者	馬場秀夫・赤木由人・猪股雅史
発行者	浅井　麻紀
発行所	株式会社 文光堂
	〒113-0033　東京都文京区本郷7-2-7
	TEL (03)3813-5478 (営業)
	(03)3813-5411 (編集)

Ⓒ馬場秀夫, 2017　　　　　　　　　　　　　印刷・製本：真興社

乱丁，落丁の際はお取り替えいたします．

ISBN978-4-8306-2343-1　　　　　　　　　　　Printed in Japan

・本書の複製権，翻訳権・翻案権，上映権，譲渡権，公衆送信権（送信可能化権を含む），二次的著作物の利用に関する原著作者の権利は，株式会社文光堂が保有します．
・本書を無断で複製する行為（コピー，スキャン，デジタルデータ化など）は，私的使用のための複製など著作権法上の限られた例外を除き禁じられています．大学，病院，企業などにおいて，業務上使用する目的で上記の行為を行うことは，使用範囲が内部に限られるものであっても私的使用には該当せず，違法です．また私的使用に該当する場合であっても，代行業者等の第三者に依頼して上記の行為を行うことは違法となります．
・JCOPY〈出版者著作権管理機構　委託出版物〉
本書を複製される場合は，そのつど事前に出版者著作権管理機構（電話 03-3513-6969，FAX 03-3513-6979，e-mail: info@jcopy.or.jp）の許諾を得てください．